潘智敏临证经验

【主编 潘智敏　袁国荣】

浙江科学技术出版社

图书在版编目（CIP）数据

潘智敏临证经验/潘智敏，袁国荣主编. — 杭州：浙江科学技术出版社，2016.4
ISBN 978-7-5341-7153-6

Ⅰ.①潘… Ⅱ.①潘… ②袁… Ⅲ.①中医学 - 临床医学 - 经验 - 中国 - 现代 Ⅳ.①R249.7

中国版本图书馆CIP数据核字（2016）第094796号

书　　名	潘智敏临证经验
主　　编	潘智敏　袁国荣
出版发行	浙江科学技术出版社
网　　址	www.zkpress.com
	地址：杭州市体育场路347号　邮政编码：310006
	联系电话：0571-85170300-61705
排　　版	杭州兴邦电子印务有限公司
印　　刷	浙江新华数码印务有限公司
经　　销	浙江科学技术出版社
开　　本	710×1000　1/16　　印　张　17
字　　数	244 000　　插　页　4
版　　次	2016年4月第1版　　印　次　2016年4月第1次印刷
书　　号	ISBN 978-7-5341-7153-6　　定　价　55.00元

版权所有　翻印必究

（图书出现倒装、缺页等印装质量问题，本社销售部负责调换）

责任编辑　沈秋强　刘　丹　　　　责任校对　王　群
封面设计　金　晖　　　　　　　　责任印务　徐忠雷

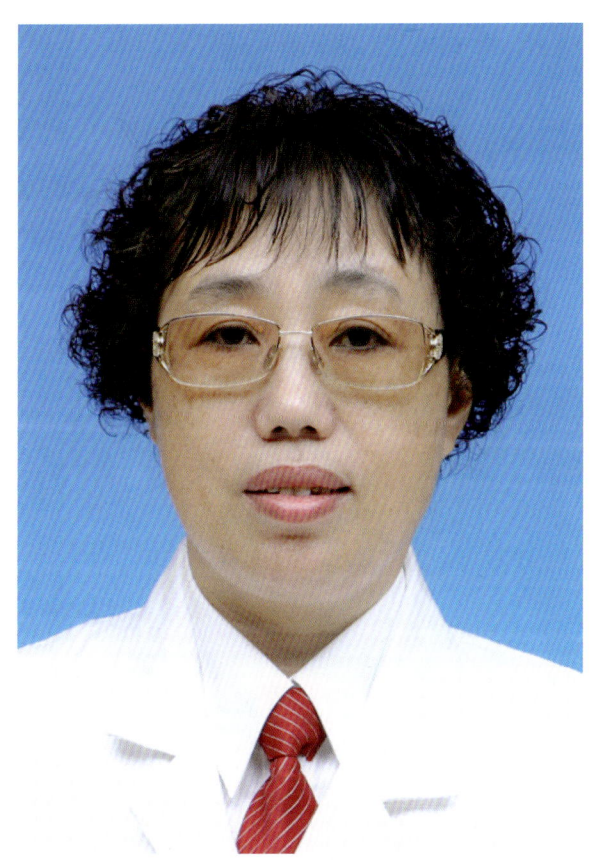

潘智敏教授

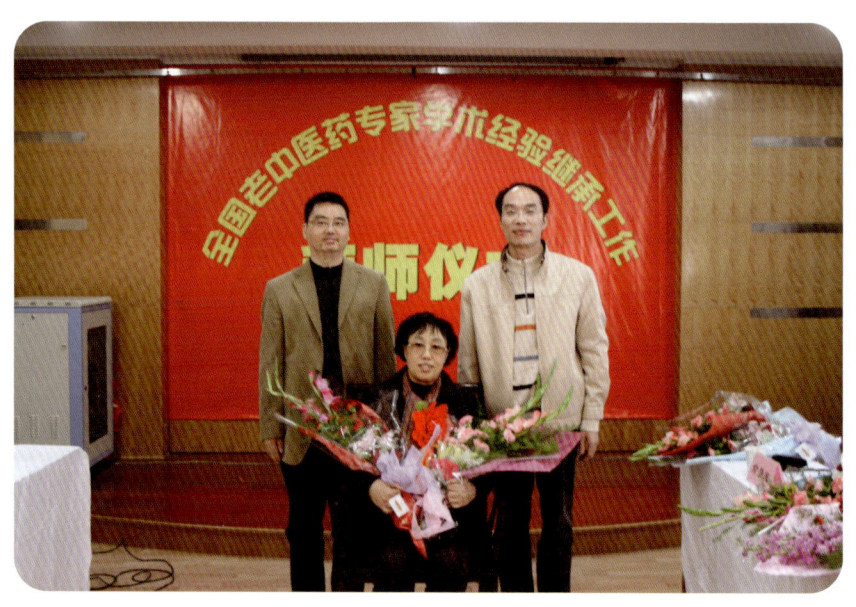

拜师仪式(中为潘智敏教授)

潘智敏教授讲课

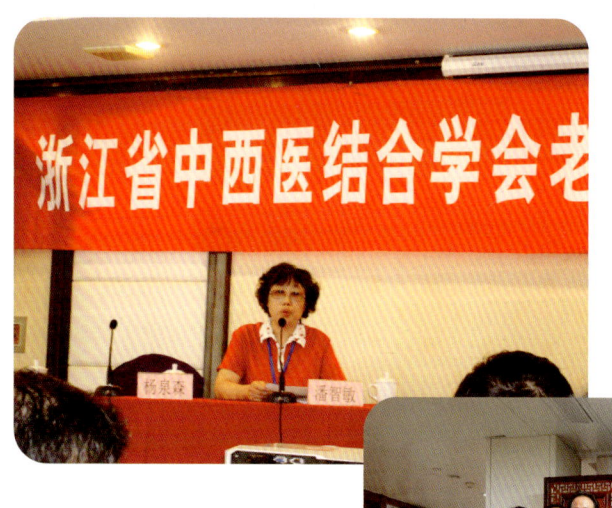

全国名老中医药专家潘智敏传承工作室全体成员

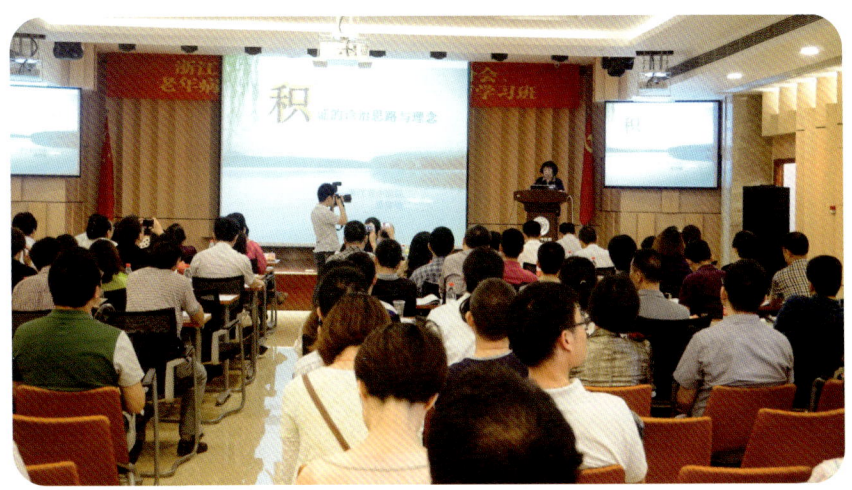

潘智敏教授学术讲座

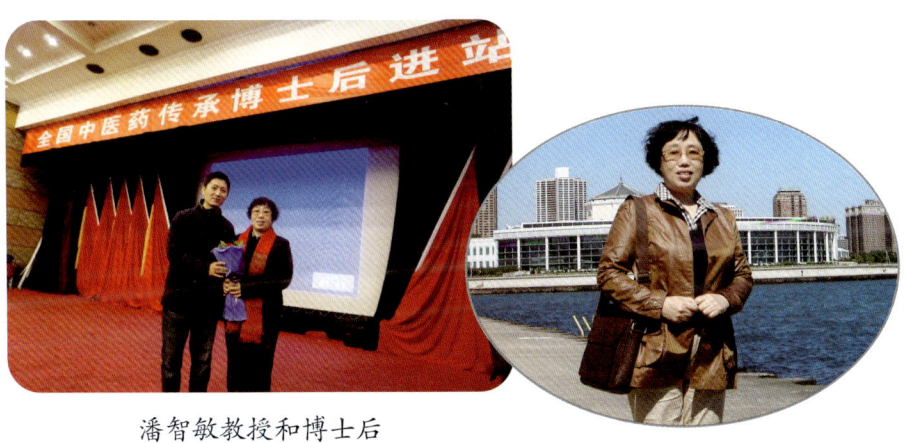

潘智敏教授和博士后

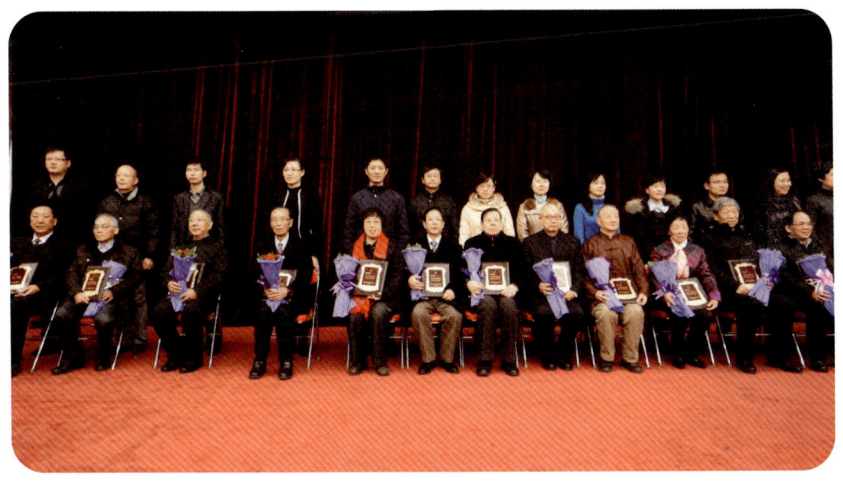

全国首批中国中医科学院中医药传承博士后进站启动仪式

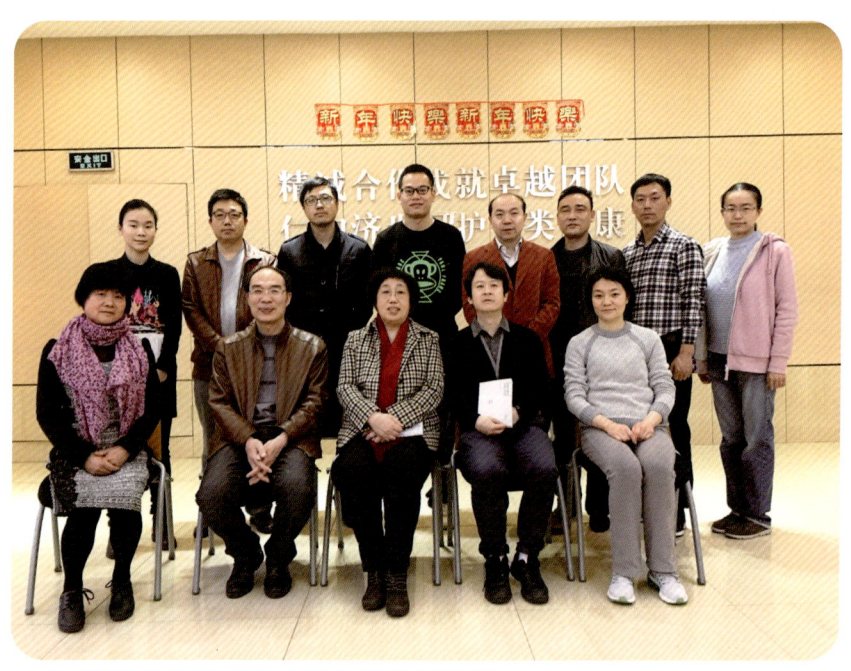
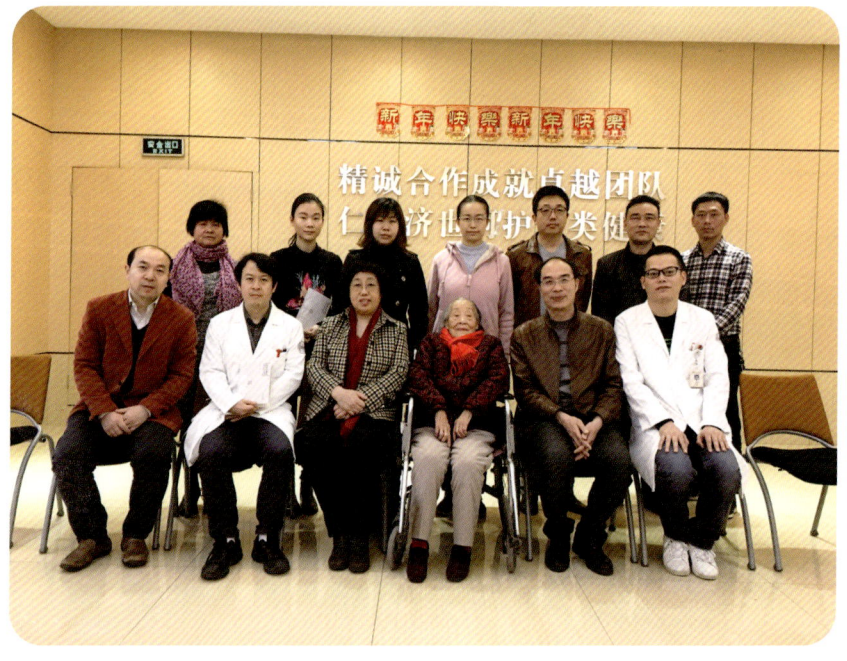

浙江杨氏内科杨继荪诞辰100周年纪念活动部分合影

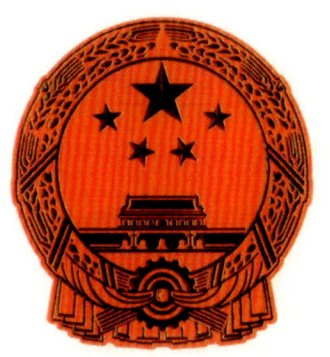

国家科学技术进步奖
证　书

为表彰国家科学技术进步奖获得者，特颁发此证书。

项目名称：当归提取物治疗高血压病的作用机制与临床研究

奖励等级：二等

获 奖 者：潘智敏

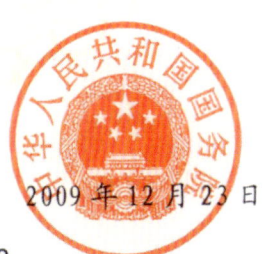

2009 年 12 月 23 日

证书号：2009-J-234-2-03-R03

潘智敏教授获奖证书

《潘智敏临证经验》编委会

主　编

　　潘智敏　袁国荣

编写人员

潘智敏	袁国荣	唐黎群	马　珂
宋文蔚	杨　珺	沈凌波	华军益
罗科学	代建峰	赵同伟	吴树强
王进波	王群江	叶　倩	叶金芳
龙　丹	戴　丹	马　丽	施　玥
姬要可	施铁英	周　飞	王英虎
许海舰	朱利霞	石　吉	

医家小传

潘智敏，女，1952年6月出生，上海市人，主任中医师、教授，浙江省中医院干部医疗保健病区原主任。现为全国名老中医药专家学术经验继承指导老师，全国名老中医药专家潘智敏传承工作室导师，全国首批中国中医科学院中医药传承博士后导师、研究员，浙江中医药大学博士生导师，上海中医药大学师承博士生导师，浙江省中医药老年病重点专科学术带头人，中国中西医结合虚证与老年病分会常务委员，浙江省第一、二届中西医结合老年病分会主任委员，浙江省第三届中西医结合老年病分会顾问委员，浙江省老年学会常务委员，浙江省第五、六届医学会老年医学分会副主任委员，浙江省第七届医学会老年医学分会顾问委员，浙江省老年学会医学分会会长，《浙江中西医结合杂志》编委。

潘智敏教授系著名中医临床学家、首批全国名老中医药专家杨继荪教授的嫡传弟子，浙江省中医院中医八大流派之一的杨氏内科传人，在中医临床已辛勤耕耘40余年，并长期从事老年病的临床、科研及教学工作，在老年病防治方面逐渐形成了谨严有序、宽广而全面的临证思路，并贯穿和渗透于整个临床诊治过程中，在学术上重视求本理瘀，临证擅用祛瘀浊、化痰积、调气血、补虚损等法诊治疾病。其临证特色可归纳为五个方面：①补虚重调气血；②理瘀分其因果；③清化不迁陈见；④膏滋调补兼施；⑤祛浊新释五积。

潘智敏教授擅长治疗高血压、冠心病、糖尿病、脑梗死、肝

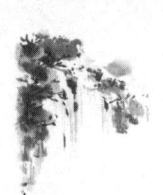

胆胰腺及胃肠病、脂肪肝、甲状腺病变、急慢性支气管炎等疾病，涉及心脑血管、呼吸、消化系统及代谢等方面，在肺癌、肝癌、肠癌、乳腺癌等恶性肿瘤的中医治疗方面，运用解毒扶正消积法进行整体辨治；在头痛、失眠、肥胖、风湿、水肿、出血性疾病、便秘、颜面暗斑、痤疮、月经失调、更年期综合征及湿、热、瘀、虚、重顽病症的诊治方面以及内科疑难杂症、养生保健、青少年益智生长、考前紧张综合征、冬令膏方调摄方面也具有丰富的临床经验。潘智敏教授秉承"继承不泥古，创新不离宗"之意，善将学院学术与传承经验有机结合，宏微融会，综合辨证，运用祖国医学"冬进补，春发陈"的理论，开展膏方冬令调治，是浙江省内最早应用膏滋调摄体质的资深专家之一；擅长根据江南地域特点和个人体质差异进行整体综合辨治，集防病、治病于一体，尤其是针对青少年、中老年不同体质易患疾病具有独特见解，其膏方调补更有精到之处。

　　潘智敏教授首创"求本理血"理念治疗高血压，研制了具有降压作用的康脉心（血灵）口服液并应用于临床，其成果获国务院颁发的国家科技进步二等奖、中国中西医结合学会一等奖、浙江省政府科技进步二等奖；针对高血压、高血脂、高血糖、脂肪肝、肥胖等代谢性疾病，运用中医独特的新五积理论，研制了调脂积冲剂，其成果获浙江省政府科技进步三等奖。潘智敏教授还主持和参与了国家、省部级课题，获奖30余项；独著与主编医学专著7部，参编20余部，发表学术论文150余篇；培养硕士、博士、博士后研究生40余人；获首届联邦医学教育奖、浙江省保健委员会干部医疗保健专家先进优秀奖、第二届中国中西医结合学会贡献奖。

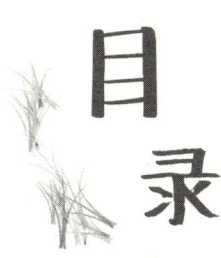

目 录

上卷 | 学术经验

一、潘智敏教授根据"新五积说"治疗代谢性疾病的经验　3
　　附：历代医家对积证的论述　37
二、潘智敏教授辨治肠梗阻的经验　50
三、潘智敏教授辨治湿证的经验　57
四、潘智敏教授辨治高血压的经验　64
五、潘智敏教授辨治脂肪肝的经验　70
　　附：调脂积冲剂（五积方）的相关实验研究　80
六、潘智敏教授辨治消渴证的经验　90
七、潘智敏教授辨治恶性肿瘤的经验　93
八、潘智敏教授辨治血证的经验　98
九、潘智敏教授辨治肺热咳嗽的经验　108
十、对潘智敏教授清肺八味汤的解析　110
十一、潘智敏教授辨治肺心病的经验　114
十二、潘智敏教授治疗肺癌靶向药物毒副作用的经验　119
十三、潘智敏教授论当归补虚理血作用抗高血压的意义　121

十四、潘智敏教授辨治胸痹心痛的经验　　124

十五、潘智敏教授治疗脑水肿的经验　　128

十六、潘智敏教授治疗偏头痛的经验　　131

十七、潘智敏教授辨治脑动脉硬化症的经验　　133

十八、潘智敏教授辨治阻塞性黄疸的经验　　137

十九、潘智敏教授辨治水肿的经验　　141

二十、潘智敏教授辨治溃疡病的经验　　143

二十一、潘智敏教授辨治肝硬化腹水的经验　　146

二十二、潘智敏教授治疗肠粘连的经验　　149

二十三、潘智敏教授治疗泌尿系结石的经验　　151

二十四、潘智敏教授处方用药的技巧　　153

二十五、潘智敏教授谈用药注重疏达　　158

二十六、潘智敏教授临证用药经验拾萃　　160

二十七、潘智敏教授谈辨证论治　　164

二十八、潘智敏教授谈从瘀治未病　　168

二十九、潘智敏教授谈膏方的应用　　170

三十、潘智敏教授辨体质应用膏方的经验　　172

三十一、潘智敏教授应用膏方调治老年病的经验　　176

三十二、潘智敏教授谈理气化湿顾胃气　　180

三十三、潘智敏教授治疗放疗副作用的经验　　183

三十四、潘智敏教授治疗化疗副作用的经验　　186

三十五、潘智敏教授谈老年病的特点　　189

三十六、潘智敏教授治疗老年病的经验　　191

三十七、潘智敏教授谈辨证施治在老年人用药反应中的应用　　200

三十八、潘智敏教授应用逍遥散治验举隅　　202

三十九、潘智敏教授辨治情志病的经验　　205

四十、潘智敏教授辨治痰证的经验　　208

四十一、潘智敏与代建峰(博士后)访谈录　　213

下卷 | 验案选编

案一：肺积　　225

案二：妊娠后风热咳嗽　　226

案三：肺癌瘀毒内积咳嗽　　227

案四：肺痿咳嗽　　228

案五：左肺癌伴慢性支气管炎急性发作　　230

案六：膀胱癌术后10年，右下肺大叶性肺炎　　231

案七：肺胀　　232

案八：肺癌伴上腔静脉受压综合征　　233

案九：肺癌脑转移致脑水肿　　234

案十：上感咳嗽　　235

案十一：胸腔积液　　236

案十二：胸痹肢肿　　237

案十三：胸腺瘤伴心包积液　　238

案十四：厥证　　239

案十五：高血压　　240

案十六：高血压、高脂血症　　241

案十七：脂肪肝、高血压　　242

案十八：中风后遗症　　242

案十九：胃癌术后化疗并发右下肢深静脉血栓形成　　243

案二十：胃癌化疗后药疹　　244

案二十一：酒精性肝病	245
案二十二：非酒精性脂肪肝	246
案二十三：胆囊炎	247
案二十四：胰腺癌术后	248
案二十五：麻痹性肠梗阻	249
案二十六：脂肪肝	251
案二十七：脂肪肝	252
案二十八：胃癌切除术后脘痛	253
案二十九：肾结石	254
案三十：鼻咽癌放疗后遗症	255
案三十一：寒痹夹瘀证	256
案三十二：痹证	257
案三十三：代谢综合征	258
案三十四：消渴证	259
案三十五：高黏血症	260
案三十六：湿困卫表	261
案三十七：更年期综合征	262
案三十八：郁证	262
案三十九：焦虑综合征	264

后　记　266

上卷

学术经验

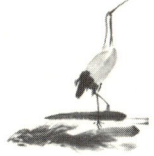
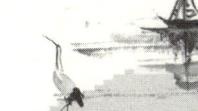

一、潘智敏教授根据"新五积说"治疗代谢性疾病的经验

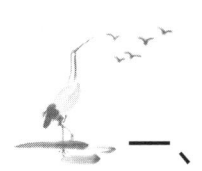

潘智敏教授为第四批全国名老中医药专家学术经验继承指导老师，全国名老中医药专家潘智敏传承工作室导师，全国首批中国中医科学院中医药传承博士后导师，师承著名中医临床学家、首批全国名老中医药专家杨继荪教授，从事中医临床40余年，学验俱丰，其应用"新五积说"辨证论治代谢性疾病有着丰富的临床经验和独到的见解，现总结如下。

1. 扩展了积证的范畴，提出代谢性疾病可从积论治

潘智敏教授认为，由于历史条件和科技水平的限制，古代医家所谓的"积证"大多指宏观积证，如肿瘤等可见、可及的疾病；随着社会的发展、科技的进步、生活水平的提高，人们的饮食结构和生活习惯也发生了相应的改变，由机体代谢紊乱导致的各种疾病，如高血压、高脂血症、高血糖、高尿酸血症、脂肪肝、心脑血管疾病、积水、结石等，其产生的中医病机十分相似，可归类于气、血、痰、食、脂导致的各种积滞之证，属于微观积证的范畴。基于上述的认识及实践经验，潘智敏教授将积证的定义扩展为：积证是指在各种致病因素的作用下，机体中的气、血、痰、食、脂停滞于经络血脉、五脏六腑，着而不去，留结为积，并导致经络血脉、五脏六腑功能失常，由此而形成的各种病证，包括代谢性疾病。潘智敏教授认为，机体中的气、血、津液、精微物质发生代谢紊乱，包括其吸收、输布、运行、排泄等任何一个环节发生失常，均可导致气、血、津液、精微物质等积滞不去，从而产生气滞、血瘀、痰湿、食积、脂积而引起各种积证。如高脂血症、高血糖、高尿酸血症、脂肪肝、肥胖病多为精微物质的吸收、输布、运行、排泄失常所致，其中高血压与气、血的输布、运行失常有关，肿瘤为精微物质的代谢失控所致，它们都属于积证的范畴。

2. 提出了代谢性疾病(积证)的病因病机特点

2.1 饮食不节

现代人工作繁忙,不能按时进食,饥饱无常,日久损伤脾胃而使运化虚弱,聚湿生痰,导致痰积、湿积;现代人嗜食膏粱厚味,引起脾胃运化失常,不能消食,不能输布精微,导致痰积、食积、脂积;现代人应酬繁忙,烟酒迭进,损伤脾胃,引起湿热内结,导致湿积、痰积。

2.2 情志郁积

现代人竞争激烈,背负各种压力,经常食不思味,夜不成眠,情志压抑,肝失疏泄,气血不畅,气滞血瘀,导致气积、瘀积;或情志郁结,肝失疏泄,妨碍脾胃运化,不能克化,导致食积、痰积、脂积。

2.3 久坐少动

现代人脑力劳动多,体力劳动少,久坐不动,以车代步,日久机体气血不畅,导致气积、瘀积;久坐少动也可使脾胃气机困顿,不能消克,导致食积、痰积、脂积。

2.4 湿积致病

潘智敏教授认为江浙一带地处江南,为多湿之地,无论时病或杂病多夹湿邪,导致湿滞、湿积;加之现代人应酬繁忙,烟酒迭进,损伤脾胃,湿蕴聚痰,导致湿积、痰积。

2.5 脂积致病

潘智敏教授提出的"脂积致病说"既采纳了现代医学关于脂肪沉积导致疾病的病理机制,也是对古代文献中"膏脂过剩即可致病"观点的提炼。如《灵枢·五癃津液别》说:"五谷之津液,和合而为膏者,内渗于骨空,补益脑髓,而下流于阴股。"这里指出膏脂源于水谷,与气血津液均为脾胃所化生,是生命活动的基本物质之一。正常膏脂可营养周身,当摄食过多或转输、利用、排泄异常时,则膏脂堆积,导致脏腑、经络、血脉的生理功能失常,如《灵枢·卫气失常》说:"膏者,多气而皮纵缓,故能纵腹垂腴。"脂邪积于血,导致高脂血症;积于肝,导致脂肪肝;积于血脉而使血管硬化或堵塞,导致心脑血管疾病,如冠心病、心肌梗死、脑梗死等;积于皮下,导致肥胖病,故脂邪可影响五脏六腑,导致各种积证。

3. 提出"新五积说",阐释代谢性疾病(积证)的中医病机

现代许多机体代谢性疾病多由气积、瘀积、痰积、食积、脂积着而不去,留结为积所致,这就是潘智敏教授根据长期临床实践总结出来的"新五积说"。潘智敏教授认为现代人的生活节奏加快,心情焦虑压抑,导致肝气郁积,不得疏达,久而久之形成气积。脾主运化,其功能是运化水湿,输布水谷精微,现代人嗜食膏粱厚味,损伤脾胃,导致运化失常,饮食不化,则产生食积;或脾胃不能运化水湿,则聚为痰湿,形成痰(湿)积;或脾胃不能输布精微物质,聚为脂质,积于脉管或肝中,成为脂积。脂质、痰浊聚于血液之中,与气滞并行,循经而行,导致血脉不畅,形成瘀积。久之,气积、瘀积、痰积、食积、脂积五积留结为积,引起各种代谢性疾病。

五积之间可相互影响和转化。如气积常可导致瘀积、痰积、食积、脂积,气积日久,横逆犯胃,使脾胃升降功能失常,形成食积;导致水液代谢障碍,痰湿内停,形成痰(湿)积;日久影响水谷精微的输布,形成脂积;继而影响血液运行,形成瘀积。气积、痰积、食积、脂积日久可影响血脉的运行,从而导致瘀积;痰积、食积、脂积、瘀积也可影响气机,从而导致气积。五积之间往往胶着并现,表现出复杂的症候。另外,五积日久,均可郁而化热。

潘智敏教授认为代谢性疾病早、中期多表现为实证,以气积、食积、脂积、痰积为主;晚期则以痰积、瘀积为主,还可见虚实夹杂之证,但临床上以实证居多。五积之邪积于肝,发为脂肪肝、肝肿瘤等;积于心,发为冠心病等;积于脑,发为脑血管疾病等;积于血液,发为高脂血症、糖尿病、高尿酸血症、高黏血症等;积于血脉,引起气血不畅,发为高血压等;积于关节,发为痹证等;积于肠,发为肠梗阻等;积于肝胆肾,发为结石等;五积蕴毒,久之积为肿瘤等。

潘智敏教授认为,不同的疾病,其五积之滞各有侧重,如脂肪肝有典型的五积表现;高血压与气积、脂积、痰积、瘀积有关,尤其是与瘀积、全身气血不畅有关;冠心病以气积、痰积、瘀积为主;高脂血症以脂积、痰积为主;糖尿病以痰积、瘀积为主。在临床上往往会存在同一患者伴有多种疾病的现象,如高血压患者常合并糖尿病、高脂血症或高尿酸血症,或

高尿酸血症患者合并冠心病、代谢综合征等,此类患者大多具有典型的五积表现。老年人以瘀积、痰积、虚积为主,大多有虚、积并存,但也有实积之证;中青年人以气积、痰积、湿积、食积、脂积、实积为主;小儿则以食积为主。

4．研制了新五积方,加减治疗各种代谢性疾病

潘智敏教授根据上述新五积理论,认为治疗代谢性疾病(积证)当以消积导滞为主,采用祛瘀化浊、消导行滞、疏理解郁之法,重在调畅气血的运行,以达积消滞畅、气血平和之效。积滞之证的形成是一个慢性、长期的过程,其治疗也须慢磨渐消。不同疾病的消积导滞方法有所侧重,积滞后期虚实夹杂,治疗当以消补并施。通过长期的临床观察和实践,潘智敏教授认为凡因血瘀、痰湿、脂毒、食积、气郁所致的各类积滞实证,均可采用祛瘀化浊、消导行滞、疏理解郁的治疗方法,并总结出治疗积证的经验方——五积方,同时应用五积方加减治疗脂肪肝、高血压、糖尿病、高脂血症、高尿酸血症、高黏血症、心脑血管疾病、肿瘤、积水、结石等积滞疾病,发现其具有移除脂质,调整血压、血糖、血脂,降尿酸,改善血黏度,疏通心脑血管,抗肿瘤,化结石,消积水等多重作用。

五积方组成:莪术、郁金、莱菔子、半夏、生山楂、川朴、枳壳、泽泻、决明子、蔻仁、虎杖、过路黄。其中莪术、郁金为君,能破瘀消积、行滞解郁、畅通气血,可治疗气积、瘀积;莱菔子、生山楂、半夏为臣,能祛痰导积、理气消食,可治疗痰积、食积;虎杖、过路黄、决明子、泽泻等通过活血开郁、清理肝胆、通利小便而清除郁热,可治疗脂积、湿积;佐以川朴、枳壳、蔻仁理气行气、畅通气机,辅助他物消除诸积,全方合用,可达消积导滞、畅通气血之效。潘智敏教授以五积方为基础,临证适当加减治疗各种代谢性疾病,在临床上取得了较好的疗效。临证加减:高血压,用五积方合天麻钩藤饮加减;心衰,用五积方合五苓散加减;胸痹,用五积方合瓜蒌薤白半夏汤加减或加用川芎、降香、毛冬青、鬼箭羽等;中风后遗症,用五积方合补阳还五汤加减;脑动脉硬化,用五积方加石菖蒲、益智仁、远志等;脂肪肝、高脂血症、高血糖、代谢综合征、肥胖病等,以五积方为主加减;肝胆肾结石,用五积方加金钱草、海金沙、鸡内金等;肝硬化,用五积方加马鞭草、益母草等;肿瘤,以五积方为基础,根据肿瘤的部位,适当加减清

热解毒药或以毒攻毒之品,或消积补虚兼施。

5. 潘智敏教授对诸积的认识及治疗经验

5.1 气积

潘智敏教授认为气是人体最基本的物质,是五脏六腑进行生理活动的物质基础,正常情况下,气周流全身,畅达无阻,正如《金匮要略》曰:"若五脏元真通畅,人即安和。"但气一旦发生郁滞,则变生百病,正如《素问·调经论》所谓:"五脏之道,皆出于经隧,以行血气,血气不和,百病乃变化而生。"故气贵流通,恶郁积。

5.1.1 历代医家治疗气积的经验

《千金要方》首次详细论述了气积的分类,并记载了治疗气积的方剂51首,如七气丸方、七气丸、七气汤、五膈丸等。《千金要方》认为气积是积证的重要病因之一,可分为七种,"其气者,寒气、热气、怒气、恚气、喜气、忧气、愁气,此之为病,皆生积聚",并提出了治疗气积的代表方——七气方。张子和列举了治疗气积的药物,如木香、槟榔、枳壳、牵牛等。朱丹溪认为万病始于郁:"气血冲和,万病不生,一有怫郁,诸病生焉。故人身诸病,多生于郁。"其认为气郁实为气积,提出了治疗气积的常用药物香附、苍术、川芎,并创制了著名的越鞠丸。明代李中梓将治疗气积的药物分为轻、重两个层次,气积轻者,用木香、枳壳、厚朴、橘红;气积甚者,用枳实、牵牛。

5.1.2 潘智敏教授治疗气积的经验

潘智敏教授认为,气积的产生与肝的疏泄功能密切相关。肝的疏泄功能主要是条畅气机,促进血、津的输布代谢,促进脾胃的运化等,如肝疏泄失常,必将导致气积。气积日久可导致血、津的代谢紊乱,脾胃的运化失常,产生瘀、痰、湿、脂、饮等病理产物,从而变生百病。潘智敏教授还认为现代社会气积之证十分普遍,主要是现代人竞争激烈,背负各种压力,经常食不思味,夜不成眠,情志压抑,导致肝失疏泄,气滞气积。

潘智敏教授还提出了气积的治疗原则:疏其血气,令其调达,而致和平,即以条畅肝脾气机为主。潘智敏教授治疗气积多用莪术、郁金、莱菔子、川朴、枳壳等药,其中莪术、郁金走肝经,能疏肝解郁,畅通气机;莱菔子、川朴、枳壳能畅运脾胃气机,肝脾同调,气机畅通。对于伴有气积的患者，潘教授最喜欢用厚朴、枳壳、莱菔子三味药。其中厚朴辛温，能理气化湿，除胀宽中，为理气宽中之良药。《本草汇言》曰："厚朴，宽中化滞，平胃气之药也。凡气滞于中，郁而不散，食积于胃，羁而不行，或湿郁积而不去，湿痰聚而不清，用厚朴之温可以燥湿，辛可以清痰，苦可以下气也。"枳壳辛温，能行气宽中化湿。《本草纲目》曰："枳实、枳壳，气味功用俱同，大抵其功皆能利气，气下则痰喘止，气行则痞胀消，气通则痛刺止，气利则后重除，故以枳实利胸膈，枳壳利肠胃。"莱菔子辛甘平，能下气消积，化湿除胀，《本草纲目》说"莱菔子之功，长于利气"；《医学衷中参西录》说"无论或生或炒，皆能顺气开郁，消胀除满，此乃化气之品，非破气之品"。

5.2 瘀积

5.2.1 瘀积的成因：滞塞闭离

潘智敏教授在继承历代医家和杨老对瘀积认识的基础上，结合自己的临床经验，提出瘀积的成因包括以下四个方面：

（1）血行迟缓涩滞。这里指血流迟缓导致的瘀证。《素问·举痛论》曰："经脉流行不止，环周不休。寒气入经而稽迟，泣而不行，客于脉外则血少，客于脉中则气不通，故卒然而痛。"如临床上因高黏血症、高脂血症等导致血液流动变缓慢者，或因心脏射血功能减弱、血管外周阻力增大导致血液流动变缓慢者，或微循环障碍者。

（2）死血壅塞血脉。这里指血块阻塞血脉导致的瘀证。《医碥》曰："热盛则血枯，死血阻塞经隧，则亦不通而痹矣。"此类血瘀多因血液性质或成分发生改变所致，如痰瘀互结、血液污秽等，致使血液变黏变稠，凝结于血脉之中，形成死血，壅塞血脉；或因脏腑病变所致，如心力衰竭、肺气不足等，使血液异常凝结为死血，阻塞脉络。与西医的血栓形成和血管阻塞等相似，前者常见的有脑血栓形成、上下肢静脉血栓形成等，后者常见的有心肌梗死、脑梗死、肺梗死等。

（3）血脉闭阻不通。这里指血脉闭塞导致的局部瘀证。《灵枢·经脉》曰："脉不通，则血不流。"血脉闭阻，血不流通，则停积而为瘀血。血脉闭阻是指血脉本身发生病变所致的闭阻不通，如寒邪外客致血脉挛缩，热毒内燔灼伤血脉，跌扑外伤损伤血脉；或污秽之血黏着于血脉壁上，使脉络变细变窄、粗糙不利，日久造成闭阻不通。临床上可见血管硬化、血管闭塞等导致机体局部血脉管腔阻塞,局部组织血流完全停止者。

（4）血液离经停积。血液溢出于血脉之外而不消散,则聚为瘀血。《灵枢·百病始生》曰:"肠胃之络伤,则血溢于肠外,肠外有寒,汁沫与血相搏,则并合凝聚不得散,而积成矣。"《诸病源候论·落床损瘀候》曰:"因堕落损伤……若流入腹内,亦积聚不散,皆成瘀血。"临床上可见的有脑出血、眼底出血、内脏破裂引起的腹腔积血、外伤血肿等,其特点为血液溢流于血管之外,因脱离了循环、失去了心脏推动力而积留于血管周围和组织之间。

5.2.2　瘀积的病机:因果十条

潘智敏教授认为,与瘀积相关的病症包括因瘀致病、因病致瘀两个方面,且两者互为因果,并提出瘀积的病机可概括为以下十条:

（1）气滞血瘀,瘀血气壅。气为血之帅,血为气之母,气机阻滞,无以鼓动血液正常运行,则血流缓涩,或停留而为瘀血;瘀血阻滞血脉,脉络闭塞,则气道不畅,气机壅滞。如《寿世保元》曰:"盖气者,血之帅也,气行则血行,气止则血止,气温则血滑,气寒则血凝,气有一息之不运,则血有一息之不行。"又如《素问·玉机真脏论》曰:"脉道不通,气不往来。"

（2）血滞为瘀,瘀血化水。血流迟缓则成瘀证。《素问·调经论》曰:"五脏之道,皆出于经隧,以行血气。血气不和,百病乃变化而生,津血同源,血脉既瘀,血行不利,津液也随之停滞,并从经脉中外渗,积于皮肉之间,发为水肿。"《金匮要略·水气病脉证并治》曰:"血不利,则为水。"《血证论·阴阳水火气血论》亦曰:"瘀血化水,亦发水肿。"

（3）血结留瘀,瘀血阻络。血结留瘀是指出血之后,已离经血脉但未排出体外之血结留于体内所致的瘀证。凡呕血、咳血、便血以及外伤出血等,均为离经之血,除溢出体外者,必然有一部分停留于脏腑或组织间隙内。正如《三因方》所曰:"病者或发汗不彻,及吐衄不尽,瘀蓄在内。"瘀血既成,阻滞脉络,血行不利,濡养失司,可见面色萎黄、肌肉瘦削、肌肤干涩、毛发不荣、肢体麻木或活动障碍等。

（4）血蓄而瘀,瘀血症积。肝主藏血,脾主统血,若肝脾藏血、统血功能失司,血液过度蓄积,流通不利,则化生瘀血。如血蓄于肝脾,积于胁腹,脉络瘀甚,可出现赤缕、蟹爪、腹壁青筋显露之臌胀等。血瘀日久

不去，或与汁沫相搏，或与痰浊相结，日积月累，逐渐增大，或横亘于心下，或盘踞于腹中，或停积于两胁，或聚结于少腹，坚硬如石，推之不移，按之则痛，谓之癥积。正如《素问·举痛论》所曰："血气稽留不得行，故宿昔而成积矣。"

(5) 寒凝致瘀，瘀血痹痛。寒为阴邪，其性凝滞、收引，客于血脉，则血脉收引挛缩，血液凝滞，血行缓慢不畅而致瘀。《素问·调经论》曰："血气者，喜温而恶寒，寒则泣不能流，温则消而去之。"又曰："寒独留则血凝泣，凝则脉不通。"瘀血痹阻经络，气血运行不畅，血之濡养功能失司，不通则痛，发为痹证。《素问·痹论》曰："心痹者，脉不通。"

(6) 热盛现瘀，瘀血蕴热。邪热亢盛，伤津耗液，血液黏稠凝滞而致瘀。《金匮要略·肺痿肺痈咳嗽上气病脉证治》曰："热之所过，血为之凝滞。"《重订广温热论·清凉法》亦曰："因伏火邪蒸津液，血液被煎熬而成瘀。"瘀血壅积，尤其是壅塞血脉之死血以及离经而积聚于体内之瘀血不能及时清除，郁而化热，形成瘀、热互结之势，如消化道出血、瘀血积于肠腔所致的发热等。

(7) 气虚渐瘀，瘀血损气。气为血之帅，气盛则血行滑利，气虚则鼓动无力而致血行迟涩，脉络瘀闭，形成瘀血。王清任《医林改错》曰："元气既虚，不能达于血管，血管无气，必停留而瘀。"《读医随笔》亦曰："气虚不足以推血，则血必有瘀。"血为气之母，血能养气，亦能载气，瘀血阻滞则血不生气，其气必虚。如中风后遗症之半身不遂，久病气虚、瘀血损气，两者互为因果。

(8) 血虚成瘀，瘀血不仁。营血充盈则脉道流利，血行通畅；营血亏虚则脉道涸涩，血行不利，日久成瘀。《景岳全书·胁痛》曰："凡人之气血犹源泉也，盛则流畅，少则壅滞，故气血不虚则不滞，虚则无有不滞者。"瘀血阻滞，脉道不利，营血无以循行周身，失于濡养，而见肢体麻木不仁、四肢发凉等症。《素问·逆调论》曰："荣气虚则不仁。"

(9) 阴虚生瘀，瘀血津伤。阴液不足则血脉涸涩，脉道失于濡养，无以载血，血行涩滞而致瘀。《读医随笔·中风有阴虚阳虚两大纲》曰："阴虚血必滞。"津血同源，瘀血阻滞，则津液不行停滞，渗于脉外，脏腑组织所需之津液匮乏，兼之瘀血阻滞，气化不利，生津不足而致津伤更甚。

(10) 阳虚血瘀,瘀血助寒。阳虚必气虚和内寒,气虚则无力推动血液运行,内寒则血液凝滞而致瘀。《读医随笔·中风有阴虚阳虚两大纲》曰:"阳虚血必凝。"瘀血阻滞而致气机不利,阳气无以散布周身,温煦无权而助寒,致畏寒喜暖、四肢不温等症。

5.2.3 瘀积的治疗

潘智敏教授在长期临床实践的基础上,结合前人的经验,形成了自己的理瘀经验,可归纳为以下八点:

(1) 因病致瘀,以病当之。因病致瘀者应以病当之,按致瘀因素分别予以散寒、清热、补虚、攻实等法为重,结合选用理瘀之药。如肺痈热瘀之证,当以清肺解毒为主,佐以活血化瘀之品。

(2) 因瘀致病,化瘀为先。因瘀致病者则应以瘀图之,着重予以活血、行血、祛瘀、逐瘀之法,结合辨证配伍化裁。如因瘀导致的下肢水肿,当以活血化瘀为主,佐以利水消肿之药。

(3) 老年多瘀,疏补兼施。老年之病多虚多瘀,治应补虚理瘀兼施,补虚应审证求因,根据其气血阴阳不足和虚损的程度,分别配伍益气、养血、滋阴、温阳之药;理瘀当采用力量相对平和之药,如丹参、赤芍、当归、川芎、延胡索、郁金、鸡血藤等。

(4) 瘀有虚实,药有虚实。瘀有虚证之瘀和实证之瘀,对于实证之瘀,所选理瘀药物应相对强峻以便攻逐,如水蛭、虻虫、地龙、莪术、水红花子、虎杖、马鞭草、桃仁、红花、大黄等;对于虚证之瘀,所选理瘀药物宜相对平和以利缓图,如丹参、赤芍、当归、川芎、延胡索、郁金、鸡血藤、泽兰、穿山甲、王不留行等。

(5) 治瘀之宜,权衡缓急。治瘀之宜当权衡缓急,如在疾病发作期间,结合不同脏腑所属归经选用虎杖根、马鞭草、王不留行、毛冬青、鬼箭羽、桃仁、红花、三棱、莪术等破血逐瘀之药;而在疾病相对缓解期间,常多选用丹参、当归、何首乌、郁金、葛根、川芎、赤芍、牡丹皮、穿山甲、鸡血藤等扶正活血之药。在剂量上,前者多重,后者宜轻。

(6) 瘀证涉气,气血并调。气为血之帅,瘀血阻滞,脉络闭塞,则气道不畅,气机壅滞。血为气之母,血能养气亦能载气,瘀血阻滞,则血不载气,气化不利;血不养气,其气必虚。气病则血病,血病则气病,故治疗

瘀证当气血双调。

(7) 隐性瘀证,理瘀防病。老年人气血衰少,多有瘀滞,日久致病。潘智敏教授认为老年人多有隐性瘀证,在冬令进补应用膏方之时宜补疏并用,常加平和理瘀之品缓缓微调,未病防病,既病治病,并可延缓衰老。

(8) 宏微相参,寻瘀理瘀。临床上典型的瘀证根据症状、体征、舌象、脉象即可诊断,但也有不典型的瘀证,无法用中医传统的四诊方法进行宏观诊断,此时应采用宏观与微观相结合,参考现代医学的相关检验结果进行诊断。如有微循环障碍、血液流变学异常、血液凝固性增高或纤溶活性降低、血小板聚集性增高或释放功能亢进、血流动力学障碍、病理切片有瘀血表现、特异性新技术显示血管阻塞等情况者,可试按瘀证治疗。

5.3 脂积

潘智敏教授通过长期的临床实践,结合现代疾病谱的发病特点,提出了脂积致病说,对脂积的认识和治疗有独到的见地,现初步总结如下:

5.3.1 脂积致病说

潘智敏教授在长期临床实践的基础上,结合前人的学说,并参考现代医学病理学的研究成果,提出了"脂积"的概念。她认为膏脂过剩是一种重要的致病因素,可导致许多疾病,如非酒精性脂肪肝、肥胖病、高脂血症、动脉硬化、脂肪性肾病、肿瘤等。

潘智敏教授提出的脂积致病说既采纳了现代医学关于脂肪沉积的解剖学和病理学致病机制,同时也是对《黄帝内经》膏脂过剩致病观点的提炼和发扬。

《灵枢·五癃津液别》说:"五谷之津液,和合而为膏者,内渗于骨空,补益脑髓,而下流于阴股。"这里明确指出膏脂源于水谷,与气血津液一样均为脾胃所化生,是生命活动的基本物质之一。正常膏脂营养周身,当摄食过多或转输、利用、排泄异常,则膏脂堆积,妨碍脏腑、经络、血脉的生理功能,导致各种疾病,这就是潘智敏教授提出的膏脂致病的学术经验。关于膏脂致病的记载,最早可见于《黄帝内经》,如《素问·通评虚实论》曰:"凡治消瘅仆击,偏枯痿厥,气满发逆,甘肥贵人,则膏粱之疾也。"《素问·奇病论》曰:"此肥美之所发也,此人必数食甘美而多肥也。

肥者令人内热，甘者令人中满，故其气上溢，转为消渴。"《灵枢·卫气失常》曰："膏者，多气而皮纵缓，故能纵腹垂腴。"《素问·异法方宜论》曰："其民华食而脂肥。"从这些条文中可以看出，古代医家已经认识到膏脂过剩可导致糖尿病、心脑血管疾病、脂肪肝、肥胖病等多种疾病。

潘智敏教授认为现代社会膏脂过剩（脂积）致病的患者逐渐增多，其原因主要在于生活方式和饮食结构的改变。首先为饮食不节：现代人工作繁忙，不能按时进食，饥饱无常，日久损伤脾胃，使之运化虚弱，聚湿生痰，产生脂积；现代人嗜食膏粱厚味，损伤脾胃，使之运化失常，不能消食，不能输布精微，导致精微物质过剩而产生脂积；现代人应酬繁忙，烟酒迭进，损伤脾胃，聚湿生痰，导致脂积。其次为情志郁积：现代人竞争激烈，背负各种压力，经常食不思味，夜不成眠，情志压抑，肝失疏泄，妨碍脾胃运化和消克，导致脂积。再次为久坐少动：现代人脑力劳动多，体力劳动少，经常久坐不动，再加上出入以车代步，日久机体气血不畅，脾胃气机困顿，不能消克，导致脂积。

脂邪积于血，导致高脂血症；积于肝，导致脂肪肝；积于血脉，导致血管硬化或堵塞，引起心脑血管疾病，如冠心病、心肌梗死、脑梗死等；积于皮下，导致肥胖病，故脂邪可影响五脏六腑的生理功能，导致各种积证。

潘智敏教授认为脂积日久必致血瘀，从而脂瘀胶着，影响脏腑的生理功能。脂瘀胶着可导致各种疾病，如膏脂堵塞冠状动脉，导致心肌梗死；膏脂堵塞脑血管，导致脑梗死；膏脂沉积于肝，导致脂肪肝、肝硬化、肝癌；膏脂沉积于血脉，导致高脂血症、高黏血症、高血压等。

5.3.2 对脂积治疗的研究

历代医家对脂积多从痰湿或气虚论治，如《丹溪心法·中湿》曰："凡肥人沉困怠惰，是湿热，宜苍术、茯苓、滑石。凡肥白之人，沉困怠惰，是气虚，宜二术、人参、半夏、草果、厚朴、芍药。"《景岳全书·杂证谟·非风》曰："何以肥人反多气虚……肥人者，柔胜于刚，阴胜于阳者也，且肉以血成，总皆阴类，故肥人多有气虚之证。"《石室秘录·肥治法》曰："肥人多痰，乃气虚也，虚则气不能运行，故痰生之，则治痰焉可独治痰哉？必须补其气，而后兼消其痰为得耳。然而气之补法，又不可纯补脾胃之土，而当兼补其命门之火,盖火能生土,而土自生气,气足而痰自消,不治痰正所以治痰也。"《医门法律》认为"肥人多痰湿"。《女科切要》中指出:"肥白妇人,经闭而不通者,必是痰湿与脂膜壅塞之故也。"潘智敏教授认为,现代人的脂积实多虚少,多为膏脂过剩之证,表现为舌暗,舌下瘀筋,苔厚腻或浊,脉弦或涩滞;脂积日久必有瘀积,脂瘀胶着而致病,故治疗脂积应以化痰利湿理瘀为基本法则。现代药理学也证实,许多化痰利湿药和活血化瘀药有祛脂降脂的作用,如莱菔子、泽泻、赤小豆、薏苡仁、猪苓、茯苓、陈皮、半夏、大腹皮、白术、茵陈、大黄、芦荟、苍术、灵芝、夏枯草、三棱、丹参、莪术、郁金、决明子、番泻叶、冬瓜皮、车前子、昆布、海藻、螺旋藻等。潘智敏教授通过长期的临床实践,精心研制了五积方,用莪术、郁金、莱菔子、半夏、生山楂、川朴、枳壳、泽泻、决明子、蔻仁、虎杖、过路黄等中药治疗脂积之证,取得了较好的疗效,其组方也按照化痰利湿理瘀的法则进行。实验证明,上述经验方具有降低血脂、移除脂质等多重功效。

5.4 湿积

湿积之证首见于《黄帝内经》,其对湿积的论述甚详,对湿积的病因、病机、症状等进行了描述。如《素问·至真要大论》曰:"诸湿肿满,皆属于脾;诸痉项强,皆属于湿。"《灵枢·百病始生》曰:"夫百病之始生也,皆生于风雨寒暑,清湿喜怒。"《素问·阴阳应象大论》曰:"湿胜则濡泄。"《金匮要略》明确提出了湿证的临床症状,主要对外湿进行论治。之后历代医家对湿积的治疗均有所发挥。潘智敏教授对湿积的认识有独到的见地,认为湿积是导致各种疾病的重要因素之一。

5.4.1 湿积的病因病机

湿积为机体的水津代谢失常,导致水津留滞之证。湿积的发生与肺、脾、肾三脏功能失调,水津不归正化有关,尤其是与脾胃的运化功能密切相关。产生湿积的病因病机有以下几条:

(1)饮食不节。现代人工作繁忙,不能按时进食,饥饱无常,日久损伤脾胃,使之运化虚弱,聚湿成积;现代人嗜食膏粱厚味,损伤脾胃,使之运化失常,不能消食,不能输布精微,导致精微物质过剩,化为湿积;现代人应酬繁忙,烟酒迭进,损伤脾胃,产生湿痰,导致湿积。

(2)情志郁结。现代人竞争激烈,背负各种压力,经常食不思味,夜不成眠,情志压抑,导致肝失疏泄,妨碍脾胃运化,不能克化水谷,聚湿成积。

(3) 久坐少动。现代人脑力劳动多,体力劳动少,经常久坐不动,再加上出入以车代步,日久机体气血不畅,脾胃气机困顿,不能消克水谷,导致湿积。

(4) 肾阳虚衰。现代人劳欲过度,肾阳虚衰,鼓动无力,水液失于蒸腾气化,湿浊内停,而成湿积。

(5) 江南多湿。江浙一带地处江南,为多湿之地,外湿引动内湿,导致湿积。

以上可以看出,湿积与脾胃的运化功能密切相关,正如《素问·至真要大论》曰:"诸湿肿满,皆属于脾。"脾为阴土,喜燥恶湿;胃为阳土,喜润恶燥。湿为阴邪,在上蒙蔽清窍,在中困阻脾胃,在下蕴结传导。

5.4.2 对湿积治疗的研究

潘智敏教授认为,湿积与气积、瘀积、痰积、食积、脂积的产生密切相关,如气滞则津聚成湿;血瘀则津停生湿;痰湿同源,痰结则湿聚;食积脾胃不能克化,则化为湿浊;脂积本为湿、痰之聚。湿积可导致气血不畅,发生气滞、血瘀;湿聚可成痰;湿困脾胃,运化失常,不能消食,产生食积、脂积。故湿浊是产生各种积证的重要因素之一。

对于湿证的治疗历代医家均有论述。如《丹溪心法·中湿》云:"湿在上焦,宜发汗而解表,此疏泄其湿也;湿在中焦,宜宽中顺气,通畅脾胃,此渗泄其湿也;湿在下焦,宜利小便,不使水逆上行,此开导其湿也。"《证治汇补》也总结曰:"治湿不宜热,不宜寒。风胜湿,燥胜湿,淡渗湿,三者尽之。"

潘智敏教授认为,湿积之证可分为湿热与寒湿,正如《景岳全书·湿证》曰:"湿证虽多,而辨治之法,其要唯二:一曰湿热,二曰寒湿而尽之矣。"但临床所见湿多与热结,而为湿热;或湿郁日久,化为湿热。潘教授认为,湿证的辨证可分为湿重和湿热并重二型,湿重者,表现为舌淡红,苔白腻,脉濡或细;湿热并重者,表现为舌质红,苔黄腻,脉濡数。根据潘教授的经验,湿邪在表,宜小发其汗,开腠理以散之,用大豆卷、苏叶、香薷之类;湿邪在里,湿在上,宜开上焦,宣肺气,用杏仁、桔梗、姜半夏、枇杷叶之类;湿在中,宜畅中焦,调脾气,用蔻仁、佩兰、川朴、枳壳之类;湿在下,宜利下焦,行膀胱之气,用生薏苡仁、茯苓皮、泽泻之类。潘教授还

认为时病杂病兼有湿患诸症,此时遣方用药须佐以化湿之品,以解受困之胃气,使湿去脾醒,气机拨转。湿热并重者,在上述治湿的基础上加用黄连、黄芩、芦根、淡竹叶等药,还可根据湿热累及的脏腑进行加减,如累及肝胆者,可加茵陈、柴胡、过路黄;累及膀胱者,可加白花蛇舌草、凤尾草、土茯苓等;累及肠道者,可加蒲公英、马齿苋、广木香等。

对于湿证伴有舌苔厚腻者,不论黄苔、白苔,均不应用黄芪、白术、甘草、地黄、何首乌等壅中滋养补剂,以防留湿不化。湿邪外侵,必有脾虚之内因,故在去湿化湿之后宜予以轻灵之味补脾培本,扶助正气,以防湿邪再犯。如湿热化燥伤阴,不宜用生地黄、山药等味厚之品,可用鲜石斛、鲜生地黄、西洋参、麦冬等清补养阴之品,以防恋湿碍胃,阻滞气机。

潘教授认为对于湿证的辨证,有时可舍脉从苔或舍症从苔,但见舌苔厚腻、黄腻、厚浊者,可试从湿治或佐以湿治。

5.5 痰积

5.5.1 历代医家对痰积的论述

《黄帝内经》无"痰积"之说,而有"饮积"之述,如《素问·至真要大论》曰:"民病积饮,心痛。"张仲景在《金匮要略》中首次以痰饮立篇加以论述,详细阐述了痰饮的治疗和方药,开了痰饮学说的先河。唐以后,痰证与饮证逐渐分开,历代医家充实和发展了痰积学说,其中以朱丹溪对痰积学说发展作出的贡献最大,他创立了百病兼痰学说,为治疗内科杂证开辟了新的思路。他认为"痰之为物,随气升降,无处不到";"百病中多有兼痰者,世所不知也",说明痰是许多疾病发生的关键因素之一。朱丹溪认为痰积也是形成积证的重要因素,如"凡人身上中下有块者,多是痰";"痰夹瘀血,遂成窠囊";"凡人身中有结核,不痛不红,不作脓者,皆痰注也",并认为治痰之法应以实脾土、燥脾湿为主,以二陈汤为基础进行加减,如"湿痰,用苍术、白术;热痰,用青黛、黄连、芩;食积痰,用神曲、麦芽、山楂;风痰,用南星;老痰,用海石、瓜蒌、香附、五倍子"。他还列举了不同部位痰积的用药经验,如痰在胁下,用白芥子;痰在皮里膜外,用姜汁、竹沥;痰在四肢,用竹沥;痰结核在咽喉,用瓜蒌仁、杏仁、海石、桔梗、连翘。明代李中梓将痰积用药分为轻、重两个层次,轻者,用半夏、瓜蒌;甚者,用滚痰丸;老痰,用海石、瓦楞子;痰在皮里膜外,用白芥子。《证治要诀·停饮伏痰》提出了行气化痰法："故善治痰者,不治痰而治气,气顺则一身津液亦随气而顺矣。"

5.5.2 潘智敏教授对痰积的认识和治疗经验

潘智敏教授对痰积的治疗有一定的经验,她认为痰积是许多疾病发生的重要因素,积证多与痰有关;痰积的形成与脾、肾、肝的功能失常密切相关,尤其是脾胃的功能。

（1）痰易与瘀胶结。痰成于津聚,津血同源,津聚成痰,气血不畅,导致血瘀;而瘀血内停,血脉不畅,津聚成痰,导致痰瘀胶结。痰瘀胶结是多种疾病发生、发展的共同病机之一,如朱丹溪曰："痰夹瘀血,遂成窠囊。"

（2）痰易与湿胶结。痰与湿均成于津聚,一源二歧,津聚成湿,炼为痰浊。痰湿胶结也是多种疾病发生、发展的共同病机之一。

（3）气郁易生痰积。津随气行,气顺则津顺,气郁则津停,津停则聚湿生痰,如《明医指掌》曰："夫人之气道贵乎清顺,顺则津液流通,何痰之有也！若气血津液稍有一时不得运行,则隧道不通,凝滞而为痰、为饮。"

（4）肺痰热动因说。无论是外感新起之咳嗽还是新感引发宿疾急性发作之咳嗽,均为外邪袭肺,肺为娇脏,多蕴痰热,热煎炼痰,故热痰是产生咳嗽的主因。临床所见无论是黄痰还是白痰,皆可从热痰论治,治疗当以清热化痰为主。治疗热痰常用的经验方为鱼腥草、黄芩、野荞麦根,三者的清热痰之力较强。以上三药为君组成的治疗热痰咳嗽的清肺八味汤,经长期临床验证,疗效明显。

（5）治积证宜理气化痰。潘智敏教授认为现代人竞争激烈,背负各种压力,经常食不思味,夜不成眠,情志压抑,导致肝失疏泄,气积十分普遍,气滞易致津聚生痰,故治疗各种痰积多用理气化痰之法。正如《证治要诀·停饮伏痰》曰："故善治痰者,不治痰而治气,气顺则一身津液亦随气而顺矣。"潘教授治疗积证的经验方五积方中对痰积即采用了理气化痰法,莪术、郁金、莱菔子、川朴、枳壳、蔻仁、半夏均为理气化痰药。另外,潘教授对于顽痰者,多用胆南星、皂角刺、浮海石、海蛤壳等。

5.6 食积

5.6.1 历代医家对食积的论述

《太平圣惠方》记载的方剂中广泛采用了莪术、三棱治疗各种积证,莪术、三棱不仅用于血积,也用于食积、酒积等,值得借鉴。张子和在《儒门事亲》中认为,治疗食积当先予攻下,再予养正,常用大黄、牵牛、礞石、巴豆。李东垣对食积消补并用,如槟榔丸、扶脾丸、木香干姜枳术丸等,标本兼治,实为经验之谈。朱丹溪治疗食积常用苍术、香附、山楂、神曲。他还首创保和丸治疗食积,保和丸由山楂、神曲、半夏、陈皮、茯苓、莱菔子、连翘组成,此方一出,成为后世治疗食积的代表方。食积伤脾,脾胃运化失常,必生痰湿,故用二陈燥湿化痰、健运脾胃,山楂、神曲、莱菔子克消各种食积,连翘清食积郁热,该方构思精巧,临床疗效明显,堪称治疗食积的祖方。李中梓对食积的治疗列举较详,如谷积,轻者用麦芽、谷芽、神曲、砂仁,甚者用鸡内金;肉积,轻者用山楂、阿魏,甚者用砜砂、硝石;面积,用莱菔子、姜等。

5.6.2 潘智敏教授治疗食积的经验

潘智敏教授认为,现代人工作繁忙,不能按时进食,饥饱无常,日久损伤脾胃,使之运化虚弱,导致食滞不化成积;现代人嗜食膏粱厚味,损伤脾胃,使之运化失常,不能消食,导致食积。食积之证的主要病机为脾胃失运,食滞不化,故治疗当运脾化食并用,常用药物为半夏、枳壳、川朴、蔻仁、莱菔子、山楂等。食伤脾胃,脾失健运,气机困顿,故予半夏、枳壳、川朴、蔻仁、莱菔子健脾化湿理气,转动脾胃之气机,恢复脾胃的运化功能;佐以莱菔子、山楂消面、肉、酒等积滞。潘智敏教授最喜欢用莱菔子一药,认为莱菔子既能理气运脾,又能消食导滞,可用于各种食积之证。正如《本草纲目》曰:"莱菔子之功,长于利气。"《医学衷中参西录》曰:"莱菔子,无论或生或炒,皆能顺气开郁,消胀除满,此乃化气之品,非破气之品。盖凡理气之药,单服久服,未有不伤正气者,而莱菔子炒熟为末,每饭后移时服钱许,借以消食顺气,转不伤气,因其能多进饮食,气分自得其养也。"

潘教授认为对于食积化热便结者,可用黄连、大黄通下泻热;对于脾胃素虚食积者,可用茯苓、薏苡仁、扁豆花等轻灵健脾之品,不碍消导。总之,潘教授治疗食积,可用"运、消"两字概括。

5.7 癌积

5.7.1 对癌积病机的认识

(1)邪积蕴毒是癌积形成的关键因素。《中藏经》明确指出:"大痈疽疮肿之所作也,皆五脏六腑蓄毒不流则生矣,非独因荣卫壅塞而发者也。"这里说明肿瘤的发生非独一般的气滞血瘀、痰聚热结等所致,更有瘀痰湿热等邪积滞日久蕴毒而成。《诸病源候论·卷之三十一·恶核肿候》曰:"恶核者,肉里忽有核,累累如梅李,小如豆粒……此风邪夹毒所成。"宋代杨士瀛在《仁斋直指方》中亦认为:"癌者上高下深,岩穴之状,毒根深藏,穿孔透里。"《外科正宗·脏毒论第二十九》曰:"夫脏毒者,醇酒厚味,勤劳辛苦,蕴毒流注肛门,结成肿块。"这里认为肿瘤为邪积蕴毒所致,并具有穿孔、透里、流注的转移特性。

中医认为,癌毒系在人体脏腑功能失调、外感六淫、内伤七情、饮食不节、劳逸失度等因素的综合作用下,导致正气亏虚、气滞血瘀、痰湿凝聚、火热内积,日久邪积蕴毒所致。总之,肿瘤是因诸邪内积、日久蕴毒、正气亏虚而产生。癌毒一旦蕴结,不仅阻隔经络气血,而且掠夺水谷精微以自养,导致五脏六腑失去气血津液的濡润而产生功能低下或失调。癌毒一旦留结,将阻碍经络气机的运行,津液不能正常输布则留结为痰,血液不能正常运行则停留为瘀,癌毒与痰瘀搏结则形成肿块,大多坚硬如岩,附着某处,推之不移。瘤体一旦形成,则狂夺精微物质以自养,致使机体迅速衰弱或功能失调,诸症迭起。若正气亏虚,更无力制约癌毒;而癌毒愈强,愈益耗伤正气,如此反复,则癌毒与日俱增,机体日益虚弱,终致毒猖正损难以回复之恶境。癌毒根据致病因素可分为热毒、瘀毒、湿毒、痰毒、寒毒等,其中以热毒、瘀毒最为常见。瘀毒、湿毒、痰毒、寒毒日久均可化为或兼有热毒;热毒、湿毒、痰毒、寒毒内积均可致瘀,化为瘀毒或兼有瘀毒。正如《医林改错》云:"无论何处,皆有气血……气无形不能结块,结块者必有形之血也。血受寒则凝结成块,血受热则煎熬成块。"综上所述,癌积是中医的特殊积证,为人体正气亏虚,瘀、湿、痰、寒、热等内积,日久蕴毒所致,因此,邪积蕴毒是肿瘤发生发展的关键。仅有正虚,未必成积;仅有邪积,未必蕴毒成癌,故癌毒必为邪积日久蕴积而成。综上所述,可见肿瘤的基本病理为虚、积、毒。

(2)正气亏虚是癌积形成的内在因素。癌积属于中医积证的范畴,诸有形而坚着不移者与现代医学中的恶性肿瘤十分相似。"积证"之名首见于《灵枢·百病始生》:"是故虚邪之中人也……留而不去,传舍于肠胃

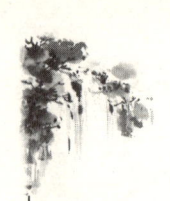

之外,募原之间,留著于脉,稽留而不去,息而成积。"《灵枢·五变》谓:"人之善病肠中积聚者……皮肤薄而不泽,肉不坚而淖泽,如此则肠胃恶,恶则邪气留止,积聚乃伤。"《难经·五十六难》正式提出了五积理论:"肝之积名曰肥气,心之积名曰伏梁,脾之积名曰痞气,肺之积名曰息贲,肾之积名曰贲豚。"正气亏虚是癌积发生的内在因素,正如《素问·评热病论》所说"邪之所凑,其气必虚";《素问·刺法论》所说"正气存内,邪不可干"。2000多年前祖国医学已认识到人体内的肿瘤同其他疾病一样,也是正气虚于内、邪毒乘虚侵犯五脏六腑蕴发而成。金元易水学派创始人张元素在《活法机要》中说:"壮人无积,虚人则有之。"《景岳全书·积聚》谓:"凡脾肾不足及虚弱失调之人,多有积聚之病。"《医宗必读》也说:"积之成也,正气不足,而后邪气踞之。"《外证医案汇编·乳岩附论》则认为:"正气虚则成岩。"后世医家通过大量的临床实践进一步证明和阐述了正气亏虚是癌积形成的内在因素。

5.7.2 关于癌积的治疗经验

癌积为精微物质代谢失控蕴毒所致的特殊积证,其基本病理是积、毒、虚并存。若正气亏虚,但无瘀、湿、痰、寒、热之邪聚,则不能成积;若瘀、湿、痰、寒、热之邪积未日久蕴毒,也不能成积,故癌积的形成,积、毒、虚缺一不可。《素问·阴阳应象大论》曰:"治病必求于本。"根据上述癌积的发病机制,其治疗原则应为祛积攻毒,扶正补虚,治疗过程中要注重攻毒扶正之宜,谨防扶正敛毒或攻毒伤正。正如《景岳全书》云:"治积之要,在知攻补之宜,而攻补之宜,当于孰缓孰急中辨之。凡积聚未久而元气未损者,治不宜缓,盖缓之则养成其势,反以难制,此其所急在积,速攻可也。若积聚渐久,元气日虚,此而攻之,则积气本远,攻不易及,胃气切近,先受其伤,愈攻愈虚,则不死于积而死于攻矣,此其所重在命,不在乎病,所当察也。"而《医宗必读》进一步提出了初、中、末期肿瘤的治疗原则:"愚谓积之成也,正气不足,而后邪气踞之……邪气日昌,正气日削,不攻去之,丧亡从及矣。然攻之太急,正气转伤,初、中、末之三法,不可不讲也。初者,病邪初起,正气尚强,邪气尚浅,则任受攻;中者,受病渐久,邪气较深,正气较弱,任受且攻且补;末者,病魔经久,邪气侵凌,正气削残,则任受补。盖积之为义,日积月累,匪伊朝夕,所以去之亦当有渐,太亟则伤正气，正气伤则不能运化，而邪反固矣。余尝制阴阳二积之剂，药品稍峻，用之有度，补中数日，然后攻伐，不问其积去多少，又予补中，待其神壮，则复攻之，屡攻屡补，以平为期，此余独得之诀，百发百中者也。"这与现代医学中对肿瘤进行分期治疗的方法十分吻合。另外，肿瘤切除术后患者气血亏虚，易再次发生邪积或留有余毒，中医治疗当以扶正补虚为原则，佐以祛积攻毒之品，以防复发或转移；术后康复期虽无癌毒，也当扶正补虚，佐以祛积，积去则无蕴毒成癌之基础，总之，扶正祛积攻毒是治疗癌积的基本大法。扶正之法不外乎益气补血、滋阴补阳，祛积之法包括清热、散寒、化痰、祛湿、化瘀、软坚等，攻毒之法可根据热毒、寒毒、痰毒、湿毒、瘀毒之别随证攻之。临床上常见的肺癌多以热瘀毒为主，肝癌则以湿热瘀毒为主，癌积脏腑不同，积毒也异。

中医作为癌积综合治疗的手段之一，应将祛积攻毒扶正作为治疗的基本原则。广义的祛积攻毒包括现代医学的手术、放疗、化疗、分子靶向治疗等，广义的扶正包括现代医学的免疫治疗、营养支持治疗等。在祛积攻毒方面，中药力薄，疗效持久，毒副作用小；西医力强，但毒副作用大。扶正补虚是中医治疗癌积的优势，大量的临床和实验研究发现，扶正与祛积攻毒相结合，其治疗效果比单纯祛积攻毒好。中医在肿瘤综合治疗中特别重视扶正补虚，因为癌毒是一种特殊的病邪，具有强烈耗损机体正气的特性，肿瘤患者肯定有正虚的一面，只是不同的阶段其程度不一而已。另外，现代医学的肿瘤治疗手段均可不同程度地耗损正气，如手术可耗气动血伤津，化疗可导致脾肾二虚、气血亏虚，放疗可导致气阴二虚，分子靶向治疗可导致机体阴津损伤等，如果配合中医的扶正治疗，可起到减毒增效的功效。根据临床辨证，补脾可选用生芪、白术、薏苡仁、山药、党参、黄精等，补肺肾阴虚可用山海螺、天冬、女贞子、生地黄等，补肾阳可用淫羊藿、菟丝子、枸杞子、补骨脂、巴戟天等，气血亏虚可用黄芪、当归、制何首乌、鸡血藤、绞股蓝等（其中鸡血藤有升白细胞的作用，绞股蓝有升血小板的作用）。治疗癌积时以中医辨证论治为主，适当考虑现代中药的药理，如鸡血藤既可补血，又可抗肿瘤，可用于各类肿瘤；具有活血祛瘀抗癌作用的中药有莪术、三棱、郁金、丹参、王不留行等，具有化痰软坚抗癌作用的中药有夏枯草、浙贝、陈胆南星、牡蛎、海藻

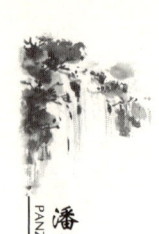

等,具有清热解毒抗癌作用的中药有白花蛇舌草、三叶青、藤梨根、半枝莲、半边莲、七叶一枝花、白毛藤等,具有以毒攻毒作用的抗癌药有砒霜、蜈蚣、全蝎、守宫、蛇六谷等。

6. 病案举例

案一：非酒精性脂肪肝

患者喻某某,男,41岁。初诊时间：2009年10月30日。

主诉：乏力、纳差2年余,加重2月余。

现病史：患者2年前开始出现乏力、纳差,经B超检查发现脂肪肝,血脂检查示甘油三酯2.77mmol/L,胆固醇8.93mmol/L,均明显升高,平时活动极少,营养丰富,近2个月来乏力、纳差明显加重。乙肝三系检查示甲、丙、戊、丁型肝炎抗体均阴性,肝功能检查示丙氨酸氨基转移酶（ALT）156U/L。为求中医治疗而就诊。无饮酒史。

诊查：乏力纳差,大便干结,小便黄,面色偏暗,舌红,舌边瘀斑,舌苔黄厚腻,脉涩。

西医诊断：非酒精性脂肪肝。

中医诊断：肝积（五积郁而化热）。

辨证分析：患者平时活动极少,嗜食膏粱厚味,导致气血不畅,气、食、痰、瘀、脂五积积于肝,兼而化热；舌红,舌边瘀斑,舌苔黄厚腻,脉涩,为五积兼有化热之征象。

治则：疏肝清热,消积导滞,予五积方加减。

处方：柴胡6g,黄芩15g,制半夏12g,郁金12g,小青皮9g,莱菔子30g,川朴12g,枳壳12g,虎杖30g,过路黄30g,垂盆草30g,荷包草15g,六月雪15g,决明子30g,瓜蒌仁30g,泽泻30g,焦栀子9g,14剂。

医嘱：忌油腻辛辣之物,适当增加活动量。

二诊：复查肝功能好转（ALT 75U/L）,胃纳好转,大便已通,舌红苔薄黄腻,脉细,示瘀热已减,原方去焦栀子、瓜蒌仁,加薏苡仁30g、茯苓15g健脾,再予14剂。

三诊：复查肝功能恢复正常（ALT 42U/L）,血脂明显下降,病情好转,故予五积方冲剂巩固治疗。

评析：潘教授认为肝为将军之官，主疏泄，主藏血，患者生活节奏快，工作压力大，心情焦虑、压抑，不良的情志刺激导致肝气郁积，不得疏达，久之形成气积；加之嗜食膏粱厚味损伤脾胃，导致运化失常，饮食不化，则产生食积；或精微物质不能输布而聚为脂质，积于血液或肝中成为脂积。气能化津，当脾失升清、肝失疏泄时，食滞、脂质与胃中浊气相结，聚而为痰，积于肝中，形成痰积；脂质、痰浊与血相结，与气滞并见，积于肝中，形成脂积。总之，气、食、脂、痰、瘀五邪积于肝，是形成非酒精性脂肪肝的主要因素。上述五积之邪均可郁而化热，采用祛瘀化浊、消导行滞、疏理解郁之法，重在调节气血的运行，兼以清热。本案以五积方加减治疗，取得了较好的疗效，其中郁金破瘀消积，行滞解郁；莱菔子、半夏祛痰，导积，理气；川朴、枳壳理气行气，以疏导瘀、痰、食、脂、气等积滞；虎杖、过路黄、泽泻、决明子等活血开郁，通利小便，以清除郁热；再加垂盆草、荷包草、柴胡、黄芩、六月雪清热除湿疏肝。

案二：代谢综合征

患者张某某，女，45岁。初诊时间：2009年10月20日。

主诉：头晕、乏力3月余。

现病史：患者为公司经理，工作压力较大，平时应酬较多，3个多月前在无明显诱因下出现头晕、乏力。血脂检查示甘油三酯2.31mmol/L，胆固醇8.75mmol/L，均升高；空腹血糖9.25mmol/L，血尿酸478μmol/L。为求中医治疗而就诊。既往体健，无其他疾病史。

诊查：头晕，乏力，体胖，舌质暗，有瘀斑，苔厚腻，脉弦涩。

西医诊断：代谢综合征。

中医诊断：积证（气、食、痰、瘀、脂五积型）。

辨证分析：患者平时生活节奏快，心情焦虑压抑，导致肝气郁积，不得疏泄，形成气积；加之进食膏粱厚味损伤脾胃，导致运化失常，饮食不化，则产生食积；或脾胃不能运化湿水，聚为痰湿，形成痰（湿）积；或精微物质不能输布，聚为脂质，积于血液；脂质、痰浊聚于血液，与气滞并行，循经而行，导致血脉不畅，形成瘀积。舌质暗，苔厚腻，脉弦涩，为积滞之征象。

治则：祛瘀化浊，消导行滞，疏理解郁，予五积方加减。

处方:莪术12g,郁金12g,虎杖根30g,垂盆草30g,茵陈15g,地骷髅30g,枳壳12g,川朴12g,莱菔子30g,王不留行12g,小青皮12g,制半夏12g,山楂30g,土茯苓30g,薏苡仁30g,蔻仁12g,钩藤15g,刺蒺藜12g,天麻12g,徐长卿12g,决明子30g,7剂。

医嘱:注意休息,忌辛辣油腻之品。

二诊:乏力、头晕均有好转,效不更方,再予原方7剂。

三诊:症状明显好转,血脂下降,空腹血糖降至5.35mmol/L,舌红,苔薄白,脉弦细,但血压仍偏高(146/86mmHg),故原方中钩藤加至30g,再予7剂,以平肝息风,巩固治疗。

四诊:患者乏力、头晕消失,精神明显好转,复查血脂已基本恢复正常(甘油三酯1.71mmol/L,胆固醇5.75mmol/L),血尿酸346μmol/L,血压123/81mmHg,病情明显好转,予五积方冲剂巩固治疗。

评析:患者身为公司经理,生活节奏快,心情焦虑压抑,导致肝气郁积,不得疏泄,加之进食膏粱厚味损伤脾胃,导致运化失常,积滞之证明显。其临床表现似为虚象(乏力、头晕),但四诊合参,实为积滞之实证(五积型),治疗当以祛瘀化浊、消导行滞为主。此患者经潘智敏教授应用五积方加减治疗,获得明显疗效。经临床验证五积方具有调节血脂、血压、血糖等多重作用,值得进一步推广使用。

案三:高脂血症

患者黄某某,男,46岁。初诊时间:2009年10月24日。

主诉:体检发现血脂升高3个月。

现病史:患者3个月前体检时发现血甘油三酯2.84mmol/L,胆固醇8.93mmol/L,均升高,但无明显不适,其他各项指标未见异常。平素喜食肥肉。

诊查:体形较胖,舌淡红,舌下瘀筋,苔腻浊,脉涩。

西医诊断:高脂血症。

中医诊断:积证(五积型,以瘀积、脂积为主)。

辨证分析:患者嗜食膏脂,导致气血不畅,气、食、痰、瘀、脂五积,尤其是脂邪积于血液,发为积证;舌淡红,舌下瘀筋,苔腻浊,脉涩,为邪浊积于血脉,气血不畅之征象。

治则：消积导滞，调畅气血，予五积方加减。

处方：莪术12g，郁金12g，虎杖根30g，地骷髅30g，枳壳12g，川朴12g，莱菔子30g，王不留行12g，制半夏12g，山楂30g，薏苡仁30g，决明子30g，蔻仁12g，胆南星12g，泽泻30g，六神曲12g，14剂。

二诊：患者服药后精神转佳，舌苔已转为薄腻，病情好转，原方去泽泻，加茯苓15g健脾，再予14剂。

三诊：复查血脂已下降，甘油三酯1.52mmol/L，胆固醇6.97mmol/L，病情好转，改为五积方冲剂进行巩固治疗。

评析：潘教授治疗各种积证多用五积方加减，本案为脂邪积于血导致的血积证，虽症状不显，但苔腻浊，脉涩，知有积滞，故予五积方消积导滞。潘教授认为各种积证，如见舌苔厚腻浊，当予消导，切不可进补，投予五积方多为有效，实为经验之谈。

案四：肥胖病

患者凌某某，男，36岁。初诊时间：2009年3月21日。

主诉：身体发胖3年余。

现病史：患者婚后因营养增加、活动减少，出现身体发胖，体重逐渐加重，尤其是腹部肥胖明显，活动后出现气急、乏力，体重指数达28.3。为求中医治疗就诊。

诊查：肥胖明显，舌暗，苔厚腻，脉弦。

西医诊断：肥胖病。

中医诊断：积证（五积型，以痰积、脂积为主）。

辨证分析：患者嗜食厚味，运动减少，导致膏脂、痰湿积于皮下，形成肥胖，伴发气血不畅；舌暗，苔厚腻，脉弦，为气、血、痰、食、脂内积之征象。

治则：消积祛脂，化痰畅血，予五积方加减。

处方：莪术12g，郁金12g，虎杖根30g，王不留行12g，枳壳12g，川朴12g，莱菔子30g，泽泻30g，制半夏12g，蔻仁12g，地骷髅30g，决明子30g，过路黄30g，皂角刺12g，生山楂30g，丹参30g，胆南星12g，14剂。

医嘱：加强运动，适当控制饮食。

二诊：用药后感觉身体清爽，气急不显，舌苔已化，内积渐化，效不更

方,再予原方14剂。

三诊:患者体重有所下降,病情好转,改为五积方冲剂每日服用。

四诊:药后2个月,患者体重明显下降,体重指数为23,病情好转,予五积方冲剂继续巩固治疗。

评析:肥胖病属中医积证范畴,年轻人肥胖多与进食膏粱、运动偏少有关,中医辨证多为气、血、痰、湿、脂、食等内积之证,治疗以消积畅郁为主。本案应用五积方消积祛脂,化痰畅血,方证相合,故能取得疗效。

案五:高尿酸血症

患者赵某某,男,42岁。初诊时间:2008年10月21日。

主诉:发现血尿酸升高2年余。

现病史:患者2年前体检时发现血尿酸明显升高,达658μmol/L,当时无明显不适。患者家庭条件较好,平素多食膏脂厚味,近1年来间歇性出现右拇趾关节疼痛,尤其是食用海鲜后更易发作,曾服用别嘌醇片,因出现肝功能异常而停用,自服补药,病情未见好转。为求中医治疗就诊。

诊查:体形肥胖,右拇趾关节疼痛,小便黄赤,舌红,苔厚腻,脉弦。

西医诊断:高尿酸血症。

中医诊断:积证(五积郁热)。

辨证分析:患者喜食膏脂厚味,加之运动较少,导致气、瘀、痰、食、脂等邪浊内结,代谢失常,产生高尿酸血症;五积郁而化热,故见小便黄赤,舌红。

治则:消积导滞,清热通络,予五积方加减。

处方:莪术12g,郁金12g,虎杖根30g,王不留行12g,枳壳12g,川朴12g,莱菔子30g,泽泻30g,制半夏12g,蔻仁12g,土茯苓30g,络石藤12g,丝瓜络12g,川牛膝12g,徐长卿15g,地骷髅30g,过路黄30g,延胡索30g,7剂。

二诊:患者拇趾关节疼痛好转,小便转清,舌苔转薄,病情好转,再予原方14剂。

三诊:患者足趾关节疼痛基本缓解,舌淡红,苔薄白,原方中延胡索、过路黄均减为15g,去徐长卿,再予14剂。

药后复查血尿酸下降明显(342μmol/L),嘱间断服用上方,病情稳定。

评析：高尿酸血症由体内尿酸代谢紊乱所致，与饮食有较大的关系。患者常出现痛风，中医辨证属积证或痹证范畴，本案属积证，为痰、湿、瘀浊等内结于血液或关节所致，予以五积方加减取得了较好的疗效，为异病同治之例，说明五积方治疗代谢性疾病具有一定的疗效。

案六：非酒精性脂肪肝

患者黄某某，男，58岁。初诊时间：2008年12月3日。

主诉：右胁胀满疼痛半年。

现病史：患者近半年来在无明显诱因下出现右胁胀满疼痛，乏力纳差，口苦尿赤。血生化全套提示胆固醇7.3mmol/L，甘油三酯2.4mmol/L，低密度脂蛋白3.8mmol/L，丙氨酸氨基转移酶185U/L，天门冬氨酸氨基转移酶124U/L，总胆红素45.4mmol/L，直接胆红素28.6mmol/L，均升高；B超及CT示脂肪肝；甲、丙、戊肝抗体阴性。无长期大量饮酒史。

诊查：体形偏胖，巩膜轻度黄染，肝肋下触痛，面色晦暗，舌质暗红有瘀点，苔厚腻，脉弦涩。

西医诊断：非酒精性脂肪肝。

中医诊断：肝积（五积郁热）。

辨证分析：气、血、痰、食、脂诸积于肝，为脂肪肝；积于血液，为高脂血症。诸邪积滞，肝失疏泄，不通则痛，胆汁外溢，发为黄疸；五积郁热，故口苦尿赤，舌红；舌质暗红夹瘀点，苔厚腻，脉弦涩，为积证之征象。

治则：消积导滞，佐以清热退黄，予五积方加减。

处方：王不留行12g，川芎12g，郁金12g，桃仁9g，延胡索30g，生山楂15g，鸡内金9g，莱菔子30g，泽泻30g，垂盆草30g，茵陈15g，虎杖根30g，小青皮12g，川朴12g，枳壳12g，蒲公英15g，焦栀子12g，14剂。

二诊：患者右胁疼痛好转，但仍有乏力便溏，苔薄白腻，脉弦细。复查血丙氨酸氨基转移酶85U/L，胆红素已基本正常，说明郁热已清，夹有脾虚，故原方中去蒲公英、焦栀子，加茯苓30g、扁豆衣12g、炒薏苡仁30g，再予14剂。

三诊：患者症状基本消失，复查肝功能正常，血脂也较前下降，予五积方冲剂巩固治疗。

评析:潘教授认为非酒精性脂肪肝多为气、血、脂、痰、瘀五积郁于肝,并化郁热,故在消积导滞的同时必须兼清结热。另外,肝病及脾,可夹有脾虚之证,治疗时应以消积为主,不忘健脾,消补并用,此也合李东垣的治积之法。

案七:胸痹

患者王某某,男,68岁。初诊时间:2008年11月7日。

主诉:反复出现心前区闷压感半年余。

现病史:患者半年多前开始反复出现心前区闷压感,伴有心悸气短、倦怠乏力,每次发作持续5分钟左右,经休息后可以缓解,无胸痛、夜间端坐呼吸等表现。多次查心电图示ST段轻度改变。有高血压病史10年,平时服用降压药,血压控制尚可。现查血压146/85mmHg;血生化示胆固醇6.51mmol/L,甘油三酯2.25mmol/L,高密度脂蛋白1.40mmol/L,低密度脂蛋白3.10mmol/L。

诊查:体形偏胖,口唇色暗,舌质淡紫,舌苔白厚腻,舌下筋脉瘀紫,脉弦细。

西医诊断:冠心病,高血压,高脂血症。

中医诊断:胸痹(五积型,以痰积、瘀积、脂积为主)。

辨证分析:患者体形偏胖,素有痰积、脂积,与瘀相结,导致气血不畅,痹阻心脉,胸阳失展,出现胸痹;舌质淡紫,舌苔白厚腻,舌下筋脉瘀紫,脉弦细,为痰瘀痹阻心脉之征象。

治则:活血化瘀,祛痰化浊,予五积方加减。

处方:川芎12g,降香12g,鬼箭羽12g,当归6g,郁金12g,红花9g,王不留行9g,石菖蒲12,莱菔子30g,瓜蒌皮15g,生山楂30g,鸡内金9g,川朴12g,枳壳12g,姜半夏12g,葛根30g,7剂。

二诊:患者心前区闷压感缓解,自感轻松,舌苔薄白腻,脉细,病情好转,故原方中去石菖蒲,加泽泻15g,再予7剂。

三诊:患者心前区闷压感消失,无心悸心慌,病情稳定,予神香苏合丸巩固疗效。

评析:患者体形偏胖,素有痰积、脂积,与瘀相合,导致气血不畅,痹阻心脉,胸阳失展,出现胸痹。治疗当活血化痰,通畅心脉,方用川芎、葛根、降香、鬼箭羽、当归、郁金、红花、王不留行等理心脉之瘀,姜半夏、莱菔子、瓜蒌皮祛痰化浊,生山楂、鸡内金消食祛积,川朴、枳壳理气宽胸、助化痰瘀。药与病机相合,故疗效明显。

案八:高血压

患者孙某某,男,37岁。初诊时间:2009年11月25日。

主诉:乏力、头晕头涨2个月。

现病史:患者平素体形较胖,工作繁忙,应酬较多,近2个月来感乏力、头晕头涨加重,伴纳差,自服人参、虫草进补,但无好转。测血压示150/95mmHg,检测血胆固醇为10.22mmol/L。

诊查:舌苔厚腻,舌质偏暗,舌下筋脉瘀阻,脉涩。

西医诊断:高血压,高脂血症。

中医诊断:眩晕(五积型,以气积、瘀积、脂积为主)。

辨证分析:患者进食膏粱,导致脾胃内伤,膏脂内积,气血不畅,清窍被蒙,故出现头晕头涨;舌苔厚腻,舌质偏暗,舌下筋脉瘀阻,脉涩,为膏脂内积、气血不畅之征象。

治则:化瘀祛脂,调畅气血,予五积方加减。

处方:川芎30g,当归9g,赤芍9g,王不留行15g,丹参30g,益母草30g,葛根15g,佩兰9g,蔻仁12g,决明子30g,生麦芽30g,钩藤30g,刺蒺藜12g,胆南星12g,莱菔子30g,郁金12g,皂角刺12g,7剂。

二诊:患者头晕乏力、纳差已明显好转,舌苔厚腻变薄,测血压示125/85mmHg,病情好转,原方中减蔻仁,加车前草15g,再予7剂。

三诊:患者头晕乏力消失,胃纳正常,舌苔薄白,测血压示120/73mmHg,复查血胆固醇为6.21mmol/L,再予上方7剂巩固,并嘱其减少应酬,少吃补药。

评析:本案为高血压、高脂血症,中医辨证属眩晕,由进食膏粱厚味,脾胃内伤,膏脂内积,气血不畅,血脉失柔,清窍被蒙所致,治以化瘀祛脂,调畅气血,效果明显。

案九:肝癌

患者金某某,男,53岁。初诊时间:2009年10月25日。

主诉:腹胀纳差1月余,泄泻1周。

现病史:患者因腹胀纳差1月余入院,CT检查发现肝内巨大肿块,血清甲胎蛋白(AFP)高达486000μg/L,原发性肝癌诊断明确,病情已属晚期,不能手术和介入化疗,故予护肝治疗。但近来腹泻明显,为水样便,色黄,恶臭,每日多达10余次,便后腹胀减轻,胃纳尚可,口臭明显,语言洪亮。

诊查:皮肤轻度黄染,浅表淋巴结未及,腹部隆起,肝肋下平脐、质硬,两下肢轻度水肿,舌红,苔黄腻,舌下有瘀筋,舌边有瘀点,脉弦细。

西医诊断:原发性肝癌。

中医诊断:肝积(癌积蕴毒化热)。

治法:祛瘀化浊,清热解毒,予五积方加减。

处方:郁金12g,穿山甲6g,王不留行12g,石见穿30g,虎杖根15g,地骷髅30g,茵陈15g,莱菔子30g,枳壳12g,厚朴12g,合欢花12g,莪术12g,半枝莲15g,半边莲15g,蒲公英30g,六月雪12g,鸡内金9g,川连6g,广木香9g,猪苓30g,7剂。

二诊:患者腹胀已明显减轻,大便成形,每日3~4次,舌红,苔薄白,脉弦细,治疗有效,效不更方,再予原方7剂。

三诊:患者稍有腹胀,大便已正常,口臭好转,舌红,苔薄白,说明瘀浊已化。肝病日久传脾,脾气必虚,故于上方中加入薏苡仁30g、茯苓15g健脾,再予7剂。药后诸症减轻,病情稳定。

评析:潘教授认为肝积之病,五积日久,蕴毒化热,四诊合参,先以祛积泻实,予郁金、莪术、穿山甲、王不留行、石见穿化瘀消积,虎杖根、地骷髅、茵陈、莱菔子化湿浊,半枝莲、半边莲、蒲公英、六月雪、川连清热解毒,佐以枳壳、厚朴、合欢花、广木香疏肝理气,气行则湿化瘀消。治疗后热清湿去,因肝病传脾,脾气受伐,故以薏苡仁、茯苓清补之剂健之调之。

案十:肝癌

患者麻某某,男,78岁。初诊时间:2008年9月12日。

主诉:原发性肝癌术后6年余,复发1年。

现病史:患者于2002年8月体检时做B超发现右肝占位性病变,考虑原发性肝癌,在浙医一院行右肝下叶切除术,术后病情稳定,病理切片示肝细胞肝癌。2007年7月来我院检查,MRI发现右肝有1cm大小的结节,考虑肝癌复发,先后予以肝动脉栓塞化疗3次,复查CT发现病灶碘油沉积良好,病情稳定。2008年8月复查CT发现肝内多发病灶,考虑肝癌复发进展,因患者有慢性肝炎、肝硬化病史50余年,肝功能差,不适合再次进行栓塞化疗。复查血清AFP持续升高,最高达32500μg/L,示肝癌病情进展,经护肝治疗疗效不明显。目前出现腹胀,嗳气,口臭,口干喜饮,纳差乏力,夜间盗汗,大便干结,无发热、腹痛等不适。

诊查:面色灰暗,全身浅表淋巴结未及,两肺未闻及干湿啰音,心率75次/分,腹软,肝肋下刚及、质硬、无压痛,全腹无压痛及反跳痛,舌红而少津,苔中腻,脉弦。

西医诊断:原发性肝癌术后复发,慢性肝炎,肝硬化。

中医诊断:肝积(阴亏、瘀毒之积化热)。

辨证分析:肝积日久,肝阴亏虚,热瘀湿毒内积。

治则:养肝敛津,清热解毒,佐以祛瘀化湿,予百合地黄汤合五积方加减。

处方:芍药30g,五味子12g,百合12g,生地黄15g,瘪桃干15g,糯稻根30g,黑大豆30g,半枝莲21g,半边莲21g,猫爪草15g,蒲公英30g,白英30g,山海螺30g,郁金12g,王不留行12g,虎杖根30g,莱菔子30g,7剂。

二诊:患者盗汗有明显好转,腹胀口臭减轻,舌红苔腻,脉弦,效不更方,考虑湿浊内蕴明显,故原方中加大豆卷12g、佩兰12g化湿,再予7剂。

三诊:患者腹胀、口臭明显减轻,夜间少量盗汗,大便欠畅,时有右肋下隐痛,舌红苔腻,舌下瘀筋明显,脉弦涩,四诊合参,中医辨证为热、毒、瘀、湿积滞于肝,兼有肝阴亏虚。治当清热解毒,祛瘀化湿,佐以养肝,予五积方加减,再服7剂。

处方:半枝莲21g,半边莲21g,猫爪草15g,蒲公英30g,郁金12g,王不留行12g,虎杖根30g,莱菔子30g,地骷髅30g,大豆卷12g,决明子30g,瓜蒌仁30g,刺蒺藜12g,僵蚕12g,百合12g,生地黄12g,瘪桃干30g。

四诊:患者腹胀隐痛减轻,已无盗汗,舌红,苔黄腻,脉弦涩。肝积之证本为顽疾,非一日之功可图,须久磨渐消,兼顾正气,故以上方加减坚持服用。患者服用上方1年余,2009年10月复查CT示肝内病灶未见增多增大,血清AFP已降至800μg/L,并始终稳定在这一水平,无明显腹胀腹痛,纳可眠佳。服用中药期间未行化疗,护肝支持用药与前相同。

评析:原发性肝癌是常见的消化道恶性肿瘤,发现时多为晚期,在我国发病率高,死亡率高,生存期短。目前早期肝癌手术切除效果良好,但晚期肝癌缺乏有效的治疗手段,化疗和分子靶向治疗有效率不高。应用中医中药治疗肝癌有一定的疗效,且毒副作用小,可延长患者的生存期,已得到许多肿瘤专家的认同。本例有慢性肝炎、肝硬化病史50余年,肝阴本亏,加之热、湿、瘀内积,日久蕴毒,导致肝阴愈虚,盗汗等诸症峰起,正气耗散。潘教授认为肝癌属中医肝积之证,治疗必先养肝敛津扶正,佐以攻毒祛邪,故初诊时予芍药、五味子、百合、生地黄养肝扶正,瘪桃干、糯稻根、黑大豆敛津,佐以半枝莲、半边莲、猫爪草、蒲公英、白英、山海螺清热解毒,郁金、王不留行、虎杖根、莱菔子祛瘀化湿。治疗后肝阴得养,津液得敛,正气来复,此时当以攻毒祛邪为主,佐以养肝,药用半枝莲、半边莲、猫爪草、蒲公英清热解毒,并予郁金、王不留行、虎杖根、莱菔子、地骷髅、大豆卷祛瘀化湿,决明子、瓜蒌仁通腑泄浊;肝阴不足,肝阳偏亢,易引动肝风内动,故佐以百合、生地黄、刺蒺藜、僵蚕养阴平肝息风。潘教授认为肿瘤的病机是正气亏虚,邪毒内聚,治当权衡正邪之间的主要矛盾,若正虚明显,当以扶正为主,佐以祛邪;邪毒明显,当以祛邪为主,佐以扶正;若单纯扶正,恐祛邪不足;单纯祛邪,恐耗伤正气,故扶正祛毒是治疗肿瘤的基本大法。

案十一:胆囊结石伴肾结石

患者何某某,男,43岁。初诊时间:2008年11月20日。

主诉:胆囊结石伴肾结石2年。

现病史:患者于2年前体检时发现双肾结石、胆囊结石,当时有右上腹胀痛,腰腹疼痛,现求诊中医治疗。潘教授考虑湿热蕴积肝胆,出现胆囊结石;湿热蕴积流注下焦,出现肾结石,虽结石部位不同,但均为湿热蕴积所致,故治疗均以清热利湿、化瘀通淋为主。治疗后,患者症状缓解,复查B超示肾结石缩小(从8mm缩小至5mm),胆囊结石未见增多增大,考虑结石部位多,未行手术。近年来右上腹胀痛明显,进食油腻后更甚,再次求诊。复查B超示双肾结石(左6.8mm,右1.06mm)、胆囊结石

(7~8mm)。

诊查:右上腹轻压痛,肾区叩击痛,舌质红,苔黄腻,脉弦细。

西医诊断:胆囊结石,肾结石。

中医诊断:胆胀,石淋(气积、湿积、瘀积化热)。

辨证分析:湿热蕴结,积瘀成石,结于胆腑与肾脏。

治则:清热化湿,化瘀通淋,予三金汤合五积方加减。

处方:金钱草30g,海金沙30g,石韦15g,鸡内金12g,蒲公英30g,虎杖根30g,郁金12g,延胡索30g,石见穿30g,薏苡仁30g,茯苓30g,蔻仁15g,制半夏12g,川朴12g,枳壳12g,莱菔子30g,白芍15g,柴胡12g,7剂。

二诊:患者右上腹胀痛明显好转,舌红,苔厚腻,继前治疗,再予中药14剂,排出较多结石,病情缓解。再以上方加减治疗2月余,复查B超示胆囊结石和肾结石均减少。

评析:潘教授认为患者为湿热易滞之体,湿热蕴积肝胆,出现胆囊结石;湿热流注下焦,出现肾结石,虽结石部位不同,但均为湿热蕴积所致,可从积论治,故治疗均以清热化湿、化瘀通淋为主,药用金钱草、海金沙、蒲公英、石韦清热利湿排石,鸡内金、石见穿消积化石,虎杖根、郁金、延胡索疏肝活血,蔻仁、制半夏、川朴、枳壳、莱菔子等利气,气行则血活湿去。此类患者最易产生结石,故饮食宜清淡,以减少湿热内积,蕴酿成石,平素可间断服用清热利湿的中药,以防复发。

案十二:胸腔积液(饮积)

患者陈某某,女,25岁。初诊时间:2008年11月22日。

主诉:右侧胸腔积液半年余。

现病史:患者从半年多前起,在无明显诱因下出现胸闷、气急,无发热、咳嗽、胸痛、关节痛、消瘦、盗汗等症状,经当地医院检查发现右侧胸腔有大量积液,需每月抽胸水一次(胸水为粉红色)才能缓解症状。曾在北京、上海等各大医院就诊,但疗效欠佳。现为中医治疗而就诊。

诊查:舌红,苔厚腻,脉细。

中医诊断:悬饮(饮积内停)。

西医诊断:右侧胸腔积液。

辨证分析:水饮内停,积与胸胁,发为悬饮;舌红,苔厚腻,脉细,为水

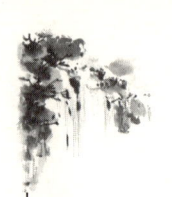

饮内停之征象,兼有化热。

治则:泻水去饮,兼以清热,予己椒苈黄汤加减。

处方:防己15g,葶苈子27g,黄芪15g,椒目10g,胆南星12g,猪苓15g,杏仁12g,生大黄15g,桃仁12g,莱菔子30g,地骷髅30g,大腹皮9g,苍术15g,蔻仁15g,川朴15g,黄芩30g,黄连9g,14剂。

医嘱:注意休息,忌辛辣发物。

二诊:患者服用中药后,胸水无明显增加,舌脉如前,继续予原方14剂。

三诊:患者无明显胸闷、气急,复查B超示胸水减少,舌红,苔白薄,脉细,悬饮病情好转,热象已减,故原方中葶苈子减至12g,生大黄减至9g,去黄芩、黄连,再予14剂巩固治疗。

以后再以上方加减治疗半年余,胸水未明显增加,病情稳定。

评析:本例患者为悬饮(饮积),病因不明,十分少见,潘教授予己椒苈黄汤加减治疗,临床疗效明显。方以己椒苈黄汤为基础,加猪苓、莱菔子、地骷髅、大腹皮泻水气,黄连、黄芩去郁热,证药相吻,故疗效明显。潘教授认为,葶苈子泻水效佳,其量可用至30g,且无明显的毒副作用。

案十三:宫颈癌(癌积)放疗后水肿

患者郑某某,女,65岁。初诊时间:2010年12月1日。

主诉:宫颈癌放疗后下肢水肿1月余。

现病史:患者3个月前发现宫颈癌,病理诊断为中分化鳞癌,无法用手术治疗,故予以放疗(6000cGy)。放疗后病情有所控制,但逐渐出现双下肢水肿,经用利尿剂后稍有好转,为求中医治疗而就诊。

诊查:双下肢水肿明显,肤色尚正常,小便正常,大便偏干,舌红,舌中苔少,脉细涩。

西医诊断:宫颈癌放疗后双下肢水肿。

中医诊断:水肿(热毒伤阴,瘀积化水)。

辨证分析:放疗为热毒,易伤阴成瘀,瘀积则化水,故致双下肢水肿;舌红,舌中苔少,脉细涩,为热毒伤阴成瘀之征象。

治则:清热养阴,化瘀利水,予五积方合猪苓汤加减。

处方:忍冬藤30g,蒲公英30g,生地黄15g,玄参12g,川芎15g,益母草30g,虎杖根30g,泽兰12g,王不留行12g,莪术12g,葛根30g,猪苓30g,茯苓皮30g,川牛膝12g,生山楂30g,赤芍12g,14剂。

医嘱:注意休息,忌辛辣油腻之物。

二诊:患者下肢水肿已消退一半,口干便闭,舌红,少苔,脉细,考虑为阴分亏虚,故原方加麦冬、天冬、制大黄各12g养阴通便,再予7剂。

三诊:患者下肢水肿基本消退,大便通畅,病情好转,为防复发,在上述方剂去大黄,隔天服用,巩固治疗。

评析:现代医学认为,放疗后容易导致局部血管及淋巴管损伤,引起血液、淋巴液回流障碍,从而引起局部组织水肿。中医认为,放疗为热毒之物,易伤阴成瘀,瘀积化水,故治疗当以清热养阴、化瘀利水为本,方中忍冬藤、蒲公英、生地黄、玄参清热养阴,川芎、王不留行、莪术、赤芍、葛根活血化瘀,益母草、虎杖根、泽兰、川牛膝化瘀兼具利水作用,猪苓、茯苓皮利水消肿,药证相扣,疗效明显。

案十四:消渴证

患者应某某,女,48岁。初诊时间:2008年11月2日。

主诉:口干多饮3个月。

现病史:患者于3个月前因工作压力导致情绪不稳,眠差多梦,口干口苦,多饮多尿,右胁隐痛,求中医治疗。门诊查空腹血糖8.7mmol/L,餐后血糖13.7mmol/L。有胆囊炎、胆石症病史。

诊查:体形肥胖,口唇瘀紫,舌质偏红,舌苔薄黄稍腻,舌下络脉紫暗,脉弦细略数。

西医诊断:糖尿病。

中医诊断:消渴证(气积、瘀积,兼有燥热)。

辨证分析:患者情志不畅致肝气郁结,气滞血瘀,不通则痛,故右胁隐痛;肝郁生热,耗津灼液,燥热内生,津液失布,故口干口苦、多饮多尿;口唇瘀紫,舌下络脉紫暗,为瘀积之征;肝郁脾困湿滞,故舌苔稍腻。

治则:疏肝活血,清热润燥,予五积方加减。

处方:郁金9g,川芎9g,当归9g,红花9g,赤芍9g,虎杖根30g,决明子30g,桑葚子30g,金钱草30g,猪苓30g,玉米须30g,黄芪9g,生麦芽30g,

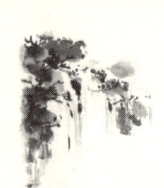

莱菔子30g,地骨髓30g,7剂。

二诊:复查空腹血糖6.2mmol/L,餐后血糖9.1mmol/L。患者胁痛、多尿症状好转,但仍有口苦口渴,说明中焦燥热未清,原方中去决明子、生麦芽、金钱草,加焦栀子9g、知母9g清热,再服7剂。

三诊:复查餐后血糖5.3mmol/L,尿糖阴性。患者口苦口渴消失,睡眠欠佳,舌质红,舌苔薄黄,脉弦细,上方加入代代花9g、茯苓15g、柏子仁12g疏肝安神,改善睡眠,再服7剂。

评析:患者情志不畅导致肝气郁结,发为气积、瘀积;肝郁生热,耗津灼液,燥热内生,津液失布,乃为消渴。治疗当以疏肝活血,调畅气血为主,兼以清热润燥,方中用郁金、川芎、当归、红花、赤芍等疏肝活血,虎杖根、知母、猪苓、玉米须、焦栀子、桑葚子等清热润燥利湿,佐以黄芪实脾,莱菔子、地骨髓消导。潘智敏教授认为消渴证虽以阴虚为本,但疾病初期燥热亢盛,阴虚未甚,治疗当以清疏为主,养阴为辅。

案十五:湿积

患者李某某,男,35岁。初诊时间:2012年5月28日。

主诉:头晕乏力、纳差便溏1月余。

现病史:头晕乏力,纳谷不馨,时有反酸,口苦不爽,大便偏烂。前医诊为虚证,投以温阳补气之剂不起。

诊查:舌红,舌苔黄腻,脉弦。

西医诊断:消化不良。

中医诊断:湿积(湿困脾胃)。

辨证分析:时值夏季,湿阻中焦,脾胃失运,故纳差便溏;湿郁化热,加之温补,故口苦,舌红苔黄腻。

治则:清热化湿,予中药7剂。

处方:黄连6g,吴茱萸2g,炒薏苡仁30g,茯苓12g,炒扁豆衣9g,制半夏12g,鸡内金9g,川朴12g,枳壳12g,王不留行12g,郁金12g,莱菔子30g,谷芽30g,浙贝母12g,鸡血藤12g,绞股蓝15g。

二诊:药后患者头晕乏力好转,神清气爽,胃纳增加,大便成形,但晨起口苦,舌红苔薄黄腻,上方去鸡血藤、绞股蓝,加黄芩15g、蒲公英30g、夏枯草9g加强清热之力,再服7剂。

三诊：患者诸症基本消失。

评析：患者有头晕乏力、纳差便溏，似为虚证，但其舌红，苔黄腻，结合发病季节，当为湿困脾胃化热。此时应舍症从舌，投以化湿清热之剂，药用黄连、黄芩、蒲公英等清热，薏苡仁、茯苓、扁豆衣、半夏、鸡内金等淡渗利湿，莱菔子、川朴、枳壳理气化湿，佐以绞股蓝、鸡血藤清补养气阴；湿积易致血脉不畅，故加王不留行、郁金理气畅血。

（袁国荣整理）

附：历代医家对积证的论述

历代医家对积证均有所论述及发挥，综述如下。

1.《黄帝内经》对积证的论述

《黄帝内经》首创"积证"之名，并对积证的病因作了详细的阐述，认为积证首先是因为人体正气亏虚，外邪入侵，稽留不去，息而成积，如《灵枢·百病始生第六十六》曰："是故虚邪之中人也，始于皮肤，皮肤缓则腠理开，开则邪从毛发入，入则抵深，深则毛发立，毛发立则淅然，故皮肤痛；留而不去，则传舍于络脉，在络之时，痛于肌肉，其痛之时息，大经乃代；留而不去，传舍于经，在经之时，洒淅喜惊；留而不去，传舍于输，在输之时，六经不通，四肢则肢节痛，腰脊乃强；留而不去，传舍于伏冲之脉，在伏冲之时，体重身痛；留而不去，传舍于肠胃，在肠胃之时，贲响腹胀，多寒则肠鸣飧泄，食不化，多热则溏出糜；留而不去，传舍于肠胃之外，募原之间，留著于脉，稽留而不去，息而成积。或著孙脉，或著络脉，或著经脉，或著输脉，或著于伏冲之脉，或著于膂筋，或著于肠胃之募原，上连于缓筋，邪气淫泆，不可胜论。"

其次，积证也可因寒邪凝滞、饮食不节、用力过劳、情志内伤等导致血瘀（凝血蕴里）、气滞（温气不行）、痰湿（津液涩渗）著而不去而成，如《灵枢·百病始生第六十六》谓："黄帝曰：积之始生，至其已成，奈何？岐伯曰：积之始生，得寒乃生，厥乃成积也。黄帝曰：其成积奈何？岐伯曰：厥气生足悗，悗生胫寒，胫寒则血脉凝涩，血脉凝涩则寒气上入于肠胃，

入于肠胃则䐜胀,䐜胀则肠外之汁沫迫聚不得散,日以成积。卒然多食饮,则肠满,起居不节,用力过度,则络脉伤。阳络伤则血外溢,血外溢则衄血;阴络伤则血内溢,血内溢则后血;肠胃之络伤,则血溢于肠外,肠外有寒,汁沫与血相搏,则并合凝聚不得散,而积成矣。卒然外中于寒,若内伤于忧怒,则气上逆,气上逆则六输不通,温气不行,凝血蕴里而不散,津液涩渗,著而不去,而积皆成矣。"

《黄帝内经》对积证还提出了治疗原则,如《素问·六元正纪大论》认为"大积大聚,其可犯也,衰其大半而止,过者死",但未出具体的方剂。

2.《难经》对积证的论述

《难经·五十五难》提出了积证的病因、病机、临床特征以及其与聚证的区别等,如《难经·五十五难》曰:"病有积有聚,何以别之?然,积者,阴气也。聚者,阳气也。故阴沉而伏,阳浮而动,气之所积名曰积,气之所聚名曰聚。故积者,五脏所生;聚者,六腑所成也。积者阴气也,其始发有常处,其痛不离其部,上下有所终始,左右有所穷处。聚者阳气也,其始发无根本,上下无所留止,其痛无常处,谓之聚。故以是别知积聚也。"从以上条文可以看出,《难经》认为积证为阴气所积而成,而阴气的实质是各种原因导致五脏功能失调,气血不畅,气、血、痰、食等郁滞不去而成的产物。而后《难经·五十六难》提出了五积说:"肝之积名曰肥气,心之积名曰伏梁,脾之积名曰痞气,肺之积名曰息贲,肾之积名曰贲豚。"根据其描述的五积症状,五积之证多属肿瘤的范畴。《难经》还提出了留结为积的理论,认为积证是气、血等停留、结滞而成。

3.《神农本草经》对积证的论述

《神农本草经》成书于东汉,其总结了东汉以前中药治疗疾病的经验和成就。该书记载了365味中药,并详细论述了每味中药的性味及主治,同时将中药分为上、中、下三品。书中记载的许多中药可治疗积证,其主要用于瘀积、食积、水积、毒积等多个方面,且至今仍在临床上应用。书中所描述的症瘕、积聚、恶疮、恶肉、瘿瘤等疾病,与现代的肿瘤十分相似。《神农本草经》称症瘕积聚为"大病之主",并提出了积证的用药原则,如"下药一百二十五种为佐使,主治病以应地,多毒,不可久服,欲除寒热邪气破积聚愈疾者,本下经";"若用毒药疗病,先起如黍粟,病去即止,不去倍之,不去十之,取去为度",明确提出治积之药多有毒或偏性,应以"中病即止"为原则。

《神农本草经》记载的治疗症瘕积聚的上、中品药物有矾石、朴硝、禹余粮、干地黄、卷柏、肉苁蓉、丹参、龟甲、阳起石、苦参、柴胡、当归、麻黄、芍药、玄参、贝母、紫参、地榆、海藻、牡丹皮、积雪草、蜀羊泉、桑白皮、凌霄花、桃仁、荆芥、鹿茸、鳖甲、乌贼骨等,下品药物有附子、乌头、大黄、葶苈子、蛇含草、蜀漆、甘遂、大戟、白头翁、连翘、蚤休、夏枯草、巴豆、斑蝥、蜈蚣、水蛭、地鳖虫等。

上述药物大多具有活血化瘀、清热解毒、软坚散结、攻下逐水、以毒攻毒等作用,与现代中医治疗肿瘤的药物十分吻合。同时可以看出古代治疗积证很少使用补法。

4.《伤寒杂病论》对积证的论述

张仲景的《伤寒杂病论》继承了《黄帝内经》及《难经》的积证理论,认为"积者,脏病也,终不移",并对积证提出了具体的治疗方法。该书首次提出攻补兼施治疗积证的方法,其所采用的中药与《神农本草经》所记载的药物十分相似,其方剂有鳖甲煎丸、大黄䗪虫丸、桂枝茯苓丸、下瘀汤等,这些方剂分别具有行气、化瘀、祛痰、利水、攻毒等作用,说明积证有气积、血积、痰积、水积、毒积的不同。

《金匮要略·疟病脉证并治第四》曰:"病疟,以月一日发,当以十五日愈,设不差,当月尽解;如其不差,当云何?师曰:'此结为症瘕,名曰疟母,急治之,宜鳖甲煎丸。'"

鳖甲煎丸的作用是寒热并用,攻补兼施,行气化瘀,除痰消症。其中鳖甲为君化症块,除寒热,佐以射干、桃仁、牡丹皮、芍药、紫葳、硝黄祛瘀通滞,鼠妇、䗪虫、蜂房、蜣螂等虫类药攻毒祛积,石韦、葶苈子、瞿麦通利水道,柴、桂、夏、朴、芩、姜理气机、调寒热,再以人参、阿胶补气血。此方的特点是:①首创攻补兼施治疗积证;②治疗积证施以丸药,说明积证宜缓消渐杜,不能一日而功;③首次使用虫类药攻毒消积治疗积证;④积证可因气、血、水、痰、毒等多种因素积聚而成。此方是后世治疗积证,尤其是肿瘤的祖方。

《金匮要略·血痹虚劳病脉证并治第六》曰:"五劳虚极羸瘦,腹满不能饮食,食伤、忧伤、饮伤、房室伤、饥伤、劳伤、经络营卫气伤,内有干血,肌肤甲错,两目黯黑。缓中补虚,大黄䗪虫丸主之。"

大黄䗪虫丸可以治疗以瘀积为主的积证,是治疗虚证瘀积的祖方,其中大黄、桃仁、䗪虫、虻虫、水蛭、蛴螬、干漆等活血化瘀,芍药、地黄养血补血,甘草、白蜜益气补中。此方的特点是:①首创补虚化瘀之法;②补虚化瘀共用,补虚而不留瘀,化瘀而不伤正;③使用虫类药化瘀积。

《金匮要略·妇人妊娠病脉证并治第二十》曰:"妇人宿有癥病,经断未及三月……所以血不止者,其癥不去故也,当下其癥,桂枝茯苓丸主之。"方中桂枝、芍药、牡丹皮、桃仁化瘀消癥,茯苓化痰利湿。此方的特点是:首创温通化瘀之法,治疗妇科肿瘤。

综观《伤寒杂病论》治疗积证的用药,无出《神农本草经》之右,但有法有方,为后世治疗积证提供了宝贵的经验。

5.《中藏经》对积证的论述

华佗在《中藏经》中的理论并非完全传承于《黄帝内经》及《难经》,其论述别具一格,与上述两书完全不同。唐《千金要方》已有引用《中藏经》的条文,故其成书时间应为唐之前。《中藏经》是一部具有较大研究价值的中医经典著作,其对积证的论述也有较大特色。

(1) 认为积证是五脏六腑真气失而邪气并,气血熏搏,交合而成。如《中藏经·积聚癥瘕杂虫论第十八》曰:"积聚癥瘕杂虫者,皆五脏六腑真气失而邪气并,遂乃生焉。久之不除也,或积或聚,或癥或瘕,或变为虫,其状各异……盖因内外相感,真邪相犯,气血熏搏,交合而成也。"

(2) 首次提出积证(肿瘤)的形成与五脏六腑畜毒不流密切相关。如《中藏经·论痈疽疮肿第四十一》曰:"夫痈疽疮肿之所作也,皆五脏六腑,畜毒不流则生矣,非独因荣卫壅塞而发者也。"

(3) 书中治疗积证的药物多取自《神农本草经》,说明作者撰书时可能参考了《神农本草经》。

6. 《诸病源候论》对积证的论述

巢元方《诸病源候论》总结了隋代以前的中医药学成就,是一部中医病因病理学专门著作,其对积证的论述继承了《黄帝内经》及《难经》的相关理论,但有所发挥。

6.1 强调虚劳之人易患积证

《诸病源候论》认为:"虚劳之人,阴阳伤损,血气凝涩,不能宣通经络,故积聚于内也。""虚劳之人,脾胃气弱,不能克消水谷,复为寒冷所乘,故结成此病也。"

6.2 论述了积证的病因病机

《诸病源候论》认为积证是机体阴阳不和,腑脏虚弱,邪留脏腑,留滞不去,缓慢而成,如:"积聚者,由阴阳不和,腑脏虚弱,受于风邪,搏于腑脏之气所为也……诸脏受邪,初未能为积聚,留滞不去,乃成积聚。"

7. 《千金要方》对积证的论述

孙思邈《千金要方》成书于唐代,是一部具有重要医学价值的巨著,其记载了5300余首方剂,其中有许多来源于陈延之的《小品方》。《千金要方》不同于《伤寒杂病论》,看似药多方杂,但临床疗效明显,其中也记载了许多治疗积证的方剂,值得进一步研究。

7.1 记载了治疗积证的方剂

《千金要方》记载治疗积证的方剂有44首,其特点如下:①治积方剂多用丸剂,如五石乌头丸、乌头丸、恒山丸、蜥蜴丸、小狼毒丸、大五明狼毒丸等,提示治疗积证当缓缓图之;②治积方剂中的药物多出自《神农本草经》;③治积方剂的药物组成多达30味以上,看似庞杂,实为杂而不乱,多为消补并用,寒温同处,与病因复杂的积证十分合拍;④治积方剂广泛使用虫类药物,如蜥蜴丸、太一神明陷冰丸等;⑤治积方剂中的药物剂量轻重悬殊,可多达数两,也可少则一二分,值得仔细揣摩玩味;⑥许多方剂的组成原则与《伤寒杂病论》明显不同,可能来自《小品方》。由于《小品方》原书失传,故后世医家组方多遵仲景之法,因此《千

金要方》中的方剂尤其值得研究和临床使用。

7.2 详细论述了积证的脉象

《千金要方》认为积证之脉首为细涩脉、细软附骨，如："诸积大法，脉来细软附骨者为积也。寸口结者，积在胸中。微出寸口，积在喉中。关上结者，积在脐旁。微下关者，积在小腹。尺中结，积在气冲。上关上，积在心下。脉出在左，积在左。脉出在右，积在右。脉两出，积在中央，各以其部处之。寸口沉而横者，胁下及腹中有横积痛。脉弦，腹中急痛，腰背痛相引，腹中有寒疝瘕。"其次，积证之脉也可见弦紧或洪实滑脉，如"症瘕积聚之脉，状皆弦紧"；"偏得洪实而滑亦为积，弦紧亦为积"。

7.3 详细论述了气积的分类及治疗

《千金要方》首次详细论述了气积的分类，并记载了治疗气积的方剂达51首，如七气丸方、七气丸、七气汤、五膈丸等。《千金要方》认为气积是积证的重要病因之一，可分七种，如："七气者，寒气、热气、怒气、恚气、忧气、喜气、愁气。此之为病，皆生积聚。"

其治疗气积的代表方是七气方，方药的组成更是别具一格，如"大黄二两半，人参、半夏、吴茱萸、柴胡、干姜、细辛、桔梗、菖蒲各二分，茯苓、川芎、甘草、石膏、桃仁、蜀椒各三分"，与后世治疗气积之法完全不同。观其方药，重治积，轻治气，实为高明。

8．《太平圣惠方》对积证的论述

《太平圣惠方》是宋代官方组织编写的方书，经过近200年间的反复修订，其记载的方剂多实用而有效。

8.1 五积散治疗风、寒、痰、气、血内外相感之积证

五积散的方药组成包括白芷、川芎、炙甘草、茯苓、当归、肉桂、芍药、半夏、陈皮、枳壳、麻黄、苍术、干姜、桔梗、厚朴，主要作用是"调中顺气，除风冷，化痰饮。治脾胃宿冷，腹胁胀痛，胸膈停痰，呕逆恶心，或外感风寒，内伤外冷，心腹痞闷，头目昏痛，肩背拘急，肢体怠惰，寒热往来，饮食不进，及妇人血气不调，心腹撮痛，经候不调，或闭不通"。

8.2 善用莪术、三棱治疗各种积证

《太平圣惠方》广泛采用莪术、三棱治疗各种积证，如寒积、气积、食

积、血积、痰积、酒积、饮积等。据统计，书中记载了莪术、三棱联用的治积方剂12首，如安息香圆、膈气散、丁香圆、小理中圆、连翘圆等；单用莪术的方剂9首，如小七香圆、木香饼子、木香分气圆等；单用三棱的方剂5首，如和胃圆、积气圆、三棱煎圆等。在上述26首方剂中，用到莪术的方剂达21首，可见莪术是宋代治疗各种积证的要药，而且多与三棱联用。从方剂治疗的主证看，莪术、三棱不仅可用于血积，也可用于气积、食积、痰积、酒积、饮积等多种积证，值得借鉴。

9.《儒门事亲》对积证的论述

张子和《儒门事亲》开了攻邪存正之先河，其对积证的论述亦别具一格。

9.1 治疗积证从郁断

张子和治疗积证另辟蹊径，认为治疗积证当从郁断，可尊《黄帝内经》"木郁则达之，火郁则发之，土郁则夺之，金郁则泄之，水郁则折之"之法治疗。张子和主张治疗积证当先予攻下，再予养正，并总结了治疗九积的常用药物，如食积常用大黄、牵牛、礞石、巴豆，酒积常用葛根、麦麸、甘遂、牵牛，气积常用木香、槟榔、枳壳、牵牛，涎积常用朱砂、腻粉、瓜蒂、甘遂，痰积常用半夏、南星、瓜蒂、藜芦，癖积常用三棱、广茂、甘遂、蝎梢，水积常用郁李、商陆、甘遂、芫花，血积常用桃仁、地榆、虻虫、水蛭，肉积常用腻粉、白丁香、硇砂、信石。

9.2 积证可分为内积与外积

《儒门事亲》首次将积证分为内积和外积两种，内积是指积于体内，无法从体表觉察者，如伤冷酒、茶癖、腹胀水气、胸膈不利、积块、伏瘕、停饮、积气等；外积是指可从体表觉察者，如瘤、胶瘤、瘿等。

10．李东垣对积证的论述

李东垣为金元四大家之一，也是补土派的代表人物，其从脾胃角度阐述积证的病因和治疗独树一帜，其学术思想主要体现在《脾胃论》《兰室秘藏》《内外伤辨惑论》之中。

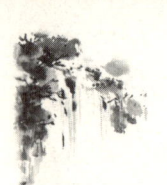

10.1 强调脾胃损伤是形成积证的重要因素

李东垣认为饮食、劳倦是脾胃损伤的两大原因,而脾胃损伤可导致各种疾病的发生,如"脾胃之气即伤,而元气亦不能充,而诸病之由生也";"胃虚则五脏、六腑、十二经、十五络、四肢皆不得营运之气,而百病生焉",并认为积证的形成与脾胃虚弱密切相关。

10.2 治疗食积,消补并用

李东垣治疗脾胃损伤之食积常用补中消积之法,如槟榔丸、扶脾丸、木香干姜枳术丸等,标本兼治,实为经验之谈。

11.《丹溪心法》对积证的论述

朱丹溪为滋阴派的创始人,《丹溪心法》为其门人总结老师的学术思想和临床经验所著,其书切合临床实际,创制了许多名方,如越鞠丸、大补阴丸、保和丸、二妙散、左金丸等,至今仍为临床所常用。其为积证的治疗提供了许多有效的方剂,并发展了气、血、痰、食、郁五积学说,对后世影响很大。

11.1 阐郁积,创越鞠

朱丹溪认为万病始于郁,如"气血冲和,万病不生,一有怫郁,诸病生焉。故人身诸病,多生于郁",并认为郁者,结聚而不得发越,积之始也。

朱丹溪将郁积之证分为六郁,即气郁、湿郁、痰郁、热郁、血郁、食郁,并阐述了六郁的症状和不同的用药。如气郁用香附、苍术、川芎,湿郁用白芷、苍术、川芎、茯苓,痰郁用海石、香附、南星、瓜蒌,热郁用栀子、青黛、香附、苍术、川芎,血郁用桃仁、红花、青黛、川芎、香附,食郁用苍术、香附、山楂、神曲。朱丹溪根据上述临床用药经验创制了著名的越鞠丸(由香附、苍术、川芎、栀子、神曲组成),用于治疗各种郁积之证,经后世临床验证,疗效显著。

11.2 阐述了积证之因和常用方药

朱丹溪认为积证由痰积、食积、血积而成,如"气不能作块成聚,块乃有形之物也,痰与食积、死血而成也"。

朱丹溪认为治疗积证应消补共用,不可用下药,如"凡积病不可用下药,徒损真气,病亦不去,当用消积药,使之融化,则根除矣"。常用海石、三棱、莪术、桃仁、红花、五灵脂、香附、石碱、瓦楞子、阿魏等药治疗积证。

11.3 首创保和丸治疗食积

朱丹溪首创保和丸治疗一切食积,保和丸由山楂、神曲、半夏、陈皮、茯苓、莱菔子、连翘组成,此方一出,成为后世治疗食积的代表方。食积伤脾,必生痰湿,故用二陈燥湿化痰、健运脾胃,山楂、神曲、莱菔子消各种食积,连翘清郁热。该方构思精巧,临床疗效明显,堪称治疗食积的祖方。

11.4 发展了痰积学说

朱丹溪创立了百病兼痰学说,为治疗内科杂证开辟了新的思路;同时阐述和发展了痰积学说,如"痰之为物,随气升降,无处不到";"百病中多有兼痰者,世所不知也",说明痰是许多疾病发生的关键因素之一。

朱丹溪认为痰积也是形成积证的重要因素,如"凡人身上中下有块者,多是痰"、"痰夹瘀血,遂成窠囊"、"凡人身中有结核,不痛不红,不作脓者,皆痰注也",并认为治痰之法应以实脾土、燥脾湿为原则,以二陈汤为基础加减,如"湿痰,用苍术、白术;热痰,用青黛、黄连、黄芩;食积痰,用神曲、麦芽、山楂;风痰,用胆南星;老痰,用海石、瓜蒌、香附、五倍子"。

11.5 五积丸治疗小儿诸般疳积

朱丹溪研制的五积丸可用于治疳积,其方剂的组成包括黄连、陈皮、青皮、山楂、黑丑、巴豆霜,方名"五积",实治疳积。

12.《景岳全书》对积证的论述

张景岳为明代著名医家,其著的《景岳全书》既总结前贤,又有自己独到的见解,对临床指导价值较大,其对积证的研究也有所发挥。

12.1 肾气亏虚,多有积证

张景岳首次提出积证与肾气亏虚密切相关,如:"凡脾肾不足及虚弱失调之人,多有积聚之病。盖脾虚则中焦不运,肾虚则下焦不化,正气不行,则邪滞得以居之。"其治疗积证时也十分强调补脾肾,如:"凡虚在脾胃者,宜五味异功散……虚在肝肾者,宜理阴煎、肾气丸、暖肝煎之类酌而用之。此所谓养正积自除也。"

12.2 治积之法,攻消散补

张景岳认为治积之法不外攻、消、散、补四法,并提出了攻补之宜之法,如:"治积之要,在知攻补之宜,而攻补之宜,当于孰缓孰急中辨之。凡积聚未久而元气未损者,治不宜缓,盖缓之则养成其势,反以难制,此其所急在积,速攻可也。若积聚渐久,元气日虚,此而攻之,则积气本远,攻不易及,胃气切近,先受其伤,愈攻愈虚,则不死于积而死于攻矣。此其所重在命,不在乎病,所当察也。"

对于不堪攻补者,可专以调理脾胃为主,也实为经验之谈,如:"发积痞势缓而攻补俱有未便者,当专以调理脾胃为主。"

13.《医宗必读》对积证的论述

明代李中梓《医宗必读》"脾肾为先、后天之本"的论述为后世医家所称道,书中许多观点十分精辟,其对积证治疗的观点也常被医家引用。

13.1 认为积证是正气不足、邪气积聚所成

李中梓认为正气不足是形成积证的基础,而病邪积聚是形成积证的必要条件,如"积之成也,正气不足,而后邪气踞之"。

13.2 最早提出积证治疗当分初、中、末三期

李中梓认为积证当分三期治疗,如:"正气与邪气,势不两立,若低昂然,一胜一负。邪气日昌,正气日削,不攻去之,丧亡从及矣。然攻之太急,正气转伤,初、中、末之三法,不可不讲也。初者,病邪初起,正气尚强,邪气尚浅,则任受攻;中者,受病渐久,邪气较深,正气较弱,任受且攻且补;末者,病魔经久,邪气侵凌,正气消残,则任受补。盖积之为义,日积月累,匪朝伊夕,所以去之,亦当有渐,太亟则伤正气,正伤则不能运化,而邪反固矣。"上述治疗观点,至今仍有一定的参考价值。

13.3 创制了阴阳攻积丸治疗积证

李中梓创制的阴阳攻积丸可治五积、六聚、七症、八症、痃癖、虫积、痰食,不问阴阳皆效。其方剂的组成包括吴茱萸、干姜、官桂、川乌、黄连、半夏、橘红、茯苓、槟榔、厚朴、枳实、石菖蒲、延胡索、人参、沉香、琥珀、桔梗、巴霜、皂角。该方具有理气活血、化痰软坚、祛寒攻毒之功效,并佐以人参补虚,以防攻积伤正。李中梓反复强调该方的用法需攻补结

合,治疗过程中十分重视正气,实为经验之谈,如:"余尝制阴阳二积之剂,药品稍峻,用之有度,补中数日,然后攻伐,不问其积去多少,又与补中,待其神壮,则复攻之,屡攻屡补,以平为期。此余独得之诀,百发百中者也。经曰:大积大聚,其可犯也,衰其半而已。故去积及半,纯与甘温调养,使脾土健运,则破残之余积,不攻自走。"

13.4 列举了治疗16积的常用药物

李中梓列举了治疗16积的常用药物,并将各积用药分为轻、重两个层次。

气积:轻者,木香、枳壳、厚朴、橘红;甚者,枳实、牵牛。

血积:轻者,干漆、桃仁、红花、牡丹皮、归尾、赤芍;甚者,大黄、䗪虫、水蛭、穿山甲、花蕊石。

痰积:轻者,半夏、瓜蒌;甚者,滚痰丸;老痰,海石、瓦楞子;痰在皮里膜外,白芥子。

谷积:轻者,麦芽、谷芽、神曲、砂仁;甚者,鸡内金。

14. 《医林改错》对积证的论述

综观清代医家,对积证的论述多以综述前人的学说为主,鲜有独具个性的阐述,唯有王清任《医林改错》对瘀积有详述,并创制了许多行之有效的方剂,对后世治疗瘀积有很大的指导价值。

14.1 治瘀积,重气血

王清任治疗瘀积之证,首先从气血理论着手,认为气血为人体最重要的生命物质,诊治疾病首当辨清气血虚实,如《气血合脉说》云:"治病之要诀,在明白气血,无论外感内伤,要知初病伤人何物,不能伤腑脏,不能伤筋骨,不能伤皮肉,所伤者无非气血。"根据气血理论,王清任还创制了气虚血瘀的经典方补阳还五汤和气滞血瘀的经典方血府逐瘀汤,为中医瘀积学说作出了很大的贡献。

14.2 补气活血治瘀积

王清任认为气虚必有血瘀,即气虚血瘀,如《论抽风不是风》曰:"元气既虚,必不能达于血管,血管无气,必停留而瘀。"王清任在治疗中十分重视补气活血,正如其所说:"周身之气通而无阻,血活而不瘀,气通血

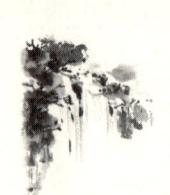

活,何患疾病不除。"(《黄芪赤风汤》)若单用活血药,只能"气愈耗而血愈枯"。在上述理论指导下,王清任明确提出了在大补元气的基础上佐以活血化瘀之法,由此创立的补阳还五汤、急救回阳汤、止泻调中汤、助阳止痒汤、黄芪桃仁汤、黄芪赤风散等多首方剂皆以黄芪为主药,佐以活血之品,发展了虚证瘀积的治疗方法和途径。

细观经典方补阳还五汤,方中黄芪用量为四两(120g),而归尾、赤芍、地龙、川芎、桃仁、红花六味药的总量为七钱半(22.5g),还不足黄芪用量的1/5,可见本方的主要旨意在于补气。桃仁、红花皆用一钱(3g),比血府逐瘀汤、膈下逐瘀汤的用量少2/3左右,川芎的用量为一钱(3g),赤芍为一钱半(4.5g),归尾为二钱(6g),说明其目的在于活血。全方以补气为主,辅以活血化瘀,使气足血活。王清任认为:"元气即火,火即元气,此火乃人体生命之源。"他重视元气的重要生理作用,认为元气充实,血脉畅通;元气亏虚,则血无以生、无以行,必导致血干、血瘀之证,这正合《金匮要略》之论:"若五脏元真通畅,人即安和。"方中重用黄芪大补元气,以治其本,并将方名之首冠以"补阳"二字,并认为"元气既虚,必不能达于血管,血管无气,必停留而瘀";方中还配以桃仁、红花等活血之品,兼以治标,这样标本兼治,使气足血行,周流一身,元气畅通。经临床验证,补阳还五汤治疗气虚血瘀的心脑血管疾病疗效明显。

14.3 行气活血,治疗瘀积

王清任认为气滞可致血瘀,血瘀可致气滞,气和血可以互相影响,故活血必兼理气,由此创制了血府逐瘀汤。该汤是典型的行气活血方剂,大多数瘀积之证均可用其治疗,方中用桃仁、红花、当归、川芎、赤芍等活血化瘀,加入调畅气机的枳壳、柴胡、桔梗、牛膝等(如柴胡、桔梗可以升气机,枳壳、牛膝可以降气机,一升一降,气机调和),使化瘀药更易到达作用部位,发挥更大的化瘀作用。经后世临床验证,血府逐瘀汤可以治疗许多系统的血瘀之证,成为治疗瘀积的经典方剂。

王清任还创制了大批活血化瘀方剂,丰富了活血化瘀的临床应用。《医林改错》共载方33首,其中具有活血化瘀作用的有22首之多;其治瘀积的方法可归纳为补气活血法、行气活血法、通窍活血法、温经活血法、祛风除湿活血法、解毒活血法、通腑活血法、化痰解郁活血法、回阳救逆活血法、养阴活血法10种,不愧为治瘀大师。

14.4 血热、血寒均可导致血瘀成积

王清任认为血热、血寒均可导致血瘀成积,如:"气无形不能结块,结块者,必有形之血也。血受寒,则凝结成块,血受热,则煎熬成块,竖血管凝结,则成竖条,横血管凝结,则成横条,横竖血管皆凝结,必接连成片,片凝日久,厚而成块。"其补充了前贤论积多从寒说之不足,并创制了膈下逐瘀汤、少腹逐瘀汤治疗各种积聚之证。

(袁国荣整理)

参考文献

[1] 南京中医学院.黄帝内经灵枢译释[M].上海:上海科学技术出版社,1986

[2] 陈虹,倪泰一.难经[M].重庆:西南师范大学出版社,1994

[3] 杨鹏举.神农本草经校注[M].北京:学苑出版社,1998

[4] 柯雪帆.伤寒论选读[M].上海:上海科学技术出版社,1996

[5] 黄仰模.金匮要略讲义[M].北京:人民卫生出版社,2003

[6] 谭春雨整理.中藏经[M].北京:人民卫生出版社,2007

[7] 巢元方.诸病源候论[M].北京:人民卫生出版社,2009

[8] 孙思邈.备急千金要方[M].太原:山西科学技术出版社,2010

[9] 太平圣惠方[M].北京:人民卫生出版社,2007

[10] 张子和.儒门事亲[M].北京:人民卫生出版社,2005

[11] 李东垣.脾胃论[M].北京:中国中医药出版社,2007

[12] 李东垣.兰室秘藏[M].北京:人民卫生出版社,2005

[13] 李东垣.内外伤辨惑论[M].北京:中国中医药出版社,2007

[14] 朱震亨.丹溪心法[M].北京:人民卫生出版社,2005

[15] 张介宾.景岳全书[M].北京:人民卫生出版社,2007

[16] 李中梓.医宗必读[M].北京:人民卫生出版社,2006

[17] 王清任.医林改错[M].北京:人民卫生出版社,1976

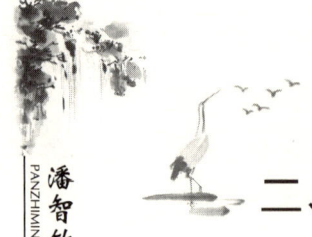

二、潘智敏教授辨治肠梗阻的经验

潘智敏教授在辨治肠梗阻方面有独到的经验，认为肠梗阻可分为痞结、瘀结、疽结三期，其病机为腑气闭绝、气滞血瘀、热毒内结，治疗原则为理气攻下、清热解毒、活血化瘀。治疗的关键在于理气通下，及早使用清热化瘀之品，年老体虚者兼顾扶正。

1. 首重理气攻下

肠梗阻是指肠内容物不能正常运行、顺利通过肠道，是外科常见的急腹症之一，临床表现为腹痛、腹胀、呕吐、肛门排气排便减少或停止。临床上肠梗阻可分为机械性肠梗阻、动力性肠梗阻、血运性肠梗阻、炎症性肠梗阻、粘连性肠梗阻等，西医常采用抗炎、解痉、补液等保守治疗或外科手术，但有时治疗效果欠佳，而中医中药治疗肠梗阻有一定的优势。

肠梗阻属中医腹痛、呕吐、肠结、阳明腑实的范畴。潘智敏教授认为肠梗阻根据中医理论及临床表现可分为痞结、瘀结、疽结三期：早期为痞结，多为肠腑气机不利，滞塞不通，呈现痛、胀、吐、闭四大症状；中期为瘀结，肠腑瘀血阻滞，痛有定处，胀无休止，甚至瘀积成块或血不归经，导致呕血、便血；后期为疽结，气滞血瘀进一步发展，郁久则化热生火，热与瘀血壅积不散，血肉腐败，热毒炽盛，邪实正虚，甚至正不克邪而产生亡阴亡阳之危象。临床上肠梗阻病情复杂，上述三期并不能截然分开，往往相互夹杂，但无论是痞结、瘀结还是疽结，其基本病机均为腑气不通或闭绝。根据上述病机，潘教授认为治疗当首重理气攻下，气畅则不致化热生瘀，通下则不致腑气闭绝，理气和攻下相得益彰。理气可重用川朴、枳壳；攻下可重用大黄、芒硝，尤其是大黄的用量要足，否则难以取效。

2. 早用清热化瘀之品

潘教授认为肠梗阻患者的整个病程均可兼有热邪，而且热邪是导致疾病加重或病情反复的重要因素之一。腑气不通或闭绝最易化热,无论是痞结、瘀结还是疽结,均可郁而化热,故清热解毒为常用的治法。潘教授认为热邪煎熬最易致瘀,热与瘀结可变生败证,故治疗肠梗阻宜及早使用清热解毒之品,以阻截病情向瘀结、疽结阶段发展,这与现代医学使用抗生素治疗肠梗阻十分相合。潘教授常选用蒲公英、红藤、败酱草、黄柏、黄芩等药以解热邪。另外,肠梗阻早期,痞结实为气滞,气滞日久可致血瘀,而瘀结、疽结本有血瘀,瘀阻又是肠梗阻的基本病机之一,故及早使用活血化瘀之品可使热无所依,从而阻截病情向瘀结、疽结阶段发展。综上所述,潘智敏教授认为肠梗阻患者气滞日久,易郁而化热生瘀,热与瘀结,则血肉腐败,耗损正气,产生亡阴亡阳之危象,故应及早使用清热化瘀之品,使热清瘀消,阻截肠梗阻病情的进展、恶化。

3. 治疗原则:理气攻下,清热化瘀

潘智敏教授认为肠梗阻病机为腑气闭绝、气滞血瘀、热毒内结,治疗原则为理气攻下、清热解毒、活血化瘀。另外,老年性肠梗阻的病机以正虚为本,腑气不通为标,临床表现为虚、闭,治疗虽在于解决腑实证,但也需兼顾扶正,扶正攻下,标本兼顾。

潘智敏教授治疗肠梗阻的常用基本方为:生大黄(后下)12～30g,芒硝15～30g,川朴12～30g,枳壳12～30g,蒲公英30g,败酱草15g,桃仁9g,虎杖根30g,杏仁9g,郁金12g,瓜蒌仁30g,炒莱菔子30g,大腹皮12g。

方解:生大黄、芒硝重用为君,攻下去闭;川朴、枳壳重用为臣,理气导滞;蒲公英、败酱草清热解毒,以祛热结;桃仁、虎杖根、郁金活血化瘀,以祛瘀结;更佐杏仁、瓜蒌仁润肠软便去结,炒莱菔子、大腹皮理气消胀。全方共奏理气攻下、清热解毒、活血化瘀之效。

辨证加减:闭积明显时,生大黄的用量可酌情增至90g,或加芦荟1～3g加强攻下;热势重,则加黄芩30g、黄连6～10g、红藤30g等。若为肝胆系统病变导致的肠梗阻,可加金钱草30g、郁金12g等,此为取大柴胡汤之意。老年性肠梗阻多为气虚推动无力或津亏肠燥所致,气虚者病情虚实夹杂,且早期以实证为主,故宜用黄芪,初期剂量宜小,以后可逐渐增大剂量,常用黄芪6～30g、党参6～15g;津伤者可合用增液汤(生地

黄30g,玄参30g,麦冬30g)。

用药要点:①肠梗阻治疗的关键在于理气攻下,理气可重用川朴、枳壳,两药均可用至30g;攻下的关键在于大黄、芒硝的用量,尤其是大黄的用量要足,可用至90g。②攻下的药物既要大胆使用,又要注重个体化,注意中病即止,以防耗正伤津。③老年性肠梗阻可合用增液汤。④肠梗阻日久,热毒内积,耗气伤津,临床虚证明显,表现为大实有羸状,此时不可为虚象所惑,应大胆攻下。⑤部分肠梗阻患者可表现为热结旁流,此时当通因通用,大胆攻下。⑥中药需要一定的作用时间,一般需4～6小时,甚至1～3天才能起效,如病情允许,须耐心等待,而且并非1剂就能起效,有时需2～3剂才能奏效。

现整理潘智敏教授治疗肠梗阻的验案六则,以供同行参考。

案一:肺癌合并肠梗阻

患者孙某某,男,44岁,因左肺腺癌伴肺内转移2个月入院。入院后完善各项检查,符合化疗指征,予健择加顺铂静脉化疗。化疗后10天,患者出现恶心呕吐、腹胀,并逐渐出现腹痛,解少量粪水,诊查示腹隆,肠鸣音亢进,全腹可及压痛,未及反跳痛,舌质红,苔黄厚腻,舌下有瘀筋,脉弦滑。腹部X线片示肠梗阻;肠镜检查示直结肠未见肿瘤病灶;腹部CT示肠梗阻,未见明显腹腔内肿块。

西医诊断:肠梗阻。

中医诊断:腹痛(气滞血瘀热结)。

治则:理气通腑,清热化瘀。

初诊医师拟方:生大黄30g,枳壳12g,厚朴12g,大腹皮12g,莱菔子12g,赤芍12g,丹参15g,红藤30g,甘草6g,3剂。

药后,患者腹痛便秘未缓解,舌质红、苔黄厚腻同前,请潘教授会诊。潘教授认为辨证基本正确,但攻下清热之品力薄,且患者苔黄腻,甘草为壅中之品,应去之,同时增加大黄的剂量。

潘教授拟方:生大黄45g,枳壳21g,厚朴21g,加芒硝21g,蒲公英30g,败酱草30g,金钱草30g,黄芩30g,虎杖30g,地骷髅30g,桃仁12g,赤芍12g,王不留行12g,大腹皮12g,3剂。

二诊:患者排出大量粪水和大便,腹痛、腹胀明显缓解,腹部变平变软,舌质红,苔黄厚腻转为黄薄腻,遂将生大黄减至30g,余药同前,再予3剂,梗阻缓解。

评析:患者的肠梗阻属中医腹痛范畴,气滞血瘀,热积于肠腑,导致腑气闭绝,热结旁流。潘教授认为初诊医师辨证正确,但攻下力薄,并指出,凡苔厚腻者不宜用甘草等壅中之品。潘教授认为攻下之法,用生大黄配芒硝的疗效明显好于单用生大黄,如不应,可增加生大黄的剂量,她曾有用至90g攻下抢救成功的病例,药中病受,未见明显毒副作用;如仍不应,可再加芦荟3g加强攻下。

案二:肺癌骨转移合并麻痹性肠梗阻

患者陈某某,男,80岁,因右肺癌术后4年,突发双下肢无力2天入院。患者4年前体检时发现右上肺占位性病变,予手术切除,术后病理示中分化腺癌,因高龄未行化疗,病情未见复发或转移。2天前突发双下肢无力,不能活动,大小便不利,腹壁皮肤及双下肢感觉消退。入院后诊查示慢性病容,浅表淋巴结未及,心肺无殊,腹软,未及压痛与反跳痛,肠鸣音消失,腹壁及下肢皮肤感觉消失,舌淡胖,苔白腻;MRI检查示肿瘤胸腰椎多发性转移。入院后大便未行已1周,予开塞露、通便灵、番泻叶等药无效,腹部X片示肠腔积气积液明显,考虑为肿瘤胸腰椎转移压迫肠道神经导致的麻痹性肠梗阻(动力性肠梗阻),请潘教授会诊。潘教授认为该患者高龄,本有体虚津亏,突发肿瘤转移,导致麻痹性肠梗阻,四诊合参,治拟增液通腑,理气活血。

拟方:生大黄30g,芒硝21g,川朴21g,枳壳21g,芦荟3g,生地黄30g,玄参15g,天冬30g,决明子30g,瓜蒌仁30g,火麻仁12g,苁蓉12g,知母9g,大腹皮12g,王不留行12g,桃仁12g。

1剂后,患者解出大量积便,予上方去芦荟,继续服用,大便通畅,但停用数天解便停止,须再服上方。之后一直服用中药,大便通畅。

评析:该患者高龄,本有体虚津亏,突发肿瘤转移压迫肠道神经,导致麻痹性肠梗阻。潘教授予以增液通腑,理气活血,以大承气汤合增液汤加减使用,取得明显疗效。另外,该患者结热不显,故未用清热解毒之剂,又因高龄津亏,舌质淡胖,阴阳俱损,故在增液之中佐以苁蓉温润通下增加疗效,可谓画龙点睛。

案三：粘连性肠梗阻

患者潘某某，女，46岁，子宫肌瘤切除加肠粘连松解术术后10天，腹痛1天入院。患者于10天前在本院行子宫肌瘤切除术，术中发现肠粘连明显，同时予以肠粘连松解术，手术顺利，1天前出现腹痛腹胀，肛门排气排便减少。诊查示腹隆，肠鸣音亢进，下腹可及压痛，双下肢不肿，舌质红，苔厚腻，脉弦细。腹部X线检查发现小肠梗阻。

西医诊断：粘连性肠梗阻。

中医诊断：肠结，为气滞血瘀热结所致。

治则：理气通腑，清热活血。

拟方：生大黄（后下）30g，川朴15g，芒硝15g，枳壳15g，蒲公英30g，败酱草15g，桃仁9g，虎杖根30g，杏仁9g，郁金12g，炒莱菔子30g，大腹皮12g，地骷髅30g，3剂。

药后患者大便通畅，腹痛缓解。

评析：本例患者为肠粘连松解术后又出现粘连性肠梗阻，予肠梗阻基本方加减，取得明显疗效。潘教授认为此类患者病情容易反复，长期间歇服用上述方药可明显减少发作次数，减轻发作症状，实为经验之谈。

案四：胃癌术后合并炎症性肠梗阻

患者张某某，男，82岁，因胃癌在某省级医院行全胃切除加横结肠部分切除加右肠造瘘术，术后4天未解大便，咳嗽咳痰，体温升高，B超示腹腔内积液，右侧胸腔少量积液。予禁食、抗感染等治疗，并予大承气汤口服，仍有腹胀，以为术后体虚，予生晒参、黄芪、桂枝等益气温通之品助运，患者即出现痛、胀、吐、闭之肠梗阻征象，请潘教授会诊。诊查发现患者表情极度痛苦，腹部膨隆，疼痛拒按，双下肢明显水肿，舌质红，苔黄厚，脉弦，潘教授认为患者属阳明腑实证（瘀结），治当清热通腑化瘀，阻截病情发展，以防变生为疽结。

拟方：生大黄（后下）30g，芒硝20g，杏仁9g，炒莱菔子30g，蒲公英30g，败酱草15g，大腹皮12g，川朴20g，桃仁9g，虎杖根30g，枳壳20g，郁金12g，芦荟2g，瓜蒌仁30g，决明子30g，3剂。

药后患者排便一次，量多臭秽，身轻气爽。

二诊：患者腹痛腹胀已明显缓解，但下肢尚肿，予原方基础上加天竺黄12g、猪苓30g通利。之后患者大便能解,腹痛腹胀消除,水肿消退,随症加减用药,病情好转出院。

评析:患者年高体虚,手术伤气动血,术后必有气滞血瘀,腑气未复或欠畅,此时治当理气通腑,活血清热,但反予益气助阳之品,已犯虚虚实实之戒,药后助热化火,病情加重,出现肠梗阻症状。潘教授予以清热理气、通腑化瘀之剂,取得明显疗效,可见辨证精确。现代药理实验证实,大黄、芒硝、枳壳、厚朴等药具有促进肠蠕动,促进术后胃肠功能恢复,改善肠道微循环,减轻肠腔的炎症、粘连等作用,再加败酱草、蒲公英、虎杖根三味增强清热解毒之力,这与现代医学治疗炎症性肠梗阻的方法十分相吻。

案五:缺血性肠病合并肠梗阻

患者王某某,女,80岁,6个月前曾因腹痛伴黏液血便入院,肠镜检查示缺血性肠病,1天前因饮食不慎出现持续性下腹部疼痛伴发热(体温38℃)。诊查示腹部膨隆,左腹深压痛,无反跳痛及肌卫,腹部皮肤可见广泛出血斑,肠鸣音亢进,舌质红,苔黄燥,脉滑。有特发性血小板减少性紫癜病史,血常规检查示血小板$24×10^9$/L,腹部X线检查示小肠梗阻。西医诊断为缺血性肠病合并肠梗阻、特发性血小板减少性紫癜,予以解痉,禁食,抗感染,维持水、电解质及酸碱平衡等保守治疗,但疗效欠佳,腹痛、便秘未缓解,故予中药治疗。潘教授认为中医辨证属腹痛,治当清热通腑,活血化瘀,凉血止血。

拟方:生大黄(后下)30g,川朴10g,枳壳10g,红藤15g,败酱草15g,青蒿12g,蒲公英30g,郁金9g,茜草12g,藕节12g,炒黄芩15g,鲜芦根30g,茯苓15g,决明子30g,2剂。

二诊:药后患者腹痛好转,但大便未通,原方中加芒硝20g,生大黄增量至40g,加强攻下。次日患者肛门排气,解便一次,量多色褐,之后大便次数逐渐增多,便质稀,腹痛缓解,欲进食。

评析:患者高龄,为缺血性肠病合并血运性肠梗阻、特发性血小板减少性紫癜,伴有肠道、皮肤出血,治疗十分棘手,治疗不当即现变症。潘教授认为患者虽有攻下指征,但毕竟年老体弱,须先投石问路,暂予生大黄30g攻下;为防出血,加用茜草12g、藕节12g凉血止血。药后腹痛好转,腑气未通,药已中病,二诊加强攻下,加芒硝20g,生大黄增量至40g,药后痛缓便解,病情好转。此案充分体现了潘智敏教授诊治重危患者胆大心细的医学精神。

案六:中风后遗症合并老年性肠梗阻

患者张某某,男,74岁,因中风后遗症入院。入院后大便未解10天,但进食不减,服用番泻叶、灌肠无效。诊查见意识欠清,心肺无殊,腹平软,未及压痛,肠鸣音稍亢进,下肢轻度水肿,舌质红,苔白腻,脉细;X线检查示小肠梗阻。中医辨证属肠结,治以理气通腑,清热化瘀,但考虑到患者年老体虚,攻下剂的量要减少。

拟方:生大黄(后下)15g,川朴21g,芒硝12g,枳壳21g,蒲公英30g,败酱草15g,桃仁9g,虎杖根30g,杏仁9g,郁金12g,瓜蒌仁30g,炒莱菔子30g,大腹皮12g,生地黄30g,3剂。

患者服完3剂后仍未解大便,家属甚为焦急,至傍晚终于解出大量积便,复查X线片提示肠梗阻消失,家属甚欣。

评析:本例年事已高,且形体虚弱,故攻下应适可而止,剂量不宜过大,宜缓缓图之,以防伤正。服用3剂后未见便下,家属焦急,但用药对证,中药起效也须时间,医者和家属均需耐心。潘教授认为对老年体虚弱者须权衡轻重缓急,可用中药口服加灌肠,上下合用;或将中药滴注入肠道,逐渐渗入软化积便,缓缓去除梗阻,既慎亦稳,万不可强攻。

(袁国荣整理)

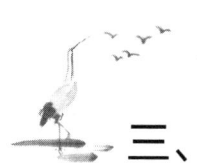

三、潘智敏教授辨治湿证的经验

江浙一带地处江南,为多湿之地,时病或杂病多兼湿邪,潘教授在治疗湿证方面有一定的临床经验,现介绍如下。

1. 湿与湿邪

湿在正常情况下为自然界的六气之一,有滋润万物之功。《素问·五运行大论》中说:"中央生湿,湿生土,土生甘,甘生脾,脾生肉,肉生肺。其在天为湿,在地为土,在体为肉,在气为充,在脏为脾,其性静兼,其德为濡,其用为化,其色为黄,其化为盈,其志为思。思伤脾,怒胜思;湿伤肉,风胜湿;甘伤脾,酸胜甘。"这里指出了在自然界,湿是六气之一,并与人体脏腑、精神情志等密切相关。

若湿气太过,或非其时而有其气,则为湿淫,又称湿邪,致病则为湿病,如《素问·阴阳应象大论》云:"湿盛则濡泻。地之湿气,感则害皮肉筋脉。"《素问·生气通天论》云:"秋伤于湿,上逆而咳。"《素问·至真要大论》云:"诸湿肿满,皆属于脾。诸痉项强,皆属于湿。"《素问·痹论》云:"湿气胜者为著痹也。"之后,各代医家对湿邪致病均有所论述,如医圣张仲景提出了"湿痹"、"历节"、"肾着"、"胃痞"、"下利"、"黄疸"、"黄汗"、"狐惑病"、"浸淫疮"等病名,李东垣有"脾胃内伤,脾虚则湿盛"的论点,元代朱丹溪有"六气之中,湿热为病十居八九"之说。明代张景岳总结了前贤理论,对湿病进行了全面系统的总结和阐述。直到清代,涌现出了如叶天士、薛雪、吴鞠通、王孟英等为代表的温病学家,他们对湿病的研究已非常成熟,他们的经验至今仍有着重要的指导意义。

2. 湿邪的分类

湿邪致病广泛,外可侵袭肌表经络,内可侵袭五脏六腑,因此可分为外湿和内湿两大类。正如陈修园所云:"阴雨湿地,皆从外入,其症头重

腰冷,一身尽重,冷浆瓜果,皆自内得。"

外湿为六淫之一;内湿既是病理产物,又是致病因素。外湿和内湿虽有区别,但两者常相互影响,外湿可渐入于内,内湿亦可浸渍于外。

3. 湿邪的特点

湿邪致病是中医的独特理论,湿为阴邪,易伤阳,阻遏气机,其性重浊,黏腻趋下,最易侵害脾胃,使传化失司、气机逆乱,引起一系列脏腑功能失调;其病病程长,缠绵难愈。总的来说,湿邪的特点可以归纳为易感性与隐匿性、蒙上滞中与趋下性、黏滞重着与多变性、纳垢性与秽浊性、病机的郁滞性和症候的疑似性。

湿之为病常与其他病邪相兼为患,外湿致病常与风寒热相兼,如风湿、寒湿、湿热、暑湿等;内湿致病常与气血痰食相兼,出现气病、水湿、血病、痰湿证、食滞夹湿证等。

4. 辨证用药

经过长期的临床实践,潘教授总结出倦怠、口干或口腻、纳差、大便不爽、舌苔厚腻为湿证的辨证要点,在用药上有以下几个特点:

4.1 主以辛平,温凉互制

外湿侵袭人体引起表证,采用汗法为不二法门。一般来说汗法可分为辛温、辛凉两种,但单用辛温之药容易发汗太过而耗伤阳气,单用辛凉之品又恐其助阴性,然辛温、辛凉并用即可互补。温能通阳,湿得阳而化,佐以辛凉之药以缓其温性,令阳气周遍;辛能发散,可使外邪从汗而解。两辛相加厚其导邪之功,温凉相约增其微汗之力,小发其汗,使湿邪随汗而走。常用药物有大豆卷、苏叶、香薷、薄荷、牛蒡子等。

4.2 用药轻盈灵动,使邪有所出路

湿邪最大的特性就是缠绵黏滞,潘教授临证用药常以轻盈之动药为主,取其灵动、走而不居之意,大多选用有行气作用的药,以药性催动湿邪,使其不再停滞,并为其畅通出路,使邪有所出。具体方法为:开上,宣肺气,使湿从表而解,常用药有杏仁、前胡、桔梗、枇杷叶等;畅中,调脾气,升清降浊,常用药有蔻仁、佩兰、川厚朴、枳壳等;利下,行膀胱之气,

令湿从小便而走,常用药物有生薏苡仁、茯苓皮、泽泻等。临床病情复杂时,常三法合用。

4.3 治湿当化其痰瘀

潘教授认为,湿性缠绵滞涩,易阻涩脉络,使水液凝滞成痰,化生痰浊;痰浊又能阻遏气机,使气机受郁,滞而不行。气为血之帅,气机被郁,血行无帅,又逢痰浊阻滞于脉络,使血道不畅,血行不利,最终血凝成瘀。《金匮要略·水气病》中提出:"血不利则为水。"血瘀不行,血分外渗,可加重水湿的积聚。痰瘀两者相互作用,可使病情更加复杂,故治湿当化其痰瘀。湿病日久者,酌加胆南星、石菖蒲、瓜蒌仁、象贝、莱菔子等化其痰浊,并适当配以莪术、王不留行、红花、桃仁、泽兰等散其瘀阻。化浊行瘀,两者兼顾,邪无所留,痰瘀既化,血道经脉畅通,则治湿不难。

5．病案举例

案一:湿温证

患者杨某,女,35岁,2009年5月27日初诊。重身七月,麻疹之后,余氛未靖,已有两月,入夜十时即发寒热(38.1℃),汗出津津,咳嗽偶作,大腑秘结,耳仄不楚,似有轰鸣,脉来细滑,舌质小红,苔见黄腻。

治则:解表化湿,清热安胎。

处方:大豆卷12g,炒黄芩30g,苏叶6g,苏梗6g,浮萍9g,薄荷6g,蝉衣9g,杏仁12g,淡竹叶9g,鱼腥草30g,野荞麦根30g,桔梗12g,前胡12g,大力子12g,制半夏12g,莱菔子15g,川朴9g,枳壳9g,2剂。

2009年5月29日二诊:寒热汗出已提前至每晚7点,发热时间缩短,体温最高37.7℃,大便畅行,原方继服3剂,并嘱患者服药后啜加盐热稀粥,微令汗出,勿吹风。

2009年6月1日三诊:发热汗出已除。

评析:本例患者麻疹后低热不退,又有孕在身,治疗颇为不易。潘教授询其病情,即指出此属湿温。4月份江南地区雨水异常丰沛,常见湿浊缠绵,病迁难愈。心寄窍于耳,湿热蒙蔽心窍,故见耳鸣诸症。

湿温为病,多见初起身热不扬,头身疼痛,汗出而热不解,午后热甚,常伴有纳呆恶心、胸闷腹胀、困重嗜睡、便溏或便秘,或有重听、耳聋、谵

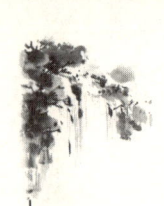

语等症。《灵枢·营卫生会》云:"上焦出于胃上口,并咽以上,贯膈而布胸中。"说明上焦与心肺相通,且多以肺为病变中心。肺为华盖,朝百脉,为水之上源,湿邪上受,必先伤肺,肺受邪则气化不利,湿邪停留,故治疗上宜宣气化湿。特别是夏暑之间,感受表邪常夹杂湿邪,用疏风解表药常疗效不显,实因湿邪阻滞,肺气难宣,湿邪不透,他邪难去。清代医家吴鞠通在《温病条辨》中特别指出其治疗之难:"汗之则神昏耳聋,甚则目瞑不欲言;下之则洞泄;润之则病深不解。长夏深秋冬日同法,三仁汤主之。"

潘教授认为,三仁化湿有余但轻宣透达不足,因患者尚有畏寒、咳嗽等表证未去,故常配以大豆卷、苏叶、浮萍、薄荷、蝉衣等,以增强驱邪透疹之力;又熔验方清肺八味汤(黄芩、野荞麦根、鱼腥草、杏仁、前胡、桔梗、制半夏、浙贝)加减于其中,以清解肺热,宣表止咳;另外,黄芩、苏叶均有安胎作用。全方构思严谨,驱邪而不伤胎元,即《黄帝内经》所谓的"有故无殒,亦无殒也",服后即见发热时间缩短,体温下降,正是"湿去热自孤"之佳象。服药后啜粥避风法,亦全是从《伤寒论》法而来,俾令微汗出,则风湿俱去。

案二:痹证

患者江某,男,44岁,2009年4月24日初诊。脾薄胃弱之体,复感湿热客邪,啖食腥膻生冷,肢末便感挛胀,经隧不得宣通,遂致肩膝胀痛,苔白腻浊,脉象弦滑。

治则:化湿通络。

处方:皂角刺12g,白豆蔻12g,苍术9g,莱菔子30g,川朴12g,枳壳12g,延胡索30g,生薏苡仁30g,制半夏12g,黄连6g,大豆卷6g,佩兰9g,土茯苓30g,徐长卿15g,伸筋草12g,络石藤12g,丝瓜络12g,刘寄奴12g,10剂。

2009年5月25日二诊:关节胀痛大减,指掌胀痛仍有,腻苔化,脉同前,原方去皂角刺、豆蔻、苍术、伸筋草、刘寄奴、佩兰,加茯苓12g、地骷髅30g、谷芽30g、鸡内金12g、防己9g、当归9g,继服7剂。

评析:患者证属湿热痹,《黄帝内经》常以"风寒湿三气合而杂至"作为痹证的病机,用祛风、散寒、化湿法治疗,如九味羌活汤、独活寄生汤等。但《黄帝内经》中论述的大多是风寒湿痹,自明清以来,湿热为痹逐渐引起了医家的重视,其发病往往由于外感热邪,与湿相并;或素体阳盛有余,感受外邪,易从热化;或风寒湿痹积久不解,郁遏阳气,化而为热;或在治疗之中过服温热之品等。湿热痹的脉象多见滑数或滑大有力,舌质红绛,舌苔则黄白厚腻。治疗湿热痹禁用羌活、独活、防风等风燥药,必须使用清热利湿、疏通经络、通卫行气之品。

本例患者无风寒湿证,以脾胃湿热为突出表现。脾胃处中焦,是全身水液代谢的枢纽,过食油腻生冷则损伤脾阳,湿浊不化,阻滞清阳,正如《黄帝内经》所云"清阳实四肢,浊阴走五脏",脾胃斡旋失司,则见四肢关节胀痛,胃部不适。方用皂角刺、白豆蔻、苍术、莱菔子、川朴、枳壳、薏苡仁、半夏、佩兰、大豆卷、黄连清热化湿和胃,土茯苓、徐长卿、伸筋草、络石藤、丝瓜络、刘寄奴舒筋通络。其中莱菔子、川朴、枳壳为潘教授化腻苔、消积滞的喜用之品。

潘教授指出,江南地区为鱼米之乡,物产丰饶,每有人因贪口腹之欲或滥服补品而饱受湿遏中焦之苦,用此三味消积化食常有应手之效。大豆卷又名大豆黄卷,为江浙地区的特有之品,是黑豆浸水中生芽者,何廉臣《实验药物学》中云其"味甘淡,性升温。芽能透发,故宣湿痹,舒筋挛而除膝痛;气亦宣疏,故除积热,消胀满而导水邪",潘教授常用其清透湿热。二诊腻苔即化,余邪尚存,即减小其制,去皂角刺、豆蔻、苍术等苦温燥湿之品,改用茯苓、防己、地骷髅等甘淡利湿之品,以竟全功。

案三:绝经前后诸症

患者钟某,女,51岁,2008年12月10日初诊。天命之年,诸症蜂起,入夜寒热,背凉如沃,月事紊乱,经暗似瘀,木火易升,神失所安,津不上潮,口干失润,阴亏肠燥,大腑秘结,舌红苔白腻,脉弦细。

处方:大豆卷6g,莱菔子30g,川朴12g,枳壳12g,益母草30g,泽兰15g,青龙齿30g,紫贝齿30g,淮小麦30g,葛根30g,片姜黄6g,桃仁6g,红花6g,当归9g,赤芍12g,郁金9g,王不留行12g,柴胡9g,决明子30g,7剂。同时服用羚羊角胶囊。

2008年12月17日二诊:夜间经常发冷发热、背部发凉均已消失,口干仍有,舌红,苔薄白,原方大豆卷减为3g,柴胡减为6g,继服7剂。

评析：患者病起天年，症状奇特，常需考虑血分之邪作祟，日本医家常称其为血道病。潘教授抓住患者的舌脉及月经情况，直接处以大豆卷、莱菔子、川朴、枳壳、葛根化湿浊，益母草、泽兰、桃红、归芍、郁金、王不留行、柴胡行气化瘀，青龙齿、紫贝齿、淮小麦安神定志，另以羚羊角胶囊平肝息风，标本兼治，一诊即获显效。

案四：湿阻证

患者谢某，男，30岁，2009年5月27日初诊。曾有白细胞偏低史，已治愈。头晕乏力，腰部畏寒，纳谷不馨，时有反酸，大便偏烂，舌苔黄腻，脉弦，前医曾处以温阳补气之剂不效。

治则：清热化湿和胃。

处方：黄连6g，吴茱萸1g，炒薏苡仁30g，茯苓12g，炒扁豆衣9g，制半夏12g，鸡内金9g，川朴12g，枳壳12g，莱菔子30g，浙贝12g，鸡血藤12g，绞股蓝15g，王不留行12g，谷芽30g，郁金12g，7剂。同时配神香苏合丸舌下含服。

2009年6月5日二诊：神清气爽，大便成形，一日一次，唯觉晨起口苦，舌红，苔薄黄腻，原方去鸡血藤、绞股蓝，加黄芩15g，夏枯草9g清热散结，继服7剂。

评析：患者虽以乏力为主诉，但见便溏、纳呆、苔腻等一派脾胃不振、水湿困着之象，故治疗不可拘泥于气虚则补，当"伏其所主，而先其所因"。《灵枢·营卫生会》云："中焦亦并胃中，出上焦之后，此所受气者，泌糟粕，蒸津液，化其精微，上注于肺脉，乃化而为血。"中焦与脾胃相通，脾主运化，胃主受纳，脾升则健，胃降则和。脾胃为升降出入的枢纽，上焦依赖脾阳的健运、水谷精微的充养，方能生生不息，若脾失其健运，则湿邪停滞。且湿邪的特点决定了其最易损伤脾阳，湿邪困脾，脾气不能升，胃气不能降，水湿内停，气机不畅，因此治宜疏理气机，健脾燥湿，着眼于化中焦痰湿，复脾运化，助气机升降。多选用性味芳香走窜、辛苦且温之品，故用薏苡仁、茯苓、扁豆衣、半夏、鸡内金等淡渗利湿扶脾，莱菔子、川朴、枳壳理气降逆，左金丸、浙贝、谷芽清肝胃郁热，佐以鸡血藤、绞股蓝清补气阴。全方以健脾利湿化浊为主，湿邪一祛，则头目得清阳充养，神清气爽自不待言。复诊尚有口苦，露出肝胃郁热底板，故加用黄芩、蒲公英、夏枯草等苦寒之品健胃。

另外,神香苏合丸是治疗心绞痛、冠心病的中成药,潘教授认为此方含有麝香、冰片、安息香、沉香等多种芳香醒脾药,能够温通宣痹,行气化浊,只要患者有头、心、腹疼痛伴有苔白厚腻时,常以其配合汤药服用,携带方便,收效颇捷。但此药毕竟含有多种辛香走窜之品,久服过服易耗气伤阴,需中病即止。

叶天士常云"吾吴湿邪害人最广",江南地区因湿致病、因病生湿者不在少数,自古以来因湿性缠绵迁延,易与他邪胶结形成如油入面之势,使得治疗容易顾此失彼,举步维艰。然《黄帝内经》云:"言不可治者,未得其术也。"潘教授临证40年,对于湿证的判断和治疗可谓得心应手,立方始终以醒脾和胃、化湿运浊为主,又不离辨证论治之本意,或配轻清透表,或伍苦温芳化,或佐苦辛活络,或血水同治,知常达变,故每获良效,其中深意,值得细细揣摩。

(沈凌波整理)

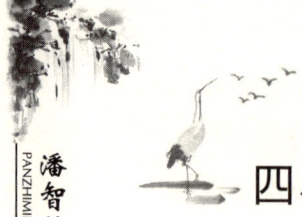

四、潘智敏教授辨治高血压的经验

潘教授在治疗高血压方面积累了丰富的学术经验,其"五积致病"学说及"理血求本"的治疗理念,以及治疗高血压并病、并证、多靶点的中医用药经验较有特色。

1. 潘智敏教授对高血压病因病机及治则的认识

原发性高血压在中医古籍中散见于眩晕、头涨、头痛、耳鸣等。历代医家对高血压病因病机的认识逐渐完善和全面,如《素问·至真要大论》曰:"诸风掉眩,皆属于肝。"《灵枢·海论》曰:"肾虚则头重高摇,髓海不足则脑转耳鸣。"《丹溪心法》提出"无痰不眩"、"无火不晕"之说。《景岳全书》认为"无虚不能作眩"。明代虞抟则论述"血瘀致眩"。总结历代医家对高血压的认识,将其病因病机归纳为风、火、痰、虚、瘀,表现为肝阳上亢,肝火亢盛,痰浊壅阻,肾精不足,气血亏虚,瘀血内阻。潘智敏教授在继承前人学识的基础上,结合现代高血压的发病特点,提出了"五积致病"学说和"理血求本"的治疗理念,对高血压的中医治疗有较大的指导意义和借鉴作用。

1.1 "五积致病"学说对高血压的阐述

潘智敏教授在中医药治疗高血压、高脂血症、高血糖、脂肪肝、代谢综合征等方面积累了丰富的临床经验,其经验方五积方经10余年的临床及实验研究,具有独到的作用。潘智敏教授认为,高血压、高脂血症、高血糖、脂肪肝等代谢综合征可辨证为积证,高血压多与高脂血症、高血糖、脂肪肝等兼病,且病机复杂,多为气、血、痰、食、脂五积积于体内,导致脏腑功能失调,这也是潘教授根据长期的临床经验提出的新五积理论。潘智敏教授认为上述疾病的病因病机有明显的时代特点,具体表现为:①现代人生活节奏加快,心情焦虑压抑,导致肝气郁积,不得疏达,久之形成气积;②脾主运化,运化水湿,输布水谷精微,现代人进食膏粱厚味,损伤脾胃,导致运化失常,饮食不化,则产生食积;③脾胃不能运化水湿,聚为痰湿,形成痰(湿)积;④精微物质不能输布,聚为脂质,积于血液或肝中成为脂积;⑤脂质、痰浊聚于血液,与气滞并行,循经而行,导致血脉不畅,形成瘀积。五积之间可相互影响和转化。气积常常可转化血积、痰积、食积、脂积,如气积日久,横逆犯胃,脾胃升降失常,形成食积;也可导致水液代谢障碍,痰湿内停,形成痰(湿)积;日久影响水谷精微的输布,形成脂积;继而影响血液运行,形成瘀积。气积、痰积、食积、脂积日久,也可影响血脉的运行,均可导致瘀积。痰积、食积、脂积、瘀积也可影响气机,导致气积。五积之间往往胶着并现,表现出复杂的症候,如高血压常与高脂血症、高血糖、脂肪肝等相互兼夹,引起复杂的病证。

根据上述五积理论,潘教授认为高血压的治疗以消积导滞合平肝息风为主,平肝息风用钩藤、刺蒺藜、僵蚕、龙骨、牡蛎等,消积导滞则采用五积型的经验方——五积方,其药物组成包括莪术、郁金、莱菔子、半夏、生山楂、川朴、枳壳、泽泻、决明子、蔻仁、虎杖、过路黄。其中莪术、郁金为君,功效破瘀消积,行滞解郁,畅通气血,治疗气积、血积;莱菔子、生山楂、半夏为臣,功效祛痰导积,理气消食,治疗痰积、食积;虎杖、过路黄、决明子、泽泻等活血开郁、清理肝胆、通利小便而清除郁热,治疗脂积、湿积;佐以川朴、枳壳、蔻仁理气行气,畅通气机,辅助他物消除诸积。全方合用,可达消积导滞、畅通气血、降低血压之效。

1.2 以"理血求本"的理念治疗高血压

原发性高血压为临床常见病,且发病年龄逐渐年轻化。高血压的病因目前尚未完全明了,但已认识到血压升高是为了克服心、脑、肾等重要脏器的血流供求不平衡所作出的保护性代偿反应,故单纯降压不能全面解决高血压引起的多脏器损害和防止并发症的产生。

高血压属中医眩晕的范畴,潘教授认为高血压、冠心病、脑动脉硬化、糖尿病、脂肪肝等由血瘀、痰浊、脂毒、食积、气郁所致,并创新性地提出了瘀、痰、脂、食、气五积理论,对于高血压的诊治首次提出了"理血求本"的理念。根据上述理论结合临床经验,潘教授应用活血养心之法,精心研制的治疗高血压的中成药康脉心已应用于临床,因疗效显著,获国家科技进步奖二等奖。潘智敏教授认为,时人患病多由气血不畅所致,

尤其是现代人进食膏粱厚味,运动极少,瘀多虚少,积多虚少,瘀积内滞,血脉不畅,发为此病,正如《素问·调经论》所谓"血气不和,百病乃变化而生"。《金匮要略·脏腑经络先后病脉证第一》谓"若五脏元真通畅,人即安和",说明气血不畅可致疾病,气血调和则无病安康。潘教授认为对原发性高血压可根据中医"疏其血气,令其调达,而致和平"的原则进行疏理,尤其应注重化瘀浊、调脏器,使气血流畅,血脉平和,从而达到治疗的目的。

高血压累及的脏腑为心、肝、肾、脾,心主血脉,肝藏血,脾生血统血,肾藏精,精血同源。由于上述四脏均与血有关,故任何一脏功能失调,均可导致血脉不畅,气血运行失常,瘀积内滞,血压升高。高血压的本质是血脉不和不畅,通过直接疏理血脉,或通过调理心、肝、肾、脾的功能间接疏理气血,可以使血脉趋于平和。血虚者,养其血;血瘀者,疏其血;血脉不畅者,柔其血脉,以达养血、活血、柔血的作用。临床治疗此类高血压时,可用大剂量川芎、当归、赤芍、桂枝、丹参、益母草、葛根等疏理血脉,还可兼以调节心、肝、肾、脾的功能。如肝火亢盛者加龙胆草、黄芩、夏枯草、石决明、牡丹皮、白菊花、决明子、茺蔚子、泽泻、牛膝、连翘等泻肝清火,阴虚阳亢者加生地黄、何首乌、桑寄生、鳖甲、山茱萸、枣仁、玄参、赤芍、牡丹皮,痰浊蕴盛者可用天麻、钩藤、胆南星、半夏、石菖蒲、莱菔子、橘红、枳壳、泽泻息风化浊,柔韧血管可加槐米、何首乌、连翘、地龙、白菊花等。肾虚不能生精血者补其肾,可用左归丸或右归丸加减;脾虚不能生血统血者,可选用四君子汤加减。

潘教授认为高血压属于代谢综合征的一种,往往伴有高血糖、高脂血症等病症,均属于积滞之证,故治疗时可根据瘀、痰、脂、食、气五积理论,兼以治疗高血糖、高脂血症,也有利于高血压的治疗,减少并发症。

2. 潘智敏教授对高血压的中医辨证分型论治

潘智敏教授根据自己丰富的临床经验,将原发性高血压分为六型,并根据其类型进行辨证论治。

2.1 肝火亢盛型(单纯性高血压,多见于青年)

症状:头晕且痛,目赤口苦,胸胁胀满,烦躁易怒,舌红苔黄腻,脉弦。

治则:清肝泻火。

方药:龙胆泻肝汤加减。

组成:龙胆草、黄芩、栀子、泽泻、木通、车前子、当归、生地黄、柴胡、生甘草等。

2.2 肝阳偏亢型(单纯性高血压,多见于中老年)

症状:眩晕耳鸣,头目胀痛,面红目赤,急躁易怒,心悸健忘,失眠多梦,腰膝酸软,舌红少苔,脉弦而有力。

治则:平肝潜阳。

方药:天麻钩藤饮加减。

组成:天麻、钩藤、生决明、栀子、黄芩、川牛膝、杜仲、益母草、桑寄生、夜交藤、朱茯神等。

2.3 痰浊瘀阻型(高血压合并脂肪肝或高脂血症,多见于中青年,以五积型为主)

症状:眩晕而见头重如蒙,视物旋转,胸闷恶心,呕吐痰涎,食少寐多,舌胖大,有齿痕,苔白腻或黄腻,脉濡滑。

治则:祛瘀化浊。

方药:五积方加减。

组成:决明子、莪术、郁金、莱菔子、瓜蒌子、半夏、生山楂、虎杖、泽泻、川朴、枳壳、白蔻仁、钩藤、刺蒺藜、僵蚕等。

2.4 阴虚阳亢型(高血压合并糖尿病)

症状:头痛头涨头晕,耳鸣,失眠,颈项僵硬,视物昏花,伴有口干舌燥、心悸气短、腰酸乏力、小便清长等。

治则:滋阴潜阳。

方药:天麻钩藤饮合六味地黄加减。

组成:钩藤、天麻、刺蒺藜、僵蚕、龙齿、紫贝齿、葛根、川芎、决明子、酸枣仁、生地黄、山萸肉、山药、麦冬、五味子、桑葚子、天冬、玉米须、西洋参等。

2.5 肝亢瘀热型(高血压合并更年期综合征)

症状:眩晕耳鸣,头痛且涨,每因烦劳或恼怒则头晕头痛加剧,心中

烦热,口苦,舌红,脉弦。

治则:潜肝阳,清瘀热。

方药:二齿汤加减。

组成:紫贝齿、青龙齿、灵磁石、辰砂、琥珀末、紫丹参、九节菖蒲、仙半夏等。

2.6 阴阳两虚型(高血压合虚劳证)

症状:头晕耳鸣,两眼干涩,失眠多梦,腰膝酸软,夜尿频多,精神委靡,记忆力减退,遗精阳痿,舌淡苔白,脉沉或弱。

治则:阴阳双补。

方药:二仙汤加减。

组成:仙茅、淫羊藿、巴戟天、当归、黄柏、知母等。

3. 潘智敏教授对高血压及其并发症的中医用药经验

潘智敏教授认为,随着人们生活条件的改善、饮食结构的改变,现代人的疾病谱发生了明显的变化,高血压的发病率明显升高,高血压的并发症,如冠心病、脑血管病以及代谢综合征(如脂肪肝、高脂血症、痛风、糖尿病等)的发生率也随之升高。潘教授对高血压及其并发症的中医治疗积累了不少经验,如高血压合并中风,在平肝息风的基础上选用破瘀活血通窍药,如水蛭、川芎、葛根、地龙等;高血压合并脂肪肝,在平肝息风的基础上选用化浊祛瘀消积药,如虎杖、莪术、莱菔子、决明子等;高血压合并糖尿病,在平肝息风的基础上选用滋阴益肾健脾药,如山萸肉、桑葚子、玉米须、淮山药等;高血压合并高脂血症,在平肝息风的基础上选用祛瘀行滞消积药,如虎杖、瓜蒌、赤芍、水蛭等;高血压合并冠心病,在平肝息风的基础上选用宽胸活血通络药,如川芎、葛根、降香、鬼箭羽等,还可选用降血脂类中药,如决明子、苦丁茶、荷叶、虎杖等;高血压合并痛风,在平肝息风的基础上选用清热祛风通络药,如徐长卿、土茯苓、络石藤、豨莶草等;高血压合并更年期综合征,在平肝息风的基础上选用益阴滋肾潜阳药,如玄参、知母、淫羊藿、女贞子等;高血压合并抑郁症,在平肝息风的基础上选用疏肝理气解郁药,如柴胡、郁金、青皮、代代花等。

4. 潘智敏教授对高血压伴中医病证的中医用药经验

高血压患者可以出现许多中医病证,需要辨证选药,如高血压伴有水肿者,在平肝息风的基础上选用利水消肿药,如猪苓、防己、泽泻、车前子、益母草等;高血压伴有浊气壅阻者,在平肝息风的基础上选用化浊行滞药,如明天麻、姜半夏、莱菔子、花槟榔、大腹皮等;高血压伴有瘀血阻滞者,在平肝息风的基础上选用活血祛瘀药,如桃仁、红花、赤芍、牡丹皮、水蛭等;高血压伴有气血二虚者,在平肝息风的基础上选用补益气血药,如当归、何首乌、黄芪、白术、生晒参等;高血压伴有气阴不足者,在平肝息风的基础上选用益气养阴药,如麦冬、生地黄、石斛、珠子参、五味子等;高血压伴有脾肾阳虚者,在平肝息风的基础上选用补益脾肾药,如杜仲、巴戟天、肉豆蔻、补骨脂、枸杞子等。

5. 潘智敏教授对高血压采用多靶点用药,中西合参思维的拓展

潘智敏教授认为现代医学对高血压的治疗常采用多靶点联合用药来协同提高疗效,如多达一(CCB+阿托伐他汀)、海捷亚、复代文、安博诺(ARB+利尿剂)、倍博特(CCB+ARB)、百普乐(ACEI+利尿剂)、新药(CCB+ARB+氢氯噻嗪)等。现代中药药理证实,许多中药对高血压的治疗也具有多靶点作用,如具有拮抗钙离子、扩张血管作用的中药有川芎、葛根等,具有ACEI或ARB样降压作用、解除血管痉挛的中药有刺蒺藜、钩藤、僵蚕等,具有利尿作用的利水消肿类中药有车前子、泽泻、防己、虎杖等,具有β阻滞剂样降压作用的镇静类中药有青龙齿、紫贝齿等。在辨证的基础上,用上述中药进行适当的多靶点治疗,可明显提高临床疗效。

(袁国荣整理)

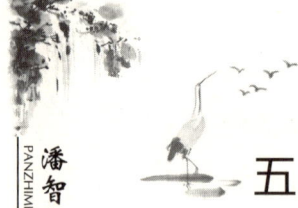

五、潘智敏教授辨治脂肪肝的经验

目前脂肪肝的发病率呈现逐年上升的趋势,而我国医学历代鲜见相关医籍文献记载,现今医家将脂肪肝归属于癥瘕、积聚、胁痛、肥气、痞满、鼓胀等范畴来治疗,收效颇丰,具有良好的研究前景与优势。

1. 脂肪肝的病因病机

历代医家皆十分重视对脂肪肝病因病机的探求。现今多将脂肪肝的发病原因归咎于饮酒无度、嗜食肥甘厚味、久坐久卧、情志失调、感受湿热疫毒、疫气、食积气滞、久病体虚等等。从病机上来看,中医学认为,肝主血,素有"血之府库"之称;唐代王冰也曾提到"人静则血归于肝藏",认为静息时大量血液皆聚集于肝。肝主疏泄,包含了肝具有升、动、散的生理特点,概括了肝与气血津液、脾胃运化、情志等方面的生理作用密切相关。酗酒、暴食可导致脾气受损,失于运化,使清不能升,浊不能降,水谷不能运化,湿热盘聚中焦;久病、外感等可导致正气不足或受损,肝、脾、肾亏虚,肝疏受损,瘀血阻络,痰湿内留;而压力过大、情志过激,可导致内伤脏腑,肝气郁结,气机逆乱,津失输布,气血失调,脉络不通,血运受阻,最终都能产生瘀、痰、湿等邪气,进一步影响到肝。

《素问·至真要大论》曾云"必伏其所主,而先其所因"。潘教授也常告诫学生,医疾不明因,似盲人探路,疾病的罹患,必有其根本,患者的生活环境、起居习惯等,都可能潜藏着致病的重要因素,面对繁杂诸症,唯有详询病史、综合分析,方能揭示出疾病的根源,这也是治病须明本求因的关键所在。如在脂肪肝的诊治上,潘教授指出,现今饮食丰盛、精神压力巨大、缺乏锻炼等已成为发达地区脂肪肝患者的主要发病原因。在此基础上,潘教授总结完善了先师治疗肝胆疾病以湿、热、滞、瘀为纲的理论,并结合自身多年的临床经验,提出了五积理论,即气、食、脂、痰、瘀五积是目前我国沿海发达地区脂肪肝的主要病因,以资能进一步指导脂肪肝的辨证与用药。

所谓"五积",我国传统医学曾释意为"肝之积名曰肥气,心之积名曰伏梁,脾之积名曰痞气,肺之积名曰息贲,肾之积名曰贲豚"(《难经·五十六难》),后世把五脏之积证统称为五积。《太平惠民和济局方·伤寒门》也曾对五积提出过新解,认为五积即痰、寒、食、气、血五邪的积滞,而吾师现今提出的气、食、脂、痰、瘀五积理论是在新的背景下对先人五积作出的新释。所谓"积",《丹溪心法·积聚痞块》曾释义为"积者有形之邪,或食、或痰、或血,积滞成块"。先人把有形的肿块且坚著不移者称为积,然吾师指出,疾病从"有诸内"到"形诸外"需要经过长时间的积累。古代医家缺乏现代先进的医疗设备,对积聚的认识只能停留在食、痰、瘀等诸邪积聚到一定的程度并反映于体表,甚至积聚成块(如肾积等);而现今医家通过B超、CT、实验室检查等手段,能发现尚在逐步积累过程中的病邪,如脂肪肝早期就是邪未成形、尚未积聚成块而达到肝纤维化或者肝硬化的特定阶段,故把脂肪肝归类于积聚的范畴。

《难经》中曾提到:"故积者,五脏所生;聚者,六腑所成也。"脂肪肝之所以为病,病位在肝,隶属于积。积者可因过而积,亦可因缺而积。过者即超出脏腑生理能力的范围,为实为邪为浊,犹不及也,如过食则不化,受气盛则肝郁,血停聚则瘀生。过则聚,聚则变,变生非己出,则为邪;邪聚于脏,则成积。缺者即不足也,或营养不良,或先天不足,或正气受损,使五脏内虚,难司其职。如脾不足,水难运,聚而成湿,湿聚成痰;心不足,气难行,血聚而凝,凝则成瘀;肝不足,疏难畅,气则留,留则成郁。故积者不能一概而论,当辨其虚实根本。现今我国沿海发达地区脂肪肝的发病,很少是营养不良、久病体虚等引起的,大多是由酗酒、暴饮暴食、睡前加餐等酒食因素和精神紧张、生活压力大等情志因素造成的。因盛而过,因过而积,膏粱之变取代了藜藿之亏,已经成了我国沿海发达地区脂肪肝最常见病因;而在一些经济落后地区,脂肪肝的发病多为因缺而积,即长期摄入不足导致营养不良而发病,两者的病因是截然不同的。

气、食、脂、痰、瘀五积之中又以食积、郁积发生较早。食积者,多因过食膏粱厚味、辛辣炙博或酗酒过甚,壅遏中焦而成。酒食壅遏中焦,腑气不通,日久则生食积;食滞不消,气滞不行,日久则生痞闷,常出现头发

干枯、精神委靡、口臭、口舌生疮、饮食不化、食欲不振、上腹饱胀疼痛、打呃、便秘、易发脾气等症状,也称为伤食、宿食。现代流行病学研究也表明,嗜酒、高脂、高蛋白饮食是脂肪肝发病的危险因素。而郁积多由气滞而来,《金匮翼·积聚通论》也曾提到:"气滞成积者,忧思郁怒,久不得解者,多成积。"因时常受气而导致情志不畅,或因工作压力大而导致精神紧张,均可引起气机郁滞,滞而不行,久郁不解,肝失柔顺舒畅之性,聚而积成,常表现为两胁不舒,或胀或痛,嗳气吞酸,脘腹胀满,食欲不振,舌苔薄白,舌质淡红,脉弦。

脂积、痰积的发生则多与食积、郁积有关。传统医学一般认为,机体的病理产物不过痰、饮、湿、瘀等几种,并没有脂这一种,而"脂积"这一概念源于现代医学检查手段(如B超、CT、实验室检查、病理切片等)的出现。很多脂肪肝患者往往只有血甘油三酯、胆固醇增高,不一定伴有其他外在表现,只有当病情进一步进展,出现痰、湿、瘀等征象时,才能纳入瘀、痰的范畴,故在此引入了"脂积"的概念。脾乃仓廪之官,主司水谷精微的运化及输布,脂者,精微也,少则养生,过则成害,如遇气机郁滞,则犹如雪上之霜,不能成清反成浊邪,清升浊降,遂而成积。而痰积者,多为食啖生冷助湿生痰之品过量或有郁积在先,肝气郁克犯脾;或因思虑过多,导致脾虚、气郁则难助水行,水谷不能化津反聚为湿;或因江南水乡湿气颇重,湿阻脉络所致,临床常见口淡、口渴不引饮、腹胀、水肿、困乏、舌苔白腻等。湿者,痰之先也,湿邪滞涩,湿浊凝积滞结成痰;或三焦气化失常,食滞、脂质等与胃内浊气相互转结,熬而成痰,临床多见胁下痞块、胀满不适、厌食痞闷、身困倦怠、恶心呕吐、便溏腹胀、体胖虚浮或水肿、舌苔白腻、舌质淡滑、脉滑或濡缓等。

瘀积者,乃食、郁、脂、痰相互影响所成也,正所谓"气郁久则必见热,热郁则津液耗而不流,升降之机失度,初伤气分,久延血分"(《临证指南医案·郁证》)。肝者,血之库也。食、郁、脂、痰四者作用于人体,郁则气滞,血无气帅,道难行也,却又逢脂、痰、食阻滞脉络,与血液相结,与气滞并见,则愈发滞涩,瘀难不成,常见肝大痞硬,固定不移,或胀或痛,入夜更甚,脘闷食少,肌肤不泽,面暗或发青,舌苔薄,舌质暗或有瘀斑,舌下瘀筋显露,脉象弦劲或弦而坚涩。

《医学发明》曾曰："血者，皆肝之所主，恶血必归于肝。不问何经所伤，必留胁下，盖主血故也。"五积随血，人动则消，人静则藏，日久则阻滞积留于肝，与正相搏，痹阻经脉，日积月累，邪盛正抑，阻滞则生，并进一步妨碍肝之用并害其体，则积证乃成。

此外，五积还能相互影响，互相传变。《杂病源流犀烛·积聚症瘕痃癖痞源流》曾提到："气不宣通，为痰，为食，为血，皆得与正相搏。"如气积日久，可影响水谷精微的输布，脂浊内生；可造成肝气横逆犯胃，脾胃升降失常，形成食积；也可导致水液代谢障碍，痰浊内停，形成痰积；亦可直接影响血液运行，形成瘀积。因此，脂肪肝患者常出现五积并见，略有侧重的情况。现代医学研究表明，高脂血症可以引起血液流变学异常，后者又可加重或促进高脂血症的发展。

2. 脂肪肝的辨证分型

五积理论的提出有助于指导脂肪肝的辨证分型。《中医证候鉴别诊断学》在规范各类证候名称时将脂肪肝分为肝郁脾虚、痰瘀互结、痰湿内阻、肝肾不足、湿热内蕴五型，临床上多以乏力、体胖、口干、头晕、胁胀（痛）、腰酸痛、神疲、口苦、膝酸软、腹胀等非特异性症状为主。轻、中度脂肪肝的临床表现难以与糖耐量异常、高脂血症等相区别，甚至实验室检查也属正常范围，大多数患者是在体检时被发现的，这就造成了疾病初期辨证困难的局面。

潘教授认为虽然脂肪肝初期症状不明显，但是详加观察、细询病史，并结合病因分析还是有证可辨的。还可根据五积理论进行辨证，食、郁、脂、痰、瘀在临床中按时间顺序有一个逐步成形、逐步积累的过程，根据五积各自侧重的不同，脂肪肝大体上可以分为早、中、晚三期。

脂肪肝初期以郁积、食积为主者，常见精神委靡、食欲不振、脘腹胀满、两胁不舒、便秘等症，治疗上应以消导行滞为主。酒食、浊气聚积，腑气不畅，易引起肝失疏泄，甚至影响胰腺功能，胰属脾，且胰岛素抵抗不仅是脂肪肝的重要病因，还可导致肥胖，肥人多痰湿，故易产生痰积，治疗上应以通腑利胆为主，胆通则肝胰畅，有利于肝、胆、胰各司其职。临床上对食积常选用山楂、谷芽、炒莱菔子、大黄等药物，对气积则可加枳

壳、厚朴、香附、川芎等。

脂肪肝形成期以脂积、痰积、郁积为主者,常见口淡、腹胀、水肿、困乏、舌苔白厚腻等,治疗上多采用疏理解郁化浊之法。吾师认为化浊的关键在于实脾,因为脾主司水谷精微的运化及输布。脂肪肝为病,初起多因郁、食因过而积,超越脾的正常功能,致使脾失健运;病后邪聚愈重,即使脾复健,希望补脾以去积,则难矣,反有助邪之嫌。故吾师用实脾之法时多采用寓补于疏,正如《素问》所言"客者除之……逸者行之",去菀陈莝,消五积于无形,则脾、肝、肾向愈,临床可用白豆蔻、薏苡仁、茯苓、胆南星、佩兰之类。

脂肪肝加重期以脂积、痰积、瘀积为主者,常见胁肋刺痛或有包块,面色黧黑,舌边有瘀点或瘀斑。脂积、痰积、瘀积初期就已存在,贯穿于病程始末,并逐步加重。而痰在脂肪肝发病的中、后期十分关键,正如《古今医鉴》所云"胁痛者……或痰积流注于血,与血相搏",由于痰积与血相搏,导致后期瘀积加重;《灵枢·百病始生》也曾云"凝血蕴里而不散,津液涩渗,着而不去,而积皆成矣",说明瘀积也能加重痰积,两者互相作用,致使脂肪肝后期出现痰、瘀交结的局面。故在脂肪肝的治疗上,单祛痰则瘀血不化,单化瘀则痰浊不去,必须权衡痰浊、瘀血之轻重,并用化痰祛湿、活血化瘀之法,才能获得较满意的效果。脂肪肝后期的常见症候为胁肋刺痛或有包块,面色黧黑,皮下瘀点,舌边瘀点或瘀斑,脉沉涩。同时可观察患者的舌下脉络,因舌下脉络与脏腑功能密切相关,且没有皮肤覆盖而清晰可见。正常人的舌下脉络呈线状、浅紫色;而脂肪肝后期患者的舌下脉络略显青紫,若有迂曲者则多提示有血瘀证等。

还需要指出的是,在脂肪肝发生发展的过程中,五积是相伴相生的,这里提出的食郁积、痰脂郁积、痰脂瘀积三个阶段只是根据占据主导地位的病邪划分的,并非是一个有着明确界限的分期,如在以肝郁脾虚为主要证型的早期阶段,既有脂积、痰积的存在,又有瘀积的存在,不可一概而论。

3. 脂肪肝的治疗

目前报道治疗脂肪肝的方法很多。现代医学对非酒精性单纯性脂肪肝多采用控制体重,给予胰岛素增敏剂、降脂药、减肥药、肝细胞保护剂和抗氧化剂等方法,例如降脂药物辛伐他丁能显著改善脂肪肝患者的肝功能异常及血脂异常。但降脂药物也有一定的局限性,如有些降脂药本身就能引起肝损伤;有些降脂药则不能较好地清除肝脏的脂肪沉积,实现有效的脂肪肝治疗。

吾师认为实脾当为治疗肝病的首要大法,但现今国内沿海发达地区脂肪肝患者在饮食、压力、情志异常方面远较古人或其他地区为剧,导致脾失健运,邪聚愈重,而使脾复健,望能补脾而去痰、脂、郁积则难矣,反有助邪之嫌,故在治疗上采用实脾之法的同时多结合寓泻于补。正如《素问》所言"客者除之,结者散之,留者攻之,逸者行之",去菀陈莝,消五积于无形,则肝、脾、肾向愈。结合五积理论,吾师在杨老活血理气的基础上,采用祛瘀化浊、消导行滞、疏理解郁之法治疗脂肪肝。

3.1 化浊之法

化浊的关键在于祛痰,遇痰积轻者可用藿香、佩兰、苍术、白豆蔻、葛花、瓜蒌、半夏、生姜、茯苓、陈皮、胆南星之类;痰积重者可用三子养亲汤合鳖甲煎丸加减,药用莱菔子、苏子、鳖甲、大黄、干姜、厚朴、黄芩等。此外,吾师指出祛痰积还应关注解剖学上的胰腺,胰腺的作用是分泌消化酶,助消化吸收,在中医学上当属脾。《丹溪治法心要·中风》曾云:"肥白人多痰湿。"肥胖者几乎均为痰湿体质,而胰岛素抵抗及胰岛素代偿性分泌增多可对机体产生一系列不良影响和病理改变,又可导致脂肪肝的发生,然临床对于胰腺的用药除上述之外还体现在导滞之中。

3.2 消导行滞之法

在解剖学上胰腺导管和胆管均开口于十二指肠,胆与肝相连,肝胆互为表里,而胆属六腑,以通为用。食积日久,腑气不畅,胆汁在胆囊内潴留时间过长,不但会引起肝脏疏泄失职,还会影响胰腺的功能,故在祛痰、导滞时多采用消导之法,其在脂肪肝的治疗上也具有重要地位。通腑亦利胆,胆通则胰畅,可以化积清热,推陈致新,净化体内环境,从而有利于肝、胆、胰各司其职。治疗上可用保和丸以消食和胃,药用神曲、山楂、茯苓、半夏、陈皮、虎杖根、决明子、炒莱菔子、王不留行以通腑。食积重者可用枳实导滞丸以消导化积除痞,可选择枳实、大黄、神曲、黄芩、黄

连、泽泻等药物。现代研究认为，酒精性肝病患者往往存在内毒素血症，NASH肝脏内毒素受体表达逐渐上调，甚至可导致急性或亚急性肝衰竭等，均表明了消导行滞的重要性。

3.3 祛瘀之法

肝为多气多血之脏，而瘀积则在脂肪肝初期就已存在，仅在程度上轻重不等而已。活血行瘀药不仅可以改善肝脏的血液循环，而且有理气解郁消胀之功，故可适当选用当归、川芎、桃仁、牡丹皮、赤芍、延胡索、香附、红花、木香、大腹皮、三棱、失笑散等药物。脂肪肝后期可演变为肝纤维化、肝硬化并伴有脾肿大，若阴虚或伴有出血倾向者应酌情使用行瘀药，但这类患者常常预后不佳。

3.4 疏理解郁之法

情志异常及五积的相互影响均可导致气积的发生，气积者以疏为要，且脂肪肝的治愈并非朝夕可待，往往需数月乃至数年坚持不懈的努力，因此也容易造成患者不同程度的心理障碍。现代研究也表明，肝病患者存在不同程度的抑郁情绪，并影响着疾病的康复与预后，这就需要在用药时注重给患者更多的心理慰藉，这样不仅能使肝气条达，还能减少药物的用量。临床可以越鞠丸、柴胡疏肝散为代表方，选用香附、川芎、柴胡、陈皮、枳壳等药物，遇气积较重者则可加川芎、木香、青皮、大腹皮等。

祛瘀化浊、消导行滞、疏理解郁诸法相辅相成，并从侧面印证了五积互相关联的理念，故临床上常以炒莱菔子、王不留行、厚朴、炒枳壳、郁金各12g，莪术、生山楂、生麦芽各15g，虎杖、决明子、泽泻、丹参、过路黄各30g，姜半夏、白蔻仁各9g作为基础方。方中莪术苦泻辛散温通，使宿血得破，新血得生，并能消积解滞，为君药；炒莱菔子、生山楂、生麦芽下气祛痰，消食导滞，为臣药；佐以川朴、枳壳、郁金行气解郁，化痰除满，以疏导五积之邪，虎杖根、决明子、泽泻、过路黄清利肝中湿热，并予邪出路；结合南方湿重的特点，加以白蔻仁化湿祛痰。现代药理研究也表明，很多中药具有降脂作用，如莪术可显著降低TC、TG水平，有清除肝内堆积的甘油三酯、调节和改善自由基代谢、抵御肝细胞的氧应激和过氧化等作用；决明子可通过促进肠道蠕动、阻止类脂质沉积而抑制脂肪的吸收;虎杖可以清除过氧化脂质,对肝细胞有保护作用;山楂的不同提取部分对各种高脂动物模型均有较肯定的降脂作用。诸药合用,共行开郁、活血、祛痰、导滞、消脂之功;标本同治,使肝气得以条达,诸邪无滋生之地,肝络无瘀滞之患,从而迅速改善脂肪肝患者的临床症状,疗效满意。但在中药治疗脂肪肝的初期,病情会有一次比较明显的波动,脂肪肝会有加重的表现,但这并不是疾病的加重,而是治疗起效的体现。

当然,疾病后期五邪严重影响气血津液的运行,也可以出现本虚标实的情况,如遇脾虚湿盛、虚瘀兼夹者,表现为腹胀,身热不扬,口气臭秽,舌红苔黄厚腻,脉滑数,可以基本方酌情加大豆卷、佩兰、黄连之类;如遇肝阴不足、虚瘀并见者,表现为面色暗滞,右胁肋部隐隐作痛,舌红,舌下瘀筋明显,苔少津,脉细弦略数,可以基本方去莱菔子、半夏、厚朴,选加赤芍、牡丹皮、延胡索等。在选药时亦不应轻易用壅补、骤补之剂,盖因脂肪肝患者瘀阻重于体虚,以免邪恋滞重,证情加剧。

临证时亦可见五积有所侧重或伴有其他症状的情况,故在治疗上应根据患者的具体情况灵活用药,如遇口苦则当清利肝胆,方可加温胆汤,选用黄连、黄芩、川芎、陈皮等药物;遇酗酒者,在戒酒、饮食调节的同时,可以在基本方中加入葛花、葛根、黄芩等解酒护肝之药;遇血糖升高者,则可在基础方中加入葛根、花粉、玉竹、淮山药、黄连、玉米须等。

另外,吾师还根据多年的临床经验并结合江南沿海地区湿重的特点进行缜密组方,研制出了由科学方法精制而成的调脂积冲剂。针对脂肪肝发病的五积病机,方由莪术、郁金、莱菔子、过路黄、虎杖根、半夏、生山楂、川朴、枳壳、泽泻、白蔻仁、虎杖等组成,具有化浊行瘀、消积疏理等功效,便于患者接受长期治疗,体现了中药治疗脂肪肝的整体性效果,经临床观察和实验研究表明有良好的抗脂肪肝作用。

4. 病案举例

案一

患者葛某,男,32岁,2006年12月8日初诊。右胁肋部时有胀痛不适半年,伴乏力、纳呆。诊查示体形胖,舌质红,苔白厚腻浊,脉弦。B超显示肝脏均匀性增大,肝脏回声明显增强、增粗,提示中度脂肪肝。血生

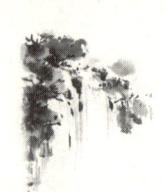

化示胆固醇7mmol/L，甘油三酯3.09mmol／L，ALT172U/L，AST52U/L，GGT103U/L，LDL4mmol／L，乙肝三系（－）。

中医诊断：肝积，痰浊内阻，肝郁脾虚。

治则：化浊祛瘀，消导行滞，予调脂积冲剂口服。方中莪术、郁金为君药，意在破瘀消积，去滞解郁；莱菔子、生山楂消食化浊，半夏、白蔻仁化痰除湿，共为臣药；佐以川朴、枳壳行气理气，泽泻、过路黄、虎杖根通利小便，予邪出路。

服上药28剂后诸症大减，连服3个月后诸症消失，复查血脂正常，B超显示肝脏脂肪样变性消失。嘱其少饮酒，适量运动，定期检查，随访半年各项检查正常，体重减轻2kg。

案二

患者韩某，男，43岁，2006年5月30日初诊。晨起时觉口干口苦，胃纳欠佳，大便干燥，小便色黄，伴神疲乏力半年。诊查示舌质淡红，苔黄腻，脉细弦。有糖尿病病史。B超提示脂肪肝（中度）、胆管及胆囊炎。血生化示空腹血糖7.78mmol/L，餐后血糖16.7mmol/L，胆固醇6.2lmmol/L，甘油三酯2.4mmol／L，ALT150U/L，AST65U/L，LDL3.0mmol／L，乙肝三系阴性。曾在当地医院接受多次治疗，转氨酶时有反复升高。

中医诊断：肝积，肝胆郁热。

治则：解郁疏肝，消积清热（拟方：决明子30g，瓜蒌仁30g，莱菔子30g，地骷髅15g，川朴12g，枳壳12g，王不留行12g，郁金12g，虎杖根30g，金钱草30g，垂盆草30g，绵茵陈15g，生山楂30g，广木香9g，7剂）。在行气解郁、化食消积的基础上，方中加入了虎杖根、金钱草、垂盆草、茵陈等清湿热之剂，有降酶的功效。

服上药后口苦得减，效不更方，原方续服3个月，复查血脂正常，B超显示肝脏脂肪样变性消失。续予调脂积冲剂巩固治疗，嘱患者定期复查，随访半年转氨酶均正常。

案三

患者潘某，男，36岁，2007年2月8日初诊。半年前出现肝区胀痛，当时做血生化示丙氨酸氨基转移酶65U/L，胆固醇6.7mmol/L，甘油三酯2.4mmol/L；B超示脂肪肝，脾稍大。曾用多种中西药，症状未见改善。目前感肝区胀痛,反酸,四肢沉重,晨起口干口苦,大便干燥,小便色黄。诊查示体态肥胖,舌质微红,苔黄腻,脉细。

中医诊断:肝积,痰热内蕴,肝郁气滞,淤阻肝络。

治则:化痰祛湿,清热解毒,疏肝解郁,予虎杖根、枳壳、川朴、鸡内金、绵茵陈、蒲公英、黄连、吴茱萸、决明子、泽泻、合欢花、远志、制胆南星、炒薏苡仁、茯苓组方,加减服用6周,改调脂积冲剂口服。

服药4个月后复查,血生化示丙氨酸氨基转移酶正常,胆固醇5mmol/L,甘油三酯1.7mmol/L;B超提示肝炎后改变(脾不大,未见脂肪肝图像);不适症状全部消失,体重减轻6kg,随访至今未见复发。

案四

患者过某,男,64岁,2006年10月4日初诊。患者平时喜食肥甘,常年出现食欲不振、腹胀、口苦,食后更甚,肝区隐痛,饮酒后加剧,神疲乏力,大便稀溏,小便黄。B超显示肝肿大,下角变钝,肝内管道结构模糊不清,肝静脉狭窄,肝实质回声衰减,肝脏边缘显示不清,提示脂肪肝。曾服东宝肝泰等药治疗3个月,复查B超提示脂肪肝无好转,来我院求治。诊查示身体肥胖,大便稀溏,小便黄,舌质淡红,苔黄腻,脉弦滑,肝脏右胁下触及一指,质稍硬,轻度触痛。血生化示甘油三酯2.36mmol/L,胆固醇7.1mmol/L。

中医诊断:肝积,肝胆湿热,与痰浊瘀血搏结。

治则:清热利湿,理气化痰,祛瘀散结,予虎杖根、枳壳、川朴、鸡内金、绵茵陈、焦栀子、蒲公英、黄连、黄芩、广木香、金钱草、郁金、垂盆草、丹参、莪术、炒薏苡仁、茯苓组方。

服药10余剂后诸症明显好转,续原方加减治疗3个月,症状消失,复查肝功能、血脂正常,B超显示脂肪肝消失。

案五

患者吴某某,女,50岁,2006年5月初诊。患者由于过食营养及厚味之品,身体逐渐肥胖,今年9月起出现右胁隐隐胀痛,食欲不振,经常腹胀,厌油腻之物,神疲乏力,早上恶心,大便正常,小便黄。诊查示舌淡红,苔黄腻,脉弦细。肝功能检查示 ALT 67U/L,HBsAg 阳性。B超提示脂肪肝。

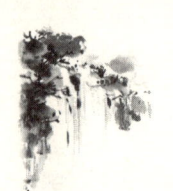

中医诊断:肝积,肝胆湿热未尽,痰瘀互结。

治则:清热解毒,利湿,祛瘀化痰,予虎杖根、枳壳、川朴、黄连、吴萸、黄芩、金钱草、王不留行、延胡索、制胆南星、茯苓、垂盆草、虎杖根组方。

服用14剂后症状好转,续原方加减治疗4个月,复查肝功能正常,B超提示脂肪肝消失。

(唐黎群整理)

附:调脂积冲剂(五积方)的相关实验研究

调脂积冲剂是潘智敏教授的经验方,由莪术、郁金、莱菔子、半夏、生山楂、川朴、枳壳、泽泻、丹参、白蔻仁、虎杖、过路黄等药物组成,具有祛瘀化浊、消导行滞、疏肝解郁等作用。它是潘教授将中医辨证论治和西医辨病论治相结合,总结多年治疗脂肪肝的临床经验而得出的中药复方制剂。

潘智敏教授临床应用调脂积冲剂十几年,治疗高脂血症、脂肪肝、肝纤维化等疾病,取得了良好的疗效,能明显改善临床症状,降低血脂,改善肝脂肪变性,逆转肝纤维化的进程。在临床观察的基础上,潘教授又开展了动物实验研究,发现调脂积冲剂不仅能有效降低血脂、肝脂,保护肝功能,而且能有效阻止肝组织SOD的耗竭和脂质过氧化终产物MDA的升高,说明该药可通过降脂、清除机体氧自由基、增强抗氧化能力、减轻抗过氧化损伤,达到减轻肝脂肪变性,治疗脂肪肝的目的。

在此基础上,潘教授还进行了多项相关的实验研究,为临床上合理应用调脂积冲剂预防和治疗脂肪肝提供了科学的实验依据,并为后期的新药研发奠定了良好的基础。现将潘智敏教授的调脂积冲剂实验研究总结如下[注:以下实验资料均采用SPSS统计学软件进行数据分析,呈正态分布的计量资料采用均数±标准差表示,组间比较采用单因素方差分析(ANOVA)检验;呈偏态分布的计量资料采用中位数(M)及四分间距(QR)表示,组间比较采用Kruskal-Wallis秩和检验;计数资料表示为事件比例,采用Pearson卡方检验比较两组间的差异。应用SHEsis软件

(http://202.120.7.14/analysis/myAnalysis.php)来计算遗传标记之间的连锁不平衡程度。差异有统计学意义的为$P<0.05$,差异有显著统计学意义的为$P<0.01$。因仅对实验摘要及讨论部分做一般论述,文章中不再标示T、P等值]。

(1) 为了探讨调脂积冲剂对脂肪肝大鼠血脂和血液流变学的影响,采用复合方式(高脂饲料+CCl_4)建立大鼠脂肪肝模型,将Wastar大鼠随机分为4组,即调脂积冲剂治疗组(调脂积组)、阳性对照组(易善复组)、正常组和模型组,并测定4组的生化指标及组织病理,同时检测全血高、中、低切黏度和血浆黏度,结果发现,调脂积冲剂可显著降低肝组织损伤和脂肪变性程度。相较于模型组,调脂积组和易善复组的肝脂肪变性程度明显减轻,脂滴数量减少,肝细胞体积变小,肝细胞内可见散在的大小不等的圆形脂肪滴,中央静脉及汇管区灶性脂肪变性。调脂积冲剂还能降低肝组织及血清中的甘油三酯和胆固醇含量,改善血液及肝组织中的各项指标,如TG、TC、AST、ALT、LDL、HDL等;显著降低全血黏度及血浆黏度,对低切、中切、高切、毛细血管及血浆黏度均有改善作用,提示调脂积冲剂具有显著的抗肝组织损伤和抗脂肪变性作用,可明显降低脂肪肝大鼠的血脂并改善其血液流变性,对脂肪肝有治疗作用。

潘教授认为,脂肪肝的发病机制主要是气滞血瘀,痰、食、湿、浊等病理产物聚结于肝脏,导致肝脂肪变性,治疗上可针对性地采用祛瘀化浊、消导行滞、疏理解郁之法。调脂积冲剂便是根据以上理论选药组方的,其由莪术、郁金、莱菔子、半夏、决明子、川朴、丹参、山楂、枳壳等组成,在临床上已普遍应用,并取得了较好的疗效,且尚未发现不良反应。本研究发现,应用调脂积冲剂进行干预后,大鼠肝组织的脂肪变程度和炎症程度明显减轻,肝组织TG含量降低,表明调脂积冲剂具有降脂作用,通过其对血脂、血压流变学各项指标的影响,证明其对复合因素导致的脂肪肝可以起干预作用。

(2) 为了探讨调脂积冲剂对脂肪肝大鼠胰岛素抵抗(IR)及游离脂肪酸(FFA)的影响,将SD大鼠随机分为4组,即空白对照组、模型对照组、易复善组、调脂积冲剂组。采用高脂乳剂建立大鼠脂肪肝模型,以易善复组为阳性对照,检测大鼠血清ALT、FFA、FBG,肝组织TC、TG,并采

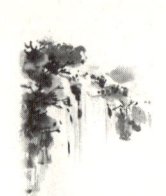

用放射免疫法测定大鼠血清胰岛素含量,同时采用稳态模式评估法(HOMA)评价大鼠胰岛B细胞功能。结果显示,与模型对照组相比较,调脂积组治疗后ALT、TG有显著改善,FFA有所改善,提示调脂积冲剂能改善脂肪肝大鼠的ALT水平,从而改善大鼠的肝功能。该颗粒剂还能同时作用于TG、FFA,以改善血脂水平。

为了观察调脂积冲剂对非酒精性脂肪肝模型大鼠肝组织及主动脉中脂质的影响,在进行以上实验时应用光学显微镜观察经HE染色的主动脉壁横切面及肝组织,结果显示,调脂积冲剂能减少非酒精性脂肪肝大鼠主动脉的脂质沉积,提示调脂积冲剂具有降低肝组织、主动脉的脂质沉积作用,提示其不仅对脂肪肝有防治作用,而且对动脉粥样硬化的防治也有一定作用。

IR指胰岛素在促进葡萄糖摄取和利用方面受损,机体细胞组织对胰岛素的敏感性或反应性降低的一种病理状态,亦在"二次打击"学说中的初次打击中起主要作用。FFA导致IR的机制为:抑制葡萄糖氧化,抑制葡萄糖进入细胞,抑制肌糖原合成,促进糖异生,对胰岛素信号传递通路的影响。有实验发现,肥胖小鼠的血清FFA水平是瘦小鼠的2倍。血浆FFA升高对胰岛素的整体活性具有抑制性的影响,并已在动物实验中得到证实。有学者提出,高游离脂肪酸血症是导致胰岛素抵抗的重要因素,FFA是导致胰岛素抵抗的直接原因。高FFA血症可抑制胰岛素PI3K信号通路而使骨骼肌对胰岛素介导的糖原储存及葡萄糖氧化减少,而胰岛素促进骨骼对葡萄糖的摄取利用是通过PI3K信号通路实现的。FFA也可以通过改变胰岛素受体信号而抑制胰岛素受体酪氨酸激酶活性,从而抑制胰岛素受体的表达和活性而导致胰岛素抵抗。FFA是机体的主要供能物质之一,脂肪细胞内TG在各种脂肪酶的作用下被水解为FFA和甘油并释放入血中被组织利用,FFA既是肝脏合成的底物,又是富含TG的脂蛋白水解产物。由本实验可见,FFA与TG存在正相关,符合两者在体内的相互转化。实验旨在以现代医学的发病机制来阐述调脂积冲剂治疗脂肪肝的相关机制及影响。以目前普遍接受的"二次打击"学说为模板,以其初次打击造成脂肪肝的相关机制为切入点,选以FFA与IR为观察指标,在病理结果证实大鼠脂肪肝模型成功形成以后,以上述两种指标为中心,观察调脂积冲剂对脂肪肝大鼠干预后的结果。

(3) 为了观察调脂积冲剂对高脂饮食诱导的脂肪肝大鼠的防治作用和对肝脏PPAR-CmRNA表达的影响,探讨其可能的作用机制。将SD大鼠随机分成空白组、模型组、易善复组、调脂积组4组,使用高脂乳剂制作模型,并分别给予对应药物。8周末处死实验大鼠,测定实验大鼠肝脏总胆固醇(TC)和甘油三酯(TG)含量,HE染色观察大鼠肝组织的病理变化,采用RT-PCR检测大鼠肝脏PPAR-CmRNA的表达,结果显示大鼠肝组织出现明显的脂肪变和炎性侵润。与模型组相比,调脂积组TG明显降低,肝组织PPAR-CmRNA表达显著升高,提示调脂积冲剂能增加肝脏PPAR-CmRNA的表达。

脂肪肝是肝细胞发生脂肪变性的一种脂类代谢紊乱性的疾病,是一种常见的临床现象,可由肝脏疾病引起,也可见于多种疾病,根据其轻重程度可分为单纯性脂肪肝、非酒精性脂肪肝(NAFLD)和肝硬化,最终甚至演变为肝癌。大量研究表明,NAFLD与胰岛素抵抗密切相关,且IR可能在NAFLD形成中起关键作用,而过氧化物酶体增殖物活化受体(PPARs)是一类能被过氧化物酶体增殖物激活的核内受体,PPARs的激活在对胰岛素抵抗的改善及脂质代谢中发挥重要作用。其中PPARC可通过与配体的结合、活化改善胰岛素抵抗,从而发挥降糖、抗炎作用。实验证明,调脂积冲剂能降低血清TC、TG、ALT、AST、LDL-C,升高HDL-C,从而改善胰岛素抵抗,调整脂质代谢,减少肝脏脂质沉积,减轻肝细胞脂肪变性,有效地改善脂肪肝。

通过调脂积冲剂对脂肪肝大鼠肝脏PPAR-CmRNA表达的实验研究,从分子生物学水平为调脂积冲剂治疗脂肪肝的有效性提供了依据。

(4) 为了研究调脂积冲剂对脂肪肝大鼠P_{450}ⅡE1表达的影响,将Wastar大鼠随机分为空白对照组、脂肪肝模型对照组、易善复治疗组、调脂积冲剂治疗组、六味地黄丸治疗组5组,采用酒精合并高脂乳剂建立大鼠脂肪肝模型,以易善复和六味地黄丸为阳性对照,测定血清TG、TC、AST、ALT、LDL、HDL,细胞色素P_{450}ⅡE1(CYP$_2$E1)免疫组化表达水平,肝重,肝脏系数并进行组织学检查。结果显示,模型对照组大鼠肝组织出现明显的脂肪变性,其血清中TG、TC、AST、ALT、LDL、HDL、肝指数

均高于正常组，HDL-C则低于正常组，证明调脂积冲剂能降低肝指数，降低TG、TC、AST、ALT、LDL、HDL的含量，升高HDL-C的含量，抑制CYP_2E1的表达。结论是调脂积冲剂可降低CYP_2E1的表达，能通过抗脂质过氧化减轻实验大鼠脂肪肝变性。

为了探讨调脂积冲剂对脂肪肝大鼠过氧化物酶体活化物激活受体(PPAR-α)及胰岛素抵抗的影响，在以上酒精合并高脂乳剂建立大鼠脂肪肝模型基础上，采用酶联免疫法测定大鼠血清胰岛素含量，采用稳态模式评估法(HOMA)评价大鼠胰岛B细胞功能，采用免疫组化法观察对大鼠肝组织PPAR-α的影响。结果显示，与模型对照组相比较，调脂积冲剂治疗组HOMA-IR、肝指数明显降低，HDL-PPAR-α明显增高，提示调脂积冲剂能改善脂肪肝大鼠的血脂、肝功能及胰岛素抵抗。

脂肪肝的发病机制至今尚未完全明确，目前多认同于以氧应激和脂质过氧化为轴心的"二次打击"学说。CYP_2E1是细胞色素P_{450}的酒精诱导形式，在非酒精脱氢酶氧化途径中起重要作用，有研究表明CYP_2E1表达增强与脂质过氧化及自由基生成增多有关。大鼠微粒体氧类的生成以及羟自由基的产生与CYP_2E1表达有密切关系，羟自由基是脂质过氧化反应的启动剂，高脂饮食可增加线粒体和微粒体对脂肪酸的氧化而导致氧应激，通过肝微粒体CYP_{450}酶系表达及调控使反应性氧(ROS)增多，后者与多价不饱和脂肪酸发生脂质过氧化反应，生成过氧化脂质(LPO)，不仅使内源性ROS增加、毒性增强，还可抑制抗氧化系的保护作用，通过活化1KK β途径引起脂肪肝的发生，导致肝损害。测定CYP_2E1水平可反映机体内脂质过氧化的程度，间接反映肝细胞损伤的程度。

胰岛素抵抗与血脂的调节在脂肪肝的形成过程中发挥了重要的作用。"二次打击"学说中的第一次打击为各种原因(如肥胖、2型糖尿病、脂代谢紊乱等)导致的胰岛素抵抗，游离脂肪酸增加，肝脏脂肪代谢障碍，从而使肝细胞内合成甘油三酯增加而输出减少，导致肝细胞脂肪变性，并使肝脏易受第二次打击。而研究表明，肝组织的PPAR-α被激活后，通过改善胰岛素抵抗可以延缓或控制脂肪肝的发生。PPAR-α和腺苷酸激酶被活化后，脂肪酸氧化作用加强，从而可以调节脂联素提高胰岛素敏感性的作用。

(5) 为了观察调脂积冲剂对非酒精性脂肪肝模型大鼠血清瘦素(LEP)和脂联素(APN)的影响,将雄性SD大鼠随机分为正常组、模型组、易善复组和调脂积组4组,使用高脂乳剂建立大鼠脂肪肝模型,观察各组大鼠肝指数、脂肪变性评分、炎症活动评分,并用ELISA法测定LEP和APN,HE染色观察肝脏病理变化。结果显示,与正常组比较,模型组大鼠肝指数升高,脂肪变性及炎症活动评分均明显升高,LEP升高,APN降低;与模型组比较,调脂积组大鼠肝指数下降,脂肪变性及炎症活动评分均明显降低,LEP明显降低,APN升高,提示调脂积冲剂能明显改善肝组织的脂肪变性,缓解炎性细胞浸润,降低血清瘦素水平,升高脂联素水平,可能是其治疗脂肪肝的作用机制之一。

LEP是机体脂肪组织的主要调节因子,LEP的发现改变了以往把脂肪组织单纯作为能量储藏库的观点。LEP缺乏和高水平的LEP最终均会导致脂肪肝的发生。由于机体对LEP的敏感性下降,LEP抑制胰岛素分泌的能力下降,加重了机体的胰岛素抵抗(IR)及高胰岛素血症,使肝脏摄取脂肪增加,肝细胞色素P_{450}ⅡE1(CYP_2E1)表达增加,导致肝细胞损伤,或诱导中性粒细胞和其他炎症细胞的聚集和浸润,形成脂肪肝。现有报道认为NAFLD时APN表达降低,NAFLD患者血清APN水平降低且伴有明显的IR。作为胰岛素的增敏激素,APN可以促进骨骼肌细胞的脂肪酸氧化和糖吸收,加强胰岛素对肝糖异生的抑制作用,是机体脂质代谢和血糖稳态调控网络中的重要调节因子。因此,血清APN升高可能有利于非酒精性脂肪肝的控制,这很可能与脂联素能促进肝脏及周围胰岛素敏感性、降低血清脂肪酸水平并增加肌肉中的脂肪酸氧化有关。炎症是单纯性脂肪性肝病发展为脂肪肝、肝硬化进程中的关键机制,低脂联素水平是NAFLD肝脏脂肪变性和炎症的独立影响因素,可能与B细胞功能障碍、肝脏坏死性炎症及纤维化的发生有关。NAFLD大鼠血清APN水平与肝脏病理脂肪变性、炎症评分具有相关性,使血清APN水平检测可能成为判断NAFLD炎症改变及其严重程度的血清学指标,也可用于脂肪肝预后的判断。实验结果提示,调脂积冲剂治疗脂肪肝的作用机制可能通过调节APN的抗炎能力、增加胰岛素的敏感性等途径实现,对NAFLD起一定的保护作用。

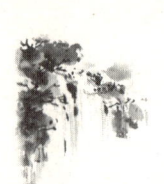

（6）为了观察调脂积冲剂治疗非酒精性脂肪肝的临床疗效，将非酒精性脂肪肝患者随机分为治疗组和对照组，分别予调脂积冲剂和荷丹片口服，观察两组治疗前后的肝功能、血脂和B超情况。结果发现，与治疗前相比，治疗后两组的ALT、AST、GGT均有明显改善，TG、TC及各项指标均有好转，且调脂积治疗组的症状积分改善率优于对照组，肝脏B超的影像学正常率也优于对照组，提示调脂积冲剂对非酒精性脂肪性肝病患者有较好疗效。

为了探讨调脂积冲剂对非酒精性脂肪肝患者体内脂肪分布的影响，本临床实验中记录并比较了两组治疗前后在双能源X线下体内脂肪的分布。结果显示，治疗组治疗后表现为左半身、右半身、大腿、躯干脂肪减少，对照组治疗后表现为左半身、右半身、躯干脂肪减少；两组相比较，治疗组右半身、躯干脂肪减少更为明显，提示两种药物均能减轻人体脂肪。按照体内脂肪分布的划分，调脂积冲剂在减少人体右半身、躯干脂肪方面优于荷丹片。

脂肪肝归属中医的胁痛、积聚等范畴，其病机特点是痰、瘀、脂、食、气互相胶结的病理状态，实乃五积致病。基于此认识，调脂积冲剂以莪术、生山楂、金钱草、虎杖活血化瘀，莱菔子、半夏、川朴、泽泻行气化浊，郁金、枳壳、白蔻仁行气解郁，以达祛瘀化浊、消导行滞、疏理解郁的功效。其中莱菔子、枳壳、川朴为临床常用的消积化浊的药对，凡见舌苔厚腻浊满布者必用。通过对临床实验的观察及资料收集，为调脂积冲剂治疗脂肪肝提供了依据。

（7）为了探讨调脂积冲剂对脂肪肝性肝纤维化大鼠相关因子的影响，采用复合方式（高脂饲料＋CCl_4）建立大鼠脂肪肝性肝纤维化模型，将Wastar大鼠随机分为4组，即调脂积冲剂治疗组（调脂积组）、阳性对照组（易善复组）、正常组和模型组，观察调脂积冲剂对实验大鼠的血液及肝组织各项指标如丙氨酸氨基转移酶（ALT）、天门冬氨酸氨基转移酶（AST）、透明质酸（HA）、Ⅲ型前胶原（PCⅢ）、干扰素1（IFN-1）、转化生长因子-β1（TGF-β1）、血小板衍化生长因子（PDGF）及肝组织病理，结果发现，模型组各项指标均高于正常组。调脂积冲剂可减轻肝损伤和肝纤维化变性程度，显著降低血清中ALT、AST、HA、PCⅢ的含量，减少机体对

TGF-β1、PDGF、IFN-1的释放。肝组织病理检查发现,调脂积组和易善复组大鼠的病变较模型组普遍为轻,肝细胞变性以少量空泡变性为主,肝细胞坏死以点状坏死为主,汇管区及周围有少量纤维组织增生,小叶结构存在,肝纤维化程度明显轻于模型组,提示调脂积冲剂可减少脂肪肝性肝纤维化模型鼠炎性介质的释放,降低血液及肝组织中TGF-β1、PDGF的产生,增加IFN-1的表达,减轻肝细胞变性坏死,抑制汇管区和汇管区周围纤维化的形成。

肝纤维化是多种慢性肝病病情发展的共同病理基础,脂肪肝引起肝细胞持续损伤后,肝细胞外基质合成、降解失衡导致纤维组织过度增生沉积,形成纤维化。肝纤维化、肝硬化及肝癌是脂肪肝疾病进展的不同阶段,在脂肪肝性肝纤维化的病理进程中,其中心环节是星状细胞的活化和分泌大量促纤维化细胞因子,并向成纤维样细胞和成纤维细胞转化,导致大量细胞外基质合成,而HA、PCⅢ、IFN-1、TGF-β1、PDGF是参与这个过程的重要细胞因子。通过对以上相关因子水平的研究,对调脂积冲剂治疗和预防脂肪肝提供了支持资料。

(8)通过观察调脂积冲剂对高脂饮食诱导的肥胖大鼠的减肥降脂作用,并观察其对真胰岛素、游离脂肪酸(FFA)及肝组织胰岛素受体底物-1/-2(IRS-1、IRS-2)mRNA表达的影响,探讨调脂积冲剂改善胰岛素抵抗的相关减肥机制。将雄性SD大鼠分为正常对照组和模型组,7周后,选出高于正常组体重20%的肥胖大鼠,并测量身长、计算Lee's指数,再随机分为调脂积冲剂组、荷丹片组及肥胖模型对照组。对调脂积冲剂组、荷丹片组大鼠分别给予相应剂量的调脂积冲剂、荷丹片混匀药液,对肥胖模型对照组大鼠则给予相应剂量的生理盐水。给药5周后,为大鼠称体重,测体长,计算Lee's指数,测定TC、TG、FFA、FBG含量,用ELISA试剂盒测空腹真胰岛素,用实时荧光定量RT-PCR检测肝脏胰岛素受体底物-1/-2 mRNA的表达水平。结果显示,与肥胖模型对照组相比,调脂积冲剂组大鼠的体重,Lee's指数,血清TC、TG、FFA水平均明显降低,血清真胰岛素水平也明显降低,肝脏组织胰岛素受体底物-1(IRS-1)mRNA的表达水平明显增高,但肝脏胰岛素受体底物-2(IRS-2)mRNA的表达水平与肥胖模型组大鼠无明显差异,提示调脂积冲剂对肥

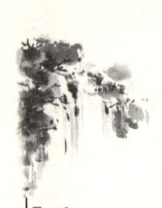

胖大鼠具有减轻体重的作用,可以降低肥胖大鼠血清FFA,这可能是其治疗肥胖的作用机制之一。

能量摄入与消耗的平衡是保持正常体重的关键;而肥胖是常见的能量失衡状态,并伴有糖、脂肪、蛋白质以及水盐代谢异常。随着人们生活水平的不断提高、饮食结构的变化,单纯性肥胖的发病率日益增加,已成为21世纪亟待解决的卫生和社会问题。单纯性肥胖多由遗传和环境等多种因素的共同作用所致,其中,过多进食高脂、高糖食物起着非常重要的作用。所以,建立一种符合人群生活规律的肥胖模型,对于肥胖的研究与治疗具有重要的现实意义。

由于人类肥胖发生发展的自然过程较长,使得以人作为研究对象进行单纯性肥胖的研究受到很大程度的限制,因此,通过实验的方法诱发动物肥胖,已经成为肥胖研究的重要手段之一。在作为研究对象的肥胖动物模型中,饮食性肥胖大鼠与人类肥胖具有较好的可比性,高脂饲料配方作为大鼠的高热量来源与高脂人群的膳食结构更加贴近,是目前肥胖研究中较为理想的方案。为此,我们应用高能量、高脂肪饮食建立大鼠营养性肥胖的动物模型,能在一定程度上复制人类单纯性肥胖的发病实况。

潘智敏教授认为,随着社会经济的发展,人类的饮食结构发生了很大的变化,社会压力也不断增加,再加上江南气候环境多湿等特点,肥胖以实者居多,特别是气、食、脂、痰、瘀起着重要作用;随着年龄的增长及久病致虚,也可能有虚实夹杂者。

饮食为营养之源,恣食膏粱厚味,毫无节制,往往导致脾胃运化功能失常。《医方论》指出:"人非脾胃无以养生,饮食不节病即随之,多食辛辣则火生,多食生冷则寒生,多食厚味则痰湿聚生。"现代人的生活节奏日益加快,饮食结构有了较大变化,饮食中富含较多的脂肪,同时,饮酒也作为一个不可忽视的问题日益突显。《医方类聚》认为"酒有大热,大毒";清代王燕昌认为"好酒者多上热下湿、痰积",故饮食无节制或偏嗜均可引起食、脂、痰、瘀等积滞。《灵枢·五癃津液别》说"五谷之津液,和合而为膏,内渗于骨空,补益脑髓,而下流于阴股",指出正常膏脂营养周身,但当摄食过多或转输、利用、排泄失常时,则变生痰浊,膏脂内癖,积于血液、肝脏、皮下，形成脂积。《素问·阴阳应象大论》谓："人有五脏化五气，以生喜怒悲忧恐。"随着社会竞争的加剧，因情志异常导致的疾病日益增多，七情致病既可直接伤及内脏，导致脏腑功能紊乱；也可引起气机升降失调，影响水液代谢和血液运行而生痰、瘀。《医林绳墨》朱丹溪曰："气也，常则安，逆则祸，变则病，生痰动火，升降无穷，燔灼中外，血液稽留，为积为聚。"现代有研究发现，痰湿型肥胖患者往往存在血清胆固醇、甘油三酯、低密度脂蛋白含量增高，血液黏稠度升高，甲皱微循环障碍，故有痰湿、血瘀、脂质沉积等病理变化。所以在肥胖的治疗上，潘教授特别重视化痰利湿与活血化瘀相结合、消积导滞与疏理解郁相结合的原则，常取得显著的临床疗效。调脂积冲剂中的主要药物都有较好的降脂、抗氧化、减轻体重作用，在临床上治疗肥胖效果较好，前期临床研究认为其可用于治疗腹型肥胖，达到减轻体重，降低BMI，减少脂肪含量，降低TC、TG、LDL水平的目的，即具有减肥、调脂等作用。

胰岛素受体底物-1/-2是胰岛素受体底物（IRSs）的家族成员之一，目前已发现有6个IRSs（从IRS-1到IRS-6），其中对IRS-1、IRS-2的研究最多。

IRS-1与胰岛素信号转导：IRS-1是首先发现的胰岛素受体底物，它在体内分布较广泛，胰岛素作用的所有外周组织如骨骼肌、脂肪、肝脏等均有分部，所以，IRS-1所致的IR主要为外周抵抗。肝脏是IRS-1表达和胰岛素作用的一个重要的靶组织，研究发现，自发性2型糖尿病大鼠肝脏内IRS-1的蛋白表达较对照组明显减少，并且业已证实该模型存在肝脏组织内的IR，提示IRS-1减少可能是肝脏产生IR的机制之一。

IRS-2与胰岛素信号转导：IRS-2首先是作为IL-4信号转导通路的受体底物被发现的，其在体内的分布也很广泛，但主要在肝脏和胰腺B细胞大量表达。IRS-2缺陷所诱发的IR主要发生在肝脏。刘小美等观察中药干预2型糖尿病大鼠的实验时，糖尿病大鼠肝脏、骨骼肌和脂肪组织的IRS-2mRNA及蛋白表达均下降，提示IRS-2基因表达的降低可导致外周胰岛素抵抗。

（唐黎群整理）

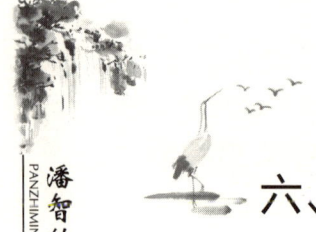

六、潘智敏教授辨治消渴证的经验

潘智敏教授临床辨证用药多有特色,且多见效,现简要介绍其临床治疗消渴证的经验如下。

1. 消渴证的病机及治法

经典文献对消渴证多以上消、中消、下消论之,《石室秘录》亦云:"消渴之证,虽分上、中、下,而以肾虚致渴则无不同也。"这里说明消渴证虽有肺燥、胃热、脾虚、肾虚之分,但其根本在于肾阴亏虚。然而这并不完全符合临床实际,因消渴证患者不一定所有症状都具备,某些患者甚至可以毫无症状。现代糖尿病的主要病因是饮食劳倦,因为生活优裕,过食膏粱厚味、辛辣煎炒之品易炼津耗液,加之工作伤神劳形,长期保持不良的生活习惯,从而促成了消渴证的形成。潘教授认为,治疗消渴证不能只用滋补肾阴,应重视结合消渴证的现代病理机制以及现代医学诊断指标,充分考虑到消渴证患者存在胰岛素分泌功能紊乱、微循环障碍以及神经系统病变,其中,胰岛素分泌功能紊乱与肝脏疏泄失常有着密切的关系,血瘀、肝气郁结又使得消渴证出现微循环障碍和神经系统病变。在诊治过程中,应把握消渴证的病变规律和临床特点,把疏肝活血贯穿于始终。

1.1 疏肝理气化浊

在临床上,潘教授发现现代消渴证患者多生活富裕,饮食不节,恣食肥甘,久则易致痰湿内生而壅遏中土,土壅木郁,木郁不达则化火,日久伤阴。另外,因消渴证病程较长,病情缠绵,非朝夕可愈,长期过度的精神刺激易导致郁怒伤肝,肝气郁结,郁久化火,火热炽盛,上灼胃津,下耗肾液,加之肝之疏泄太过,肾之闭藏失司,则火炎于上,津液泄于下,"三多"之症随之而起。潘教授认为消渴证不论涉及何脏,肝脏的病理变化总是斡旋其间,说明消渴证与肝有不可分割的联系。现代医学亦认为,肝脏存在许多物质代谢所必需的关键酶,是机体糖、蛋白质、脂类、维生素等物质代谢必不可少的器官。尤其是糖代谢,肝脏是机体释放、利用、储存葡萄糖的重要场所,被誉为"人体血糖的双相调节室"。有鉴于此,潘教授认为肝郁为消渴证的主要病因之一,且当今消渴证患者多有过食膏粱厚味、辛辣煎炒之品之习,故遣方用药常以疏肝理气化浊为主,亦即疏肝达脾,多用莱菔子、枳壳、川朴疏肝理气化浊,郁金、佛手、合欢皮、陈皮、夜交藤、白芍等调畅肝气,唯独少用传统疏肝药物如升麻、柴胡。潘教授认为,肝体阴而用阳,肝肾同源,消渴证患者一般年龄偏大,脏腑精气衰减,以本虚为主,不耐柴胡、升麻等升发耗津之品,恐其耗伤肝阴,同时劝告患者怡悦心志,注意精神调适。

1.2 活血化瘀通络

消渴证作为慢性疾病,因虚至极常导致脏腑受损或并发他症,或因久病入络导致络瘀脉损(络瘀相当于现代医学的微血管病变,脉损相当于现代医学的大血管病变)。若瘀血阻滞心脉或脑之络脉,表现为头晕目眩,语言不利,半身不遂;若瘀血阻滞经脉,表现为手足麻木疼痛,肌肤不仁或口眼歪斜;若瘀血阻滞眼之脉络,可见眼花目眩,视物昏蒙或云雾遮睛,视力减退。清代唐容川在《血证论·发渴》中说:"瘀血发渴者,以津之主,其根出于肾水……有瘀血则气为血阻,不得水升,水津因不能随气上布。"《医林改错》谓:"元气即虚,必不能达于血管,血管无气,必停留而瘀。"可见,瘀血是导致消渴证及其并发症的主要病因病理。现代研究也表明,消渴证络瘀脉损者绝大部分有凝、黏、聚、浓等血液流变学变化。潘教授认为,瘀血证在临床上十分常见,消渴证并发高血压、脑血管病变、冠心病、视网膜病变、末梢神经炎时普遍存在瘀血现象,故治疗应据证立法,提高疗效,即使在消渴证前中期瘀血尚未形成时亦当疏其气血,令其调达,防患于未然,故活血化瘀通络应该贯穿于消渴证治疗的始终,广泛应用于消渴证并发症的防治上。同时,潘教授认为活血通络并非一味地破血逐瘀,应充分顾及消渴证的发病根本——阴虚燥热,防止犯虚虚之戒。活血化瘀亦应强调辨证论治,血热致瘀应凉血活血,气虚致瘀应益气活血,气滞血瘀则应理气活血,随证治之。潘教授临床多用王不留行、鬼箭羽、虎杖根、当归、路路通、鸡血藤、丹参、赤芍、桃仁、红花等活血不伤正兼养血之品,以防温燥伤阴,而达水增舟行之目的。

2. 病案举例

患者女,48岁,有慢性胆囊炎、胆囊结石病史及子宫肌瘤切除史,无家族遗传病史。最近几个月因工作压力大,常出现情绪低落、易怒、多梦,为求中医治疗,来院就诊。

诊查:体形肥胖,口唇瘀紫,善太息,口干口苦喜饮,时有胁肋隐痛不适,头晕目眩,夜寐差,小便量多。餐后血糖13.7mmol/L,尿糖(+++)。舌质偏红,舌苔薄黄稍腻,舌下络脉紫暗,脉弦细略数。

中医辨证:患者精神长期紧张,致肝气郁结,情志不畅,则头晕目眩,善太息;肝郁生热,耗津灼液,久则络脉瘀阻,表现为口唇瘀紫,口干口苦,舌下络脉紫暗,且时有胁肋隐痛不适。证属肝郁血瘀,兼有湿滞。

治则:疏肝理气,活血化瘀,通络化湿。

处方:决明子30g,生麦芽30g,莱菔子30g,郁金9g,川芎9g,当归9g,红花9g,赤芍9g,虎杖根30g,玉米须30g,桑葚子30g,猪苓30g,茯苓30g,黄芪9g,地骷髅30g,金钱草30g,防己9g,7剂。

医嘱:注意合理饮食。

二诊:1周后复查餐后血糖9.1mmol/L,尿糖(++),夜尿减少,胁肋隐痛不适、头晕目眩明显好转,已无口苦,但仍有口渴,故原方去决明子、生麦芽、金钱草,加焦栀子9g,知母9g,继服7剂。

三诊:复查餐后血糖5.3mmol/L,尿糖阴性,口渴不明显,舌质红,舌苔薄黄,脉弦细,诸症改善,唯入寐稍难,上方加入代代花、茯苓、柏子仁继服7剂,以疏肝安神,改善睡眠,巩固治疗,并嘱其调畅情志,注意劳逸结合,控制饮食。随访至今,血糖、尿糖控制稳定,未见反复。

(龙丹整理)

七、潘智敏教授辨治恶性肿瘤的经验

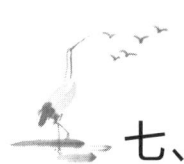

恶性肿瘤的发病率和死亡率均较高,目前已成为临床的常见病和多发病,严重威胁着人们的生命和健康,因此,如何防治恶性肿瘤已成为医学研究中的难点、重点和热点。但到目前为止,人类对恶性肿瘤发生、发展和转移的机制还未十分明了,虽然其治疗方法很多,但存在疗效不佳、毒副作用大等缺陷,彻底根治存在困难,因此防治恶性肿瘤的道路漫长而遥远。中医在防治恶性肿瘤方面虽然有一定的优势,但也存在不少缺陷,并缺乏统一的认识和治疗方法。潘智敏教授就中医治疗恶性肿瘤的热点、难点和存在的问题等阐述了独特的看法。

1. 中医治疗恶性肿瘤的疗效

国内应用中医中药治疗恶性肿瘤虽然已有50余年的历史,但到底有多少客观疗效、到底能不能延长晚期肿瘤患者的生存期,目前在这些方面还缺乏大样本的临床对照研究,尚无定论。虽然在细胞、动物实验研究中发现许多中药有较好的抗肿瘤作用,但对人体的抗肿瘤疗效却没有明确的数据。要想让中医药治疗恶性肿瘤走向世界,就需要中医同行做好提高疗效的工作。回顾中医治疗恶性肿瘤几十年的文献报道,可以发现中医药作为恶性肿瘤的综合治疗手段之一,其疗效可概括为减轻症状、延长生命、预防复发、解毒增效等方面。单纯应用中药缩小肿瘤的概率较低,其可能的优势在于提高患者的生活质量,延长患者的生存期,与肿瘤共存。

2. 恶性肿瘤的中医证型

有关恶性肿瘤的中医证型分类研究文献报道很多,但有时对于同一种肿瘤,每位医家的证型分类也各不相同,可谓仁者见仁,智者见智,至今很难统一,这给中医治疗恶性肿瘤的研究带来了困难。恶性肿瘤中医

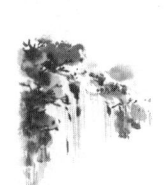

证型的研究始于新中国成立后,至今已有几十年,在高等教育教材中均采用对同一种肿瘤分几种证型的形式。在中医发展的2000余年中,古代医家几乎没有对疾病进行过证型研究,如医圣张仲景撰写的《伤寒杂病论》认为某一疾病在发生、发展的过程中可出现各种主证和变证,主张"观其脉证,随证治之"。古代医家认为治疗疾病是一个动态的过程,不应对某一疾病作出固定的、单一的、机械的证型分类,否则就不能全面反映疾病的发生、发展、转归等规律,不利于主动把握病情的变化,这种线性思维方法不符合中医临床的非线性思维特点。综观历代医家的临床思维特点,是从病证出发,紧紧抓住症候的发展变化和病机转归灵活应变,处方用药。鉴于以上考虑,中医治疗恶性肿瘤也应该从患者的症候出发,抓住主要病机,并结合症候的动态变化随证治之。中医临床的精华在于辨证施治,对于同一种肿瘤,不同患者所反映出来的证型可能完全不同;反之,对于不同的肿瘤,某些患者所反映出来的证型可能完全相同,另外,肿瘤的各种证型往往互相交叉,错综复杂。现代医学治疗恶性肿瘤逐渐注重个体化方案,寻找个体化的分子靶向治疗,取得了不少成果,这与中医的辨证施治不谋而合。在治疗恶性肿瘤方面中西医两套医学理论逐渐接近,也反证了中医机械的证型分类存在着一定的缺陷。

3. 恶性肿瘤的病因病机

对于恶性肿瘤的病因病机,国内各家众说纷纭,潘教授对其有自己的认识和总结。

3.1 邪积蕴毒是肿瘤发生的关键因素

邪积蕴毒是肿瘤发生的关键因素。华佗《中藏经》明确指出"夫痈疽疮肿之所作也,皆五脏六腑蓄毒不流则生矣,非独因荣卫壅塞而发者也",说明肿瘤非一般的气滞血瘀、痰聚热结等所致,而是瘀痰湿热等邪积滞日久蕴毒而成。《诸病源候论·卷三十一·恶核肿候》曰:"恶核者,肉里忽有核,累累如梅李,小如豆粒……此风邪夹毒所成。"宋代杨士瀛在《仁斋直指方》亦认为"癌者上高下深,岩穴之状,毒根深藏,穿孔透里"。《外科正宗·脏毒论第二十九》认为"夫脏毒者,醇酒厚味,勤劳辛苦,蕴毒流注肛门,结成肿块",进一步认识到肿瘤为邪积蕴毒所致,并具有穿孔、透里、流注的转移特性。中医认为癌毒系在人体脏腑功能失调、外感六淫、内伤七情、饮食不节、劳逸失度等因素的综合作用下,导致正气亏虚、气滞血瘀、痰湿凝聚、火热内积,日久邪积蕴毒所致。综上所述,肿瘤属于中医的特殊积证,为人体正气亏虚、瘀、湿、痰、寒、热等内积,日久蕴毒所致,故邪积蕴毒是肿瘤发生发展的关键。仅有正虚,未必成积;仅有邪积,未必蕴毒成癌;若有癌毒,必为邪积日久蕴积而成,可见肿瘤的基本病理为虚、积、毒。

3.2 正气亏虚是肿瘤发生的内在因素

恶性肿瘤大多属于中医积证的范畴,诸有形而坚着不移者为积。"积证"之名首见于《灵枢·百病始生》:"是故虚邪之中人也……留而不去,传舍于肠胃之外,募原之间,留著于脉,稽留而不去,息而成积。"《灵枢·五变》亦认为:"人之善病肠中积聚者……皮肤薄而不泽,肉不坚而淖泽。如此,则肠胃恶,恶则邪气留止,积聚乃伤。"至《难经·五十六难》正式提出五积理论:"肝之积名曰肥气,心之积名曰伏梁,脾之积名曰痞气,肺之积名曰息贲,肾之积名曰贲豚。"正气亏虚是肿瘤(积)发生的内在因素,正如《素问·评热病论》所言:"邪之所凑,其气必虚。"《素问·刺法论》亦曰:"正气存内,邪不可干。"2000多年前我国医学已认识到肿瘤同其他疾病一样,也是正气虚于内,邪毒乘虚侵犯五脏六腑蕴发而成。金元易水学派创始人张元素《活法机要》曰:"壮人无积,虚人则有之。"《景岳全书·积聚》谓:"凡脾肾不足及虚弱失调之人,多有积聚之病。"《医宗必读》认为:"积之成也,正气不足,而后邪气踞之。"《外证医案汇编·乳岩附论》认为:"正气虚则成岩。"后世医家通过大量的临床实践进一步证明和阐述了正气亏虚是肿瘤发生的内在因素。

4. 恶性肿瘤的中医治则

恶性肿瘤的基本病理是积、毒、虚并存,如正气亏虚,但无瘀、湿、痰、寒、热之邪聚,则不能成积;如瘀、湿、痰、寒、热之邪积未日久蕴毒,也不能成癌,即积、毒、虚缺一不可。《素问·阴阳应象大论》曰:"治病必求于本。"根据恶性肿瘤的上述病机病理,其治疗原则应为祛积攻毒,扶正补虚。治疗过程中要注重攻毒扶正之宜,需防扶正敛毒或攻毒伤正,正如

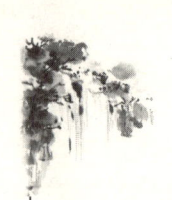

《景岳全书》云："治积之要,在知攻补之宜,而攻补之宜,当于孰缓孰急中辨之。凡积聚未久,而元气未损者,治不宜缓,盖缓之则养成其势,反以难制,此其所急在积,速攻可也。若积聚渐久,元气日虚,此而攻之,则积气本远,攻不易及,胃气切近,先受其伤,愈攻愈虚,则不死于积而死于攻矣,此其所重在命,不在乎病,所当察也。"《医宗必读》进一步提出了恶性肿瘤初、中、末期的治疗原则："愚谓积之成也,正气不足,而后邪气踞之……邪气日昌,正气日削,不攻去之,丧亡从及矣。然攻之太急,正气转伤,初、中、末之三法,不可不讲也。初者,病邪初起,正气尚强,邪气尚浅,则任受攻;中者,受病渐久,邪气较深,正气较弱,任受且攻且补;末者,病魔经久,邪气侵凌,正气削残,则任受补。盖积之为义,日积月累,匪伊朝夕,所以去之,亦当有渐,太亟则伤正气,正气伤则不能运化,而邪反固矣。余尝制阴阳二积之剂,药品稍峻,用之有度,补中数日,然后攻伐,不问其积去多少,又予补中,待其神壮,则复攻之,屡攻屡补,以平为期,此余独得之诀,百发百中者也。"这与现代医学对恶性肿瘤进行分期治疗的方法十分吻合。另外,肿瘤切除术后机体气血亏虚,易再次积邪或留有余毒,中医治疗当以扶正补虚为本,佐以祛积攻毒之品,以防复发或转移;术后康复期虽无癌毒,也当扶正补虚,佐以祛积,积去则无以蕴毒成癌。总之,扶正、祛积、攻毒是治疗恶性肿瘤的基本大法。扶正之法,不外乎益气补血,滋阴补阳;祛积之法,分为清热、散寒、化痰、祛湿、化瘀、软坚等;攻毒之法,根据热毒、寒毒、痰毒、湿毒、瘀毒之别,随证攻之。常见的肺癌多以热瘀毒为主,肝癌以湿热瘀毒为主,患积的脏腑不同,癌毒也异。

中医药作为恶性肿瘤综合治疗的手段之一,应将祛积、攻毒、扶正作为基本原则。广义的祛积攻毒可包括现代医学的手术、放疗、化疗、分子靶向治疗等,广义的扶正可包括现代医学的免疫治疗、营养支持治疗等。在祛积攻毒方面,中药力薄,疗效持久,毒副作用小;西药力强,见效快,但毒副作用大。扶正补虚是中医治疗恶性肿瘤的优势,大量的临床和实验研究发现,扶正与祛积攻毒相结合比单纯祛积攻毒疗效好,因为癌毒是一种特殊的病邪,可强烈耗损机体的正气,癌症患者肯定有正虚的一面,只是不同的阶段其程度不一而已,因此,中医在恶性肿瘤的综合治疗中特别重视扶正补虚治疗。另外,采用现代医学手段治疗恶性肿瘤也可不同程度地耗损正气,如手术可耗气动血伤津,化疗可导致脾肾二虚、气血亏虚,放疗可导致气阴二虚,分子靶向治疗可导致机体阴津损伤等,如果能在治疗过程中配合中医的扶正治疗,就可起到减毒增效的功效。根据临床辨证,补脾可用生芪、白术、薏苡仁、山药、党参、黄精等,补肺肾阴虚可用山海螺、天冬、女贞子、生地黄等,补肾阳可用淫羊藿、菟丝子、枸杞子、补骨脂、巴戟天等,补气血亏虚可用黄芪、当归、制何首乌、鸡血藤、绞股蓝等(其中鸡血藤有升白细胞作用,绞股蓝有抗血小板减少之力),这些都是中医的扶正补虚手段。

5. 恶性肿瘤不同阶段的中医治疗

目前对早中期恶性肿瘤的治疗仍以现代医学手段为主,而中医药在晚期肿瘤的治疗方面有较大的优势。早期肿瘤手术后既有正虚的一面,也可能留有余毒,中医治疗的策略以扶正为主,佐以祛积攻毒、修复正气、祛除余毒,以防复发。中期肿瘤的现代医学治疗手段以放化疗为主,中医配合治疗可起到增效减毒的作用。肿瘤化疗早期,患者脾胃运化和气机受遏,当以运脾化湿为主;化疗后期,患者脾肾受伐,气血亏虚,当以健脾补肾、益气养血为主。肿瘤放疗后多有耗气伤阴、瘀热内积,中医治疗当以益气养阴、清热化瘀为主。分子靶向治疗后多有耗气伤津、热毒内积,中医治疗当以益气养阴、清热解毒为主。晚期肿瘤患者正气亏虚明显,邪毒严重,中医治疗当以扶正为主,辅以祛积攻毒,争取与瘤共存,减轻痛苦,延长生存期。肿瘤治疗应以中医辨证论治为主,适当考虑中药的药理,如鸡血藤既可补血,又可抗肿瘤,可用于各种肿瘤;莪术、三棱、郁金、丹参、王不留行具有活血祛瘀抗癌作用,夏枯草、浙贝、陈胆南星、牡蛎、海藻等具有化痰软坚抗癌作用,白花蛇舌草、三叶青、藤梨根、半枝莲、半边莲、七叶一枝花、白毛藤等具有清热解毒抗癌作用,砒霜、蜈蚣、守宫、蛇六谷等具有以毒攻毒抗癌作用。

(袁国荣整理)

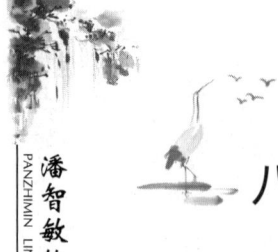

八、潘智敏教授辨治血证的经验

血证又称血病、失血,是指血液不按常道,上溢于口鼻诸窍,或下泄于前后二阴,或渗出于皮肤所形成的一类出血性疾病,包括便血、呕血、咯血、尿血、鼻衄、紫斑等。中医治疗血证有较好的疗效,潘教授临床治疗血证多年,现将一些治疗心得简述如下。

1. 血证的病因病机

血证可由感受外邪、情志过极、饮食不节、劳倦过度、久病或热病等多种原因导致,其病机可分为火热熏灼,迫血妄行及气虚不摄,血溢脉外两类。

1.1 感受外邪

外邪侵袭或热病损伤脉络均可引起出血,其中以热邪及湿热所致者为多,如风、热、燥邪损伤上部脉络可引起衄血、咯血、呕血,热邪或湿热损伤下部脉络则引起尿血、便血。

1.2 情志过极

情志不遂,恼怒过度,肝气郁结化火,肝火上逆犯肺可引起衄血、咯血;肝火横逆犯胃则引起呕血。

1.3 饮食不节

饮酒过多以及过食辛辣肥腻食物,滋生湿热,热伤脉络,可引起衄血、咯血、呕血、便血;或损伤脾胃,脾胃虚衰,血失统摄,可引起呕血、便血。

1.4 劳欲体虚

劳欲过度或久病体虚,可导致心、脾、肾气阴的损伤,若损伤于气,则气虚不能摄血,以致血液外溢而形成衄血、呕血、便血、紫斑;若损伤于阴,则阴虚火旺,迫血妄行而致衄血、尿血、紫斑。

2. 血证的治疗

2.1 治疗原则

根据血证的病机特点,其治疗原则可归纳为清热理瘀止血、益气理瘀止血两类。实火者当清热降火,理瘀止血;虚火者应滋阴降火,理瘀止血;气虚者根据不同的脏腑,予以益肺、健脾、补肾等治疗。

血证必伴瘀证,故治疗当止血兼顾理瘀,如一味止血,必导致血瘀经脉,加重血离脉络,或阻碍新血生成。可选用止血理瘀之品,如茜草、地榆炭、侧柏炭、仙鹤草、花蕊石、藕节炭、生大黄粉、三七粉、蒲黄炭、炒槐米、白及等,止血而不留瘀,化瘀而不动血。

2.2 临证用药特点

2.2.1 治血必先治气

从阴阳角度来说,气为阳,血为阴,阴阳互根互用,两者关系极为密切,故治疗血证应遵循"治血必先治气"的原则。因为气为血之帅,气行则血行,气结则血瘀,气虚则血脱,气盛可迫血妄行,气不谧则血难宁。气有余便是火,火盛可迫血妄行,动络失血,故治疗宜先降其气,即降其火。对气有余者,多采用行气、降气之法调治,这是治血必先理气之法;气不足即气虚者,气虚不摄血易产生血脱之症,可造成血脱气溃而危及生命,此时血去不能补阴,而在于存阳即气,故必先补气,则可达到留得一分气,即留得一分血,留得一线生机,血留气存,气血就有了生化之机。清代赵献可曰:"盖有形之血不能速生,无形之气所当急固,无形而能生有形也。"这也充分说明了治血脱者应先益气,补无形生有形也。由上可推断,血证不论虚实,治气确实可达到治血的目的。

2.2.2 止血药多选用炒炭的炮制方法

中药经炒炭后可以增强药物的止血作用,加强收敛之性,亦能制药性辛散之弊,减弱或消除药物的寒凉之性,缓和某些药物的峻下之猛,利于中焦脾胃吸收。如寒热夹杂或兼体虚之人发生血证时当寒热并用,若用寒凉之药,又恐其寒凉助寒妨虚,而去其寒凉又不可,则应炒炭,以减其寒凉之性,如此既能寒凉清热,又不助寒不妨虚。然血证用炭剂亦有不相宜者,如实热火证之出血,需用苦寒之剂直折其火势,此时不宜炒炭,否则会减其苦寒之性,不能泻其火邪;又如血热妄行之证,宜用犀角地黄汤、小蓟饮子等以凉血止血,方中生地黄、侧柏叶、小蓟等药物不需炒炭,以免减弱其凉血之功。

2.2.3 止血当兼顾祛瘀,使血止而不留瘀

血证多有瘀,在重用凉血止血或收敛止血药时应配合使用活血化瘀药,以防瘀滞。凡瘀血未尽者,虽正气已虚,亦不可骤补,治疗仍应以祛瘀血为主,临证可用小蓟炭、三七、藕汁、荆芥炭、山楂炭、制大黄、川芎、阿胶、血余炭等止血而不留瘀的一二味药。血动多由热迫所致,故应祛瘀血,用性味偏凉之药,每选生地黄、赤芍、牡丹皮等凉血清热之品。凡血从上溢者,是血逆而上行,每用牛膝、童便之属,引而下之,临证时尤应多用三七,三七既是"止血之圣药",又是"化血之圣药",化瘀血而不伤新血,以治呕血者,愈后必无他患。

2.2.4 急则治标,缓则治本

临证时常采用止血、祛瘀、补虚三步法。血证初起,唯以止血为第一要法;血止之后其离经之血则为瘀血,故以消瘀为第二法;止血消瘀之后又有血虚、阴虚之患,以补虚为收功之法。止血不忘补虚贯穿着"保津救阴"的原则,常用大量养阴药顾护肺津、胃阴、肾液,故必用甘寒甘润之品,如用石斛养胃阴,熟地黄滋肾阴。石斛"甘淡、微寒……清肾中浮火,而摄元气,除胃中虚热,而止烦渴",清中有补,补中有清;沙参、麦冬体现了"养胃土之津以生金"的思想。同时上述三法并非截然分开,常相互夹杂,灵活应用。

2.2.5 应用补法需适宜

至于补法,历代医家都认为是血证治疗的大法,潘教授认为,血家属虚劳门,亦有不宜补者。根据临床经验,潘教授总结出血证中宜补阴的最多,宜补肾的次之,宜补脾、补阳的更次之。补法虽好,亦有不宜:邪气不去而补,是关门逐贼;瘀血未除而补,是助纣为虐,说明补法一定要在邪气尽去和瘀血已除后施行,否则会产生闭门留寇的后果。

2.2.6 根据出血部位的不同,选用经验性药物

鼻衄可加用桑叶疏散风热,清肺润燥;齿衄可加用石膏、知母清热滋阴泻火,引热下行;咯血可重用黄芩炭清上焦肺热;呕血可加用继木清热

止血、收敛生肌止血,或紫珠草散瘀止血、消肿止痛;便血可加用红藤、败酱草凉血消痈止痛,或地榆炭解毒敛疮、凉血止血;尿血可加用大蓟炭、小蓟炭消炎利尿,或白茅根、白花蛇舌草、凤尾草清利下焦膀胱湿热。

2.2.7 将"治未病"思想体现在治病之中

丹溪云:"阴不足则阳有余,非实证、实火之谓,不可用苦寒直折之法。血来点粒,脉数无序,更属藏阴不足、亢阳上浮之象。适遇春夏气升,木火势盛,内外鼓动,当虑大出血。"《素问·四气调神论》曰:"春三月,此谓发陈……夏三月,此谓蕃秀……"发陈、蕃秀,意为天地之气生发、升腾,植物、动物及人体需应之。医者治病须知天地与人体疾病的关系,故以生地黄、牡丹皮养阴清血中之虚热,凉而不寒,免使胃气受损;女贞子、旱莲草有"二至"之称,养阴而不腻,入肝肾两经,滋水敛肝,以息亢阳;石斛入肺、胃、肾经,养阴液,清虚热,护胃气,金水同治,培土生金,药虽一味,意有三层。

2.3 各类血证的治疗方法

2.3.1 上消化道出血

上消化道出血属中医呕血、便血的范畴,其病因病机不外乎火盛或气虚,其中火盛者可分为胃中积热和肝胃郁火两型,气虚者可分为中气不足和脾胃虚寒两型。

胃中积热者,以泻心汤加减,药用黄连、黄芩、大黄,加蒲公英、继木、紫珠草、茜草根、白及、三七等。口气秽重、苔厚腻者,加川朴、枳壳、白蔻仁、佩兰、姜半夏与苦寒清降之品,以清泄化浊祛积热,热清则血亦止。热盛火重伤阴者,表现为舌质红,苔光剥,口干引饮,则加石斛、花粉、玄参、茅根、生地黄、藕节、麦冬、白芍等养阴清热止血。肝胃郁火者,以清热泻肝之品合犀角地黄汤加减,药选黄芩、焦栀子、牡丹皮、水牛角、生地黄、连翘、继木、紫珠草、蒲公英、茜草根、藕节、花蕊石、白及、三七等。苔黄腻者,加黄连、川厚朴、姜半夏、大黄。舌质红绛、热盛伤阴者,加麦冬、石斛、旱莲草、地榆炭、侧柏叶、槐花炭等滋阴凉血,清热止血。中气不足者,以补中益气汤加减,药选人参、白术、黄芪、茯苓、当归炭、仙鹤草、继木、蒲公英、紫珠草、地榆炭、槐米、白及、云南白药、三七等。腹胀不舒者,可加川厚朴、枳壳、陈皮、木香类。夹瘀热者,则加大黄清热祛瘀止血。

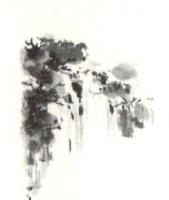

脾胃虚寒者,药选淡附片、炮姜炭、补骨脂、煨肉果、白术、黄芩、阿胶、仙鹤草、继木、蒲公英、紫珠草、花蕊石、白及、三七等。若有瘀热相兼,可选大黄为伍,行瘀除热止血。

大黄、人参在上消化道出血中若应用得当,可收到良好的止血效果。其中大黄为止血之良药,具有清热下火、活血化瘀、凉血止血之功效,火盛型与气虚型者均可应用。火盛型者可用大黄合连翘,两者皆有降低血管通透性、增加毛细血管壁的致密性等作用,尤其是大黄,可抑制上消化道蠕动,减少出血部位的机械性损伤,利于血小板在血管破裂处凝集,从而缩短凝血时间。气虚型者可用大黄合人参,两者相伍乃是因果同治。大黄泻热行瘀止血,去其因;人参能刺激造血器官,旺盛造血功能,并能增强休克患者的心肌收缩力,起到回阳固脱的抗休克作用。人参大补元气,对亡阳、阴阳俱脱之血证具有回阳救逆、补气摄血之功效,适用于气虚型失血者。人参可选用别直参10g(最大用量为50g)、西洋参10g或野山参3~5g。

2.3.2 咯血

咯血一证,历代医家众说纷纭,根据临床观察其基本病机多为火盛动血,迫血溢于脉外,而气虚不能摄血之咯血十分少见。火盛可分为肺热火盛和阴虚火盛,肺热火盛者当清肺下火,化瘀止血,清肺热应以黄芩为第一要药,多用30g,可以炭制使用,既清热又止血;阴虚火盛者当养阴下火,可予百合固金加减。无论是实火还是虚火,火盛必煎熬成瘀,或血离经脉成瘀,故治疗时多选用止血理瘀之品,如茜草、地榆炭、侧柏炭、仙鹤草、花蕊石、藕节炭、生大黄粉、三七粉、蒲黄炭、炒槐米、白及、白茅根、芦根等,达到止血而不留瘀,化瘀而不动血的目的。

2.3.3 尿血

尿血之证,其病因病机包括火盛和气虚,火盛尿血者多为下焦湿热或肾阴虚火旺,气虚尿血者多为脾虚或肾虚不能固摄。下焦湿热者多用蒲公英、白花蛇舌草、凤尾草清热降火,加化瘀止血之品,如大蓟、小蓟、紫草、茜草、花蕊石、侧柏炭、仙鹤草、槐米、茅根等;阴虚火旺者可用知柏地黄汤或犀角地黄汤,加化瘀止血之品。脾虚者以归脾丸加减治疗,肾虚者以肾气丸加减治疗。

3．病案举例

案一：药物引起的上消化道出血

患者蒋某某，男，84岁。初诊时间：2009年9月14日。

主诉：黑便1天。

现病史：患者因反复胸痛1月余入院，伴用咳嗽咳痰，左臂疼痛明显。CT检查示左上纵隔肿块，肺癌可能，右上肺支气管扩张伴感染；血清CEA12.4μg/L，诊断为肺癌。因左臂疼痛明显，予散利痛口服止痛，当日出现黑便，考虑为药物引起的上消化道出血。

诊查：面色较苍白，上腹部轻压痛，肠鸣音亢进，舌质红，苔薄黄，脉细数。

西医诊断：上消化道出血。

中医诊断：便血（胃中积热）。

中医辨证：胃中积热，迫血妄行。

治则：清热化瘀止血。

处方：继木30g，蒲公英30g，紫草30g，茜草30g，地榆炭30g，侧柏炭15g，仙鹤草30g，白及15g，浙贝9g，川朴9g，制半夏9g，枳壳9g，花蕊石12g，藕节炭15g，7剂。

二诊：患者便血已少，但大便欠畅，舌质红，苔黄，脉细，原方去白及、花蕊石、藕节炭，加制军6g，火麻仁12g，玄参9g，继服7剂。

三诊：便血已完全停止，大便色黄，大便隐血试验阴性，以益气补血养阴收功。

评析：患者肺癌，因臂痛服用散利痛后出现便血，为药物引起的上消化道出血，中医辨证属胃热内积，迫血妄行，治当清热化瘀止血。继木、蒲公英、紫草清热止血为君，茜草、地榆炭、侧柏炭、仙鹤草、花蕊石、藕节炭均有化瘀止血的作用，活血化瘀药与凉血止血药同用，达到止血而不留瘀的目的。白及、浙贝具有促进溃疡愈合的作用，川朴、制半夏、枳壳理气和胃。上方的止血作用经大量的临床验证，疗效明显，值得推广应用。

案二：胃溃疡伴出血

患者凌某某，男，79岁。初诊时间：2008年9月23日。

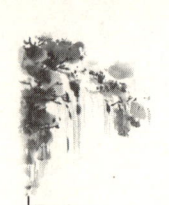

主诉:反复胃脘部刺痛6个月,黑便1周。

现病史:患者素有胃溃疡病史,未行规范治疗,近半年来反复出现胃脘部刺痛,夜间为甚,1周前出现黑便,至今共解4次,无呕血,感头晕乏力、纳差,大便隐血试验强阳性,为求中医治疗而就诊。

诊查:胃脘压痛,舌淡,苔薄白,舌边有瘀点,舌下瘀筋,脉细涩。

西医诊断:胃溃疡伴出血。

中医诊断:便血(中气不足)。

中医辨证:久病必虚,中气不足;久病必瘀,不通则痛,故出现胃脘刺痛。气不摄血,血溢脉外,导致便血。舌淡,苔薄白,舌边有瘀点,舌下瘀筋,脉细涩,为气虚血瘀之征象。

治则:益气理瘀止血。

处方:黄芪15g,党参12g,白术12g,茜草根15g,蒲黄炭12g,炒槐米12g,三七粉(吞)3g,制军粉(吞)3g,藕节9g,当归炭12g,川朴12g,枳壳12g,延胡索30g,炒白芍12g,继木30g,蒲公英30g,紫珠草30g,5剂。

二诊:大便转黄,胃痛已减,但夜间仍有刺痛,效不更方,原方去炒槐米、藕节、川朴,加陈皮6g,砂仁6g,姜半夏12g,再服14剂。

药后疼痛消失,大便正常,大便隐血试验阴性。

评析:本案因中气不足,气不摄血,血不循经,溢于脉外,故导致便血;气虚血滞成瘀,不通则痛,故出现胃脘疼痛。治病求本,采用益气理瘀止血之法,药用黄芪、人参、白术益气摄血,加茜草根、蒲黄炭、炒槐米、三七粉、制军粉、藕节理瘀止血,兼清瘀热;气行则血行,故加川朴、枳壳、延胡索。理瘀当用药性平和之品,慎用破瘀药,如三棱、莪术等,以防加重出血。

案三:肺癌伴咯血

患者华某某,男,75岁。初诊时间:2010年8月28日。

主诉:右肺癌化疗后2个月,咯血1天。

现病史:患者2009年5月在无明显诱因下出现咳嗽咳痰,痰中带血,经CT检查发现右下肺有小结节,纤支镜活检示右肺下叶中分化鳞状细胞癌,予GC方案化疗两个周期,化疗后出现骨髓抑制、胃肠道反应,予对症支持治疗后好转,后因肺部病情进展再予化疗。1天前患者出现频繁咯血,量多色红,予立止血治疗,咯血未减,为求中医治疗而就诊。

诊查:舌红,苔黄,脉细数。

西医诊断:右肺癌伴咯血。

中医诊断:肺积咯血(肺热伤络)。

中医辨证:肺积于内,蕴热损络,故咯血色红;舌红,苔黄,脉细数,为肺积蕴热之征象。

治则:清肺理瘀止血。

处方:黄芩炭30g,银花炭30g,白毛藤30g,人中白12g,继木30g,紫珠叶30g,茜草15g,藕节炭15g,侧柏炭12g,仙鹤草30g,紫草15g,槐米炭15g,莱菔子30g,厚朴9g,枳壳9g,白及粉12g,5剂。

二诊:患者咯血明显减少,胃纳欠佳,舌红,苔薄,脉细软,出血后阴分渐亏,故原方去人中白、继木、紫珠叶,加山海螺30g,麦冬12g,再服5剂。

三诊:患者咯血已停止,予清热化积攻毒结合扶正之剂治疗肺积,观察半年未见咯血。

评析:癌积于肺,蕴热损络,血溢脉外,出现咯血,治疗当清肺理瘀止血。潘教授在本案治疗过程中采用的清热止血药多用炭制,以加强止血之力,如黄芩炭、银花炭、藕节炭、侧柏炭、槐米炭等。潘教授认为治疗血证,不论其出血部位在哪,均可采用此法,实为经验之谈,值得借鉴。

案四:肺癌伴血小板低下咯血

患者王某某,男,82岁。初诊时间:2010年6月21日。

主诉:发现右肺癌1年半,咳嗽1个月,咯血2天。

现病史:患者于1年半前在体检时发现右肺癌,因年龄大未行手术及放化疗,一直服用中草药治疗。1个月前患者出现咳嗽,以干咳为主,复查肺CT示右肺病灶较前明显增大,2天前咳嗽加重,出现咯血,色鲜红,经抗炎止血治疗无明显效果,咯血量增多,多次检查发现血小板低下,考虑采用支气管动脉栓塞止血,家属未接受,要求中药治疗。

诊查:咳嗽气急,咯血,色鲜红,舌红,苔黄腻,脉数。

西医诊断:肺癌伴咯血。

中医诊断:肺积咯血(痰热蕴肺)。

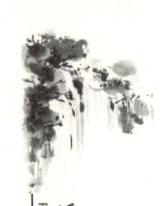

中医辨证：癌毒积肺，郁热蕴痰，损肺伤络，血溢脉外，故咯血；舌红，苔黄腻，脉数，为痰热蕴肺之征象。

治则：清热化痰止血。

处方：黄芩炭30g，桑叶15g，白毛藤30g，三叶青12g，芦根30g，白茅根30g，紫草12g，茜草30g，侧柏炭12g，藕节炭12g，仙鹤草30g，绞股蓝15g，石斛9g，射干9g，蒺藜12g，僵蚕12g，杏仁12g，浙贝12g，郁金12g，地骷髅30g，莱菔子30g，7剂。

二诊：患者咯血减少，气急好转，胃纳欠佳，舌红，苔黄腻，脉细数，原方去射干、蒺藜、僵蚕，加川朴9g，枳壳9g理气和胃，继服7剂。

三诊：患者咯血停止，以清肺益气养阴巩固治疗。

评析：本案为癌毒积肺，郁热蕴痰，损肺伤络而致咯血，以黄芩炭、桑叶、白毛藤、三叶青、芦根、白茅根清热，射干、蒺藜、僵蚕、杏仁、浙贝、莱菔子平喘化痰，加紫草、茜草、侧柏炭、藕节炭、仙鹤草等化瘀止血，佐地骷髅、川朴、枳壳理气和胃，更加绞股蓝、石斛益气养阴扶正气升血小板。药合病机，疗效显著。

案五：膀胱癌术后膀胱出血

患者夏某某，男，87岁。初诊时间：2011年3月1日。

主诉：膀胱癌术后30年余，膀胱出血3天。

现病史：患者膀胱癌术后30年余，一直未见复发和转移，3天前在无明显原因下出现尿血，色鲜红，伴尿频急痛。有肺心病、糖尿病病史。

诊查：苔少，舌红绛，脉细数。

西医诊断：膀胱癌术后，膀胱出血。

中医诊断：尿血（下焦湿热，兼有阴虚火旺）。

中医辨证：患者年事已高，原有消渴证，本为阴虚之体，下焦湿热，兼以阴虚火盛，损伤络脉，血溢脉外，故出现尿血；苔少，舌红绛，脉细数，为阴虚内热之征象。

治则：清热凉血，化瘀止血。

处方：蒲公英30g，忍冬藤30g，白花蛇舌草15g，凤尾草15g，黄柏6g，紫草30g，茜草12g，花蕊石10g，侧柏炭12g，淡竹叶12g，仙鹤草30g，槐米30g，藕节12g，水牛角15g，玄参12g，决明子12g，杏仁9g，生地黄12g，3剂。

二诊：患者尿色虽红，但较前好转，苔少，舌红绛，脉细数，考虑阴亏明显，原方加鲜铁皮石斛12g、鲜芦根30g养阴清热，再服4剂。

三诊：患者尿色已转清，上方去杏仁，加猫爪草15g、猫人参15g清热抗瘤巩固治疗。

评析：患者原有消渴证，阴虚之体，下焦湿热，兼以阴虚火盛，损伤络脉，血溢脉外，治当清热养阴，化瘀止血，以蒲公英、忍冬藤、白花蛇舌草、凤尾草等专清膀胱之热，加水牛角、地黄凉血养阴止血，再加紫草、茜草、花蕊石、侧柏炭、仙鹤草、槐米、藕节化瘀止血，佐以养阴之鲜铁皮石斛、鲜芦根。出血之证，不论出血部位在哪，不论实火还是虚火，均以清火、化瘀、止血为治疗的关键。

（宋文蔚、袁国荣整理）

九、潘智敏教授辨治肺热咳嗽的经验

潘教授在临床辨治咳嗽方面积累了丰富的经验，形成了自己独特的风格。其十分重视痰、热动因说，认为无论是外感新起之咳嗽还是新感引发宿疾急性发作之咳嗽，均为外邪袭肺。肺为娇脏，多蕴痰热，故痰热是产生咳嗽的主因。临床所见无论是黄痰还是白痰，皆可从热论治，治疗当以清热化痰为主，而且贯穿于整个治疗过程。潘教授通过几十年的临床实践，逐渐提炼出清肺八味汤用于肺热咳嗽，疗效显著。清肺八味汤由鱼腥草、黄芩、野荞麦根、桔梗、前胡、浙贝、杏仁、半夏八味药组成，其中鱼腥草、黄芩、野荞麦根为君药，清热解毒，清肺化痰，剂量宜大，各为30g；浙贝、杏仁为臣药，清肺化痰，宣肺止咳；佐以桔梗、前胡宣肺下气，半夏下气化痰，并具有和胃降逆的作用。综观全方，以清热化痰为重祛邪外出，以宣肺肃肺之品恢复肺的生理功能。现代药理证实，清热之品如鱼腥草、黄芩、野荞麦根具有广谱抗菌作用，这与现代医学使用抗生素治疗肺炎有异曲同工之妙。加减：外感咽痛、发热者，加薄荷、苏叶、牛蒡子；痰黄、舌红、热重者，加银花、连翘、七叶一枝花等；舌质红少津者，加鲜芦根、鲜石斛；咳喘者，加麻黄、射干、地龙等。

病案举例

患者陶某某，男，66岁，因左肺癌入院。入院后经支气管镜活检示小细胞肺癌，予顺铂＋VP16静脉化疗。化疗后2周复查CT示左肺肿块已明显缩小，再予第二次化疗。第二次化疗后10天，患者出现咳嗽咳痰，痰黄质稠，发热（体温39℃），考虑并发肺部感染，X线检查提示右肺感染。

诊查：右下肺可闻及湿啰音，心率85次／分，舌红，苔黄腻，脉数。
西医诊断：左肺癌化疗后肺部感染。
中医诊断：咳嗽（痰热蕴肺）。

中医辨证:痰热蕴肺,肺失宣降。

治则:清热化痰,宣肺止咳。

处方:鱼腥草30g,黄芩30g,野荞麦根30g,桔梗12g,前胡12g,杏仁12g,象贝12g,姜半夏12g,枇杷叶12g,莱菔子30g,枳壳12g,厚朴12g,七叶一枝花12g,7剂。

二诊:患者咳嗽减轻,痰薄黄,体温基本正常,大便欠畅,右下肺可闻及少量湿啰音。病情已好转,原方加瓜蒌仁30g、决明子30g,再服7剂。

三诊:患者咳嗽咳痰基本消失,大便通畅,肺部未及湿啰音,复查CT示右下肺感染灶基本吸收。

评析:该文将导师常用的治疗痰热咳嗽的清肺八味汤以君臣佐使总结分析,并归纳了加减用药,同时结合左肺癌化疗后并发右肺感染的案例,记录了应用清肺八味汤加减辨证治疗的经过,体会深刻,分析全面,能继承导师痰、热动因说的学术观点,这对临床常见和多发的肺热咳嗽,尽早地进行正确辨治有一定的帮助。

(袁国荣整理)

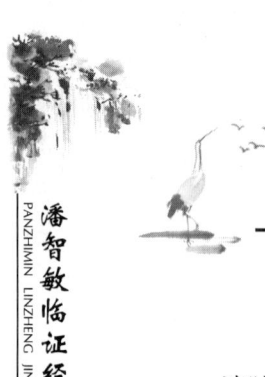

十、对潘智敏教授清肺八味汤的解析

清肺八味汤是潘智敏主任医师在杨继荪教授治疗痰热咳嗽、肺热咳嗽(呼吸道感染中医辨证属痰热、肺热者皆宜)的临床经验方上总结出来的有效方剂,现对其解析如下。

1. 方剂的立法

咳嗽是肺系疾病中最常见的症候之一,是六淫外邪侵袭肺系,或脏腑功能失调,内伤及肺,肺失宣降,肺气上逆,冲击气道,发出咳声或伴有咳痰为主要表现的一种病症。咳嗽的病因、症候分类、病理转归和治疗在相关文献中都有详细的论述,如《素问·咳论》指出,咳嗽是"皮毛先受邪气";"五脏六腑皆令人咳,非独肺也",强调外邪犯肺或脏腑功能失调,病及于肺,皆能致咳,即五脏六腑之咳"皆聚于胃,关于肺",故咳嗽不止于肺,亦不离乎肺。在论治上,虞抟《医学正传》曰:"欲治咳嗽者,当以治痰为先。治痰者,当以顺气为主,是以南星、半夏顺其痰,而喘咳自愈;枳壳、橘红利其气,而痰饮自降。"重视治痰在治疗咳嗽中的重要性。潘教授结合临床,认为咳嗽既是独立性的症候,又是肺系疾病的一个症状,常见于现代医学中的上呼吸道感染、急慢性支气管炎、支气管扩张、肺炎等。潘教授在临证辨治咳嗽时注重痰、热动因说,认为无论是外感新起之咳嗽还是新感引动宿疾急性发作之咳嗽,其诱发之因皆为外邪,即"寒暑燥湿风火六气,皆令人咳嗽"。然六淫之中除寒、湿为阴邪外,其余皆为阳邪,况且南方之人,素体多为热性,寒、湿之邪若在表不解可以循经入里,多从热化,郁而化热或蕴而化热,正如《张氏医通》所云:"盖由感受风寒,未经发越,停留肺中,蕴发为热。"故在祛痰时则支持"痰因热成"的观点,重视痰与热之间的关系。痰热关系前人亦多有论述,如《本草经疏》言"肺气热则煎熬津液,凝结为痰";《医统》曰"痰则一因热而已,加之寒字不得";《儒医精要》谓"痰能生火,火能生痰"。因此临床辨治咳嗽时，尤为强调对痰热、肺热咳嗽的治疗。痰热、肺热咳嗽者，咳嗽声音多重且浊，痰多而黏、色黄，可伴有体温升高、胸部不舒或胸闷，舌质发红，苔薄黄或厚而黄，脉多滑数。肺气不清，失于宣肃，上逆作声，为痰热、肺热咳嗽的特征，咳嗽、咳黏痰是其主要症状。潘教授在辨痰时强调，无论是白痰还是黄痰，若痰黏难咳，临床表现以热象为主者，皆主张以清热化痰为要，而以清为主的清肺八味汤可以对痰热、肺热咳嗽行清肺泄热、化痰解毒之效。

2. 方义及随症加减

清肺八味汤由鱼腥草、黄芩、野荞麦根、桔梗、前胡、浙贝母、杏仁、姜半夏八味组成，其中黄芩治肺热乃李时珍的亲身经历和体会，《本草纲目》中有相关记载。《本草经疏》记载，鱼腥草为"治痰热壅肺，发为肺痈吐脓血之要药"。野荞麦根的功效为清热解毒，清肺化痰，可用于肺热咳嗽、咽喉疼痛及肺痈咳痰浓稠腥臭者。临床应用时，鱼腥草、黄芩、野荞麦根的剂量多为30g，三者共奏清热解毒、清肺化痰之功，是清肺的君药。浙贝母、杏仁清肺化痰，降气止咳；桔梗、前胡一升一降，宣肃肺气，止咳化痰；半夏下气化痰，同时具有和胃降逆之功，痰热较盛者用竹沥半夏以助清热化痰，以上均为臣药。热痰胶结较轻者可佐以姜半夏以承胃气，避免清凉之药攻伐过度。临证时如遇外感发热、咽痛者，加薄荷、苏叶、牛蒡子、板蓝根以疏风解表，清热利咽；痰黄、舌红、脉数等热象重者，加金银花、连翘、七叶一枝花(重楼)、桑白皮，以加强清涤肺热之力；舌红少津者，加鲜芦根、鲜石斛以清热化津；苔白腻、头身重、湿困者，加藿香、佩兰以芳香化湿；伴胸脘胀闷者，加瓜蒌、郁金、枳壳、厚朴、莱菔子以宽中活血，祛痰下气；对痰哮气喘者，则加麻黄、射干、地龙以平喘解痉；而对久咳气逆、痰色始终呈白色者，加苏子、紫菀、款冬花，凉温并下用以消痰下气，定喘止咳；伴大便秘结不通者，加生大黄、炒枳壳、川厚朴。

3. 病案举例

案一：上感咳嗽

患者薛某，男，71岁。2005年11月18日初诊。

主诉:咳嗽、咽痛30余天。

现病史:患者感冒已30余天,表现为恶寒发热、咽痛咳嗽,自服感冒药及抗生素后热退、咳减,5天前因夜间受凉咳嗽、咽痛又起,咳较剧,服感冒冲剂及头孢菌素后,痰由黄转白,咽痛尚存而来就诊。

诊查:咽痛,咳嗽,痰白黏,舌质红,苔黄,脉滑。听诊示两肺呼吸音粗,未闻及干、湿啰音。X线检查示两肺纹理增粗。

西医诊断:上呼吸道感染。

中医诊断:咳嗽(痰热壅肺)。

中医辨证:外感风热之邪,邪袭肺卫,久而不愈,从热入里,煎液为痰,痰热壅阻。经西药抗菌消炎,痰热稍挫,然痰湿蕴滞,复而化热生痰,痰热壅肺。

治则:清肺化痰。

处方:鱼腥草30g,炒黄芩12g,野荞麦根30g,浙贝母15g,竹沥半夏12g,桔梗9g,前胡9g,苏梗12g,炒牛蒡子9g,炒陈皮9g,川厚朴9g,5剂。

评析:本案1个月内两次感冒,前症未罢,后症又起。对于咳嗽一症,临床上常见多种抗生素并用而未能完全控制,而中医中药则疗效确切。本病以清肺八味汤为基本方化裁,一以清肺,一以化痰,使气机宣畅,表邪透达,热去痰孤,痰热清则咳嗽止。

案二:慢阻肺咳嗽

患者刘某,女,58岁。2005年12月15日初诊。

主诉:反复咳嗽、咳痰20余年,加重3天。

现病史:反复咳嗽、咳痰20余年,每于入冬或气候变化时易诱发或加重。有慢性阻塞性肺疾病及肺心病史。

诊查:咳嗽气急,痰多白黏难咳,伴神疲纳呆,口干不欲饮,下肢水肿,舌质边红紫,苔黄燥,舌下瘀筋明显,脉细弦而数。听诊示两肺呼吸音较低,左下肺可闻及湿啰音。肺功能试验提示中度肺通气功能障碍。X线检查示肺气肿伴左下肺炎性改变。心电图示低电压,电轴顺钟向转位,肺型P波。

西医诊断:慢性阻塞性肺疾病伴感染、肺心病。

中医诊断:肺胀、咳嗽。

中医辨证:痰热蕴结,夹有瘀滞。

治则:清肺泄热,化痰解毒,佐以活血行瘀。

处方:鱼腥草30g,炒黄芩30g,野荞麦根30g,银花30g,浙贝母12g,丹参30g,车前草30g,竹沥半夏12g,炙桑白皮12g,桔梗12g,炒枇杷叶12g,桃仁9g,杏仁9g,炒陈皮9g,鲜芦根30g,5剂。

评析:本例为慢性阻塞性肺疾病伴感染、肺心病,中医证属痰热蕴肺,肺失肃降,本虚标实,标急于本。以清肺八味汤为基本方化裁,先用大剂量清热化痰之品清肺泄热,使气道畅通;再佐以活血行瘀之品改善心肺功能;待邪热得解,痰浊得化,则另投益气补肾、活血宣肺之品,以固本善后。

4．结语

清肺八味汤经杨继荪教授及潘智敏主任医师在临床上反复应用30余年,疗效确切,对外感咳嗽出现的痰热、肺热症状(如感冒失治引起的急性支气管炎)、内伤咳嗽由外邪诱发并从热化者(如慢性支气管炎急性发作、慢性阻塞性肺疾病伴感染)效果尤佳;而对内伤咳嗽、气血阴阳皆虚之人,或感受外邪日久不愈者,应予以局部、整体的兼顾。咳嗽日久不愈者,可参合脏腑辨证进行治疗,如赵献可《医贯》中提出"治之之法不在于肺,而在于脾,不在于脾,而反归于肾",注重治疗咳嗽时考虑肺、脾、肾之间的关系。对于呼吸道感染(中医辨证属痰热、肺热咳嗽)者,清肺八味汤以清为主的辨证思路与现代医学抗炎为主的治则相吻合,疗效确切,并可缩短病程。另外,咳嗽作为一种临床症状,治疗时必须辨别其原发病,如果是肺结核、咽喉异物、胸膜炎等引起的刺激性干咳,应针对其原发病采取必要的综合治疗措施。

(唐黎群整理)

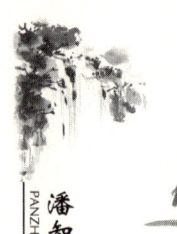

十一、潘智敏教授辨治肺心病的经验

慢性肺源性心脏病简称肺心病,多数是由慢性支气管炎并发肺气肿所造成。肺心病在中老年人群中发病率较高,常发于初春及寒冬,临床表现为咳喘、痰多、发绀、水肿等症。根据肺心病在发展过程中的临床表现辨证,基本上归属于中医的咳嗽、痰饮、喘证、心悸、水肿等范畴。

1. 肺心病的病因病机

对于肺心病,中医虽无相对应的病名,但历代文献的论述却有甚多相似之处,如《灵枢·经脉》谓"肺手太阴之脉……是则肺胀满膨膨而喘咳";《丹溪心法·咳嗽》谓"有嗽而肺胀壅遏不得眠者,难治"。其病因甚多,病初起时与六淫、情志、饮食、劳欲等的关系较密切;病之中后期痰浊、瘀血作为病理产物可使病情缠绵难愈,同时又可发生各种变证。病机上常因屡患肺疾,正虚邪恋,痰浊潴留于肺,肺气宣降失司,发为咳、喘等表现;且因肺朝百脉,助心气以行血脉,病久及心则血脉瘀阻;因津血同源,痰瘀同源,病之中后期亦可由痰夹瘀、痰瘀互结而加重病情;若复感外邪也可诱使病情发作加剧,出现喘息加重、痰量增多,可伴发热及其他变证等。病理性质有虚有实,发病时多为本虚标实之候,有邪者为实,邪壅于肺,宣降失司;无邪者为虚,肺不主气,肾失摄纳。病位在肺,继而累及心、脾、肾、脑。此外,尚见肾虚水泛,上凌于心,临证喘逆、发绀、心悸、水肿并现。若肺心病患者在气道阻塞、通气功能严重受损之时再复加新感诱发,邪热引动肝风,可出现神昏、烦躁、抽搐等症,进而昏睡嗜卧,出现痰浊内闭、蒙蔽清窍之象。笔者认为肺心病是以肺、心病变为主的全身性疾病,由于其病程长,发展缓慢,症候相继出现,一旦形成,本元多虚,加上反复感受外邪是促使其形成与进展的主因,根据这一病因病机与临床现象,可以将肺心病的病理特点归纳为热、痰、瘀、虚,四者互相关联,不能孤立对待。

2. 肺心病的辨证要点

2.1 痰由热生

肺心病因痰作咳,因痰致喘。痰与饮的区别在于,清稀为饮,稠浊为痰。痰字训诂为胸上液者,本为人身之津液,因受肺热煎熬凝结而成,故热乃生痰之因由。《儒医精要》中有曰:"却以痰能生火,而不知火能生痰也。""痰者,水也,标也;火者,热也,本也。"说明痰不仅能缓而化热,亦是因于火热而形成,痰与热在一定条件下是互为因果的。肺心病感受外邪,以热邪为多见,即使初起遇风寒,其表邪不解,亦可郁而化热,所以强调肺心病之痰多由热而生。

2.2 瘀与痰水

临床常见肺心病患者的面色、唇舌、爪甲皆呈青紫,其血液多呈高凝状态,此为气血运行不畅,血流缓慢以致瘀血阻滞引起的痰浊内停、水道不利的现象。《玉机微义》云:"人之血气流行无一息之间断,一有壅滞,津液凝积,郁而成热,痰遂出焉。"说明痰可因气血瘀滞积热而成。《金匮要略》云:"血不利则为水。"《血证论》云:"瘀血化水,亦发水肿,是血病而兼水也。"阐述了瘀与水的关系。故见"气滞痰聚发而为喘为咳";血瘀水停,水液涩渗脉外,泛溢肌表,发为水肿。

2.3 本虚标实

肺心病是在肺之肃降、心之行血、肝之疏泄、脾之运化、肾之摄纳功能失调或低下的基础上形成的。前人认为痰、喘也有虚、实之别。曰:"虚痰者何? 谓其元气已虚也。"又曰:"凡虚喘之证,无非由气虚耳,气虚之喘,十居七八。"本病患者多年及中衰,形羸气弱,本元皆虚,又有外邪、痰热、水饮、血瘀等夹杂,脏腑之虚为病之本,夹杂兼证为病之标,本虚标实为肺心病的常见特征。

3. 肺心病的分期辨治

肺心病的临床表现错综复杂,在急性发作期多因外感新邪,郁而化热,热炽伤津所致,症状为咳喘、痰多黄稠、胸闷气短、面色青紫、舌下瘀筋明显、脉象滑数或细数等。可见,肺心病在急性发作期是以痰热、瘀滞

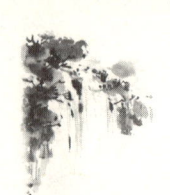

为主,偏于实证。然而,从临床上对慢性支气管炎、肺心病冬病夏治,用益气健脾补肾法多获良效的现象来看,肺心病的缓解期则多以气虚、脾肾虚弱为主,偏于虚证。所以在肺心病不同阶段的病情演变过程中,常常是虚实互见,即既有虚证表现,又有外邪、痰热、水饮、血瘀夹杂,这些夹杂兼证统称为标实。从肺心病的标本虚实分,可将脏腑之虚作为病之本,夹杂兼证(痰、热、饮、瘀)作为病之标,所以本虚标实是肺心病的常见特征。本病的治疗应以急性发作期与缓解期的分期辨治为宜。

3.1 急性发作期

肺心病的急性发作是指在已有内虚和夹有不同程度的饮痰内伏与瘀血阻滞的基础上,因外感新邪而诱发的。

此期多有邪实正虚、虚实夹杂,突出的矛盾为痰与热,由于痰热壅盛,而致咳喘、心悸、水肿等证均在原有的程度上加剧。至于肺心病感染的轻重与转化情况,则取决于病邪的性质、程度和患者的体质。从临床所见,肺心病感受外邪以热邪为常见,热邪有转化快的特点,每易热炽伤津,出现烦热渴饮、痰黄稠、舌红绛、苔黄燥糙、脉弦数等。但肺心病急性发作期的这种标实现象可通过治疗获得缓解。因其本质还是虚证,并有阴虚、阳虚之分。若为素体阴虚者,感受热邪可迅速转化,出现痰热炽盛、伤津耗阴之象;而素体阳虚者在外感之邪不解时,邪蕴郁滞,转化化热之势则相对较缓,逐渐出现痰质黏稠难以咳出、痰色白或黄、舌质淡胖、苔腻、脉细弦等证。两种不同体质的患者,虽然临床症状不尽相同,但化热之趋势是一致的。

3.2 缓解期

肺心病缓解期是指在感染基本控制的情况下,仍留有不同程度的咳痰或动则气急等症状,属邪未祛尽、正虚日甚阶段。此期的突出矛盾已由急性发作期的痰与热转化为虚与瘀。临床症候仍然有咳、痰、喘,但多已属虚证。虚有阳虚、阴虚、阴阳两虚之分,然临床所见以阳虚、阴阳两虚为多。

至于痰与瘀,在慢性肺心病的急性发作期和缓解期中属于共性,仅表现为程度不同而已。慢性肺心病患者由于肺功能差,几乎存在长期缺氧。肺心病之咳、痰、喘与脏器之归属,一般均以肺、脾、肾来分,这是根据前人"肺为气之主,肾为气之根,脾为生痰之源"的理论而来的。喘主肾不纳气,古人用补肾药治疗肺心病,实践证明是有效的,特别是在缓解期。但从病因来说,喘主要是肺气肿肺功能减弱所致,肾不纳气也是一个方面。清代曹拙巢有"肾不纳气则气上逆,肺气失宣,气亦可上逆也"之说,这说明前人在这方面已有所认识。

4. 肺心病的常用方药

4.1 急性发作期

（1）清热药。方用黄芩15~30g,虎杖30g,七叶一枝花15g,鱼腥草30g,野荞麦根30g,金银花30g。

（2）宣肺祛痰药。方用杏仁12g,桔梗12g,木蝴蝶9g,川贝9g,桑白皮12g,竹沥半夏12g,鲜竹沥30ml。

（3）清热生津药。方用鲜芦根30g,鲜石斛30g,天花粉15g（热炽而湿未尽化）。

（4）养阴清热药。方用玄参15g,天冬15g,麦冬15g,生地黄30g,西洋参9g（湿从热化已伤津耗液）。

（5）活血化瘀药。方用桃仁12g,川芎15~30g,炒莪术15g,京三棱15g,王不留行12g,丹参30g,生蒲黄12g,炒水蛭6g,赤芍12g,郁金10g。

（6）加减药。如痰热湿浊壅阻,出现脘腹胀满、大便秘结、苔黄厚腻或糙等,配用生大黄10g,炒莱菔子15g,炒枳壳12g,枣儿槟榔30g,连壳打。大黄既能泄热,又能活血化瘀,而且肺与大肠相表里,通腑气亦能降肺气,人参泻肺汤中用大黄,亦属此证。如尿少、下肢肿,加车前草30g,葶苈子15g,猪苓30g,冬葵子30g,或具活血利水作用的泽兰、益母草、虎杖根、马鞭草等。如心阳虚衰（阴损及阳）,加别直参10g,附片15g,麦冬30g,西洋参9g（通心阳、养心阴两者兼施）。

由于肺心病患者的心肺功能有不同程度的损害,处于抵抗力低下的状态,对病原体侵袭的反应能力减弱,起病往往呈隐袭式,不具发热、咳脓痰或白细胞增多的特征,但只要有咳、痰、喘等症状,仍应看做是肺部感染而不容忽视。若急性感染未得到控制使病情进展,通气功能发生严重障碍时可导致呼吸衰竭,甚至出现肺性脑病,后者是肺心病死亡的主要原因。此期必须采用中西医结合的治疗措施,如抗感染、保持呼吸道畅通,以及纠正缺氧、心力衰竭、酸碱平衡与电解质紊乱,必要时辅以人工呼吸机机械通气。

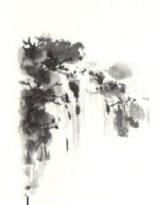

在整个急性发作期的治疗中,控制肺部感染是个重要环节。在此期的各个阶段均应重用大剂量清泄痰热药,并调整服药方法为每日1.5～2剂,以提高药物浓度;同时要针对病机,在各阶段佐入活血药物以增强疗效。

4.2 缓解期

(1) 益气固卫药。方剂用玉屏风散、紫苏饮、苓桂术甘汤。

(2) 补肾纳气药。肾阳虚用制巴戟天10g,补骨脂12g,紫河车9g,淡苁蓉10g,菟丝子12g,葫芦巴12g,淫羊藿12g,仙茅12g,鹿角胶10g,蛤蚧尾1对(研粉,分2天吞)。肾阴虚用生地黄30g,山茱萸9g,制女贞子12g,龟板15g,五味子9g。肺肾阴虚用北沙参30g,冬虫夏草5g,天冬15g,麦冬15g,制何首乌15g。

(3) 宣肺祛痰药。药用杏仁10g,桔梗12g,桑白皮15g,炙马兜铃10g,川贝10g,竹沥半夏12g,生蛤壳30g,浮海石30g,枇杷叶12g。

(4) 温化饮药。药用紫菀10g,白前10g,炒白芥子10g,炒苏子12g,姜半夏10g,杏仁10g,佛耳草12g,制百部12g,钟乳石12g,款冬花10g。

(5) 活血化瘀药。药用丹参30g,桃仁10g,川芎12g,红花9g,三棱10g,莪术12g,赤芍12g,三七3g,降香6g;若有热蕴,加生大黄6～9g。

上述益气固卫、补肾纳气、宣肺祛痰、活血化瘀四法,前两者的作用主要是扶正固本,增强机体抵抗力;后两者的作用主要是改善心肺循环与通气功能。

以上总结了治疗肺心病临床辨治中的一些方法。急性发作期应以清为主,结合化痰,佐以活血,并注意患者的禀赋体质,权衡虚实,既顾其本,又不碍邪,寓补于清之中。缓解期或以益气养阴,或以健脾补肾等扶正固本,同时佐以清热活血或活血蠲饮,始终抓住血瘀这个共性,注重活血行瘀,以达到改善心肺功能之目的。在肺心病的整个治疗过程中,常贯穿着清热、活血、补虚三法,只是所处阶段不同,其侧重亦不同。

此外,要鼓励患者锻炼身体,增强身体的卫外功能,减少发病机会,逐步使肺功能得到改善,以匡药力之不逮;同时要求患者戒烟,减少与吸烟、环境污染、接触化学物质等有关的致病因素。倡导肺心病患者进行冬病夏治,注重缓解期的培本养正;入冬时节进行冬令调治,坚持数年,不无益处。

(潘智敏)

十二、潘智敏教授治疗肺癌靶向药物毒副作用的经验

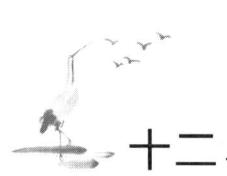

肺癌是我国发病率和死亡率最高的恶性肿瘤,目前已经成为医学研究的热点。非小细胞肺癌占肺癌的80%,发现时大多已属中晚期,无法手术彻底切除,5年生存率低。目前对晚期非小细胞肺癌大多采用全身化疗,毒副反应大,近期疗效为30%～40%,中位生存期仅能延长1～2个月。因此,研究新的肺癌治疗药物,提高临床疗效,已成为十分迫切的问题。

近几年来随着对肺癌分子机制的深入研究,以表皮生长因子受体(EGFR)为靶点的小分子酪氨酸激酶抑制剂在晚期非小细胞肺癌的治疗方面取得了巨大的进步。美国FDA先后批准吉非替尼(商品名易瑞沙)、厄洛替尼用于一线治疗失败的晚期NSCLC,其中吉非替尼在亚裔人非小细胞肺癌治疗中的作用得到肯定。目前吉非替尼在国内外已广泛应用于晚期非小细胞肺癌的治疗,并取得了较好的临床疗效。在肿瘤细胞的信号传导过程中,吉非替尼能与ATP激酶结合位点上的三磷酸腺苷竞争,从而阻断酪氨酸激酶活性,进而阻断人类EGFR的信号传导通路,降低细胞增殖,促进细胞凋亡,并有抗肿瘤血管形成的作用,应用前景广泛。但吉非替尼也存在一定的毒副作用,常见的有皮疹、乏力、腹泻、肝功能异常、间质性肺炎、鼻出血等。吉非替尼在我国临床中不良反应的初步统计结果显示,皮疹的发生率为54.11%,腹泻为27.79%,肝功能异常为6.8%,间质性肺炎为0.26%。目前,现代医学在防治吉非替尼毒副反应方面的研究极少,潘智敏教授应用中药沙参麦冬汤加减治疗吉非替尼治疗非小细胞肺癌过程中产生的毒副反应,积累了一定的经验。

沙参麦冬汤加减方可明显减轻吉非替尼的皮疹反应,Ⅲ～Ⅳ度药疹的发生率明显减少,从而减轻了患者治疗过程中的痛苦,提高了药物服用的依从性。沙参麦冬汤加减方还可减轻吉非替尼对肝脏的损害,提高

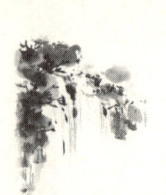

肿瘤的稳定率,改善患者的生活质量。

非小细胞肺癌属中医肺积、咳嗽、胸痛的范畴,多由正气亏虚、癌毒内蕴所致。正如《素问·评热病论》第三十三所曰:"邪之所凑,其气必虚。"肺主气,肺受邪侵,其气必损,肺为娇脏,喜润恶燥,肺体受病,肺阴必伤,故肺癌多见气阴两虚之候。脾为肺之母,子病及母,肺脾同病,气阴愈虚。肺积日久,邪毒鸱张,必耗气伤津,加重气阴两虚之候。大量的临床观察发现,晚期肺癌证属本虚标实,本虚以气阴两虚为多;而非小细胞肺癌患者服用吉非替尼后表现出的症状多为乏力、口干、鼻血、纳差、疱疹、皮肤干燥、舌红、脉细等气阴二虚、热毒内蕴的症候,初步说明吉非替尼的药性从中医角度考虑可能为热毒之品,易耗气伤津。肺癌患者本身多为气阴两虚之体,服用吉非替尼后导致气阴更亏,热毒内蕴,为此,我们采用具有益气养阴、清热解毒作用的沙参麦冬汤加减方治疗,切中病机,获得了较好的临床疗效。方以甘寒之品为主,取甘寒养阴之南沙参、北沙参、太子参、麦冬益气养阴,伍以玉竹、花粉、女贞子、枸杞子滋养肺阴,配甘寒清热之桑叶、银花、蒲公英、金荞麦、芦根、茅根,清热解毒而不伤阴,佐地肤子清热止痒。

(袁国荣整理)

十三、潘智敏教授论当归补虚理血作用抗高血压的意义

当前,高血压的治疗理念在不断更新,与之相应的治疗研究层出不穷,因而也就有了新的内容和要求。现在,人们已日益注重从症状与降压的同步效应着手,重审降压的意义。因为血压升高不纯粹是消除病理破坏,而是体内为了克服心、脑、肾等重要脏器的血流供求不平衡所作出的代偿反应,所以治疗上不应当只是抑制血压的升高,而应当全面改善血流的供求关系,积极扶持机体的自稳调节能力,从而实现血压的自稳调节正常化。降压的最终目的就是实现血压的自稳调节正常化,减少高血压的并发症,提高生活质量,以达健康长寿之目的。我国医学对高血压的治疗善于从"疏其血气,令其调达,而致和平"的法则中,体现中医治病求本的思想,即通过调节机体系统的平衡状态,使血压和临床症状均得以改善,这无疑比单求充分降压(降低卒中、心衰、肾衰的发生率与死亡率)而忽视高血压的并发症以及抗高血压药物本身所引起的副作用和生活质量下降更具积极的意义。

由于原发性高血压是一种慢性疾病,以中老年患者居多,故常因久病或血液呈高凝状态而显示出不同程度的虚、瘀之象,临床表现可见头晕、头涨、头痛、耳鸣、失眠、健忘等虚中夹实之症。《素问·至真要大论》有"诸风掉眩皆属于肝"之说;《灵枢·海论》有"肾虚则头重高摇,髓海不足则脑转耳鸣"等记载;《丹溪心法》进一步提出了"无痰不眩"、"无火不晕"之说;《景岳全书》又阐发了"无虚不能作眩",明代虞抟还提出了"血瘀致眩"的论点,这些理论从不同角度将高血压的病因病机归纳为风、火、痰、瘀、虚诸因素综合作用于人体,导致气血、阴阳平衡失调。如肝郁化火可耗损肝阴,阴不敛阳则肝阳偏亢,阳胜又化风化火,风火相煽,灼津成痰;肝风入络,经络受伤,病久血脉瘀阻,阴损及阳,但见阴损于前而阳亏于后,最终导致阴阳两虚,出现多脏器功能减退,即心、脑、肾严重损害。因

而有人指出,脉络失和之瘀与脏腑亏损之虚两者皆为高血压发生发展的共性,这与当前不断探索揭示高血压的深层本质,认为"引起血压升高的原始动因是重要脏器的血流供求失衡"之论点亦相吻合。

根据中医理论,涉及高血压的脏腑为肝、脾、肾,而三脏皆与血相互关联,如肝藏血,人动则血运于诸经,人静则血归于肝脏;脾统血为气血生化之源;肾藏精,生髓,通于脑;精血互生,肝肾同源等。既然高血压与血密切相关,又有虚、瘀并存之特点,在选择降压药物时当然要考虑对血液具有调节作用的中药,如被誉为"治血病之要药"的当归。"当归,入手少阴,以其心主血也;入足太阴,以其脾裹血也;入足厥阴,以其肝藏血也"。《日华子本草》曰其"治一切风、一切血,补一切劳"。因此,用长于补虚行瘀的当归为主药制成的抗高血压中成药康脉心来治疗中老年人的血虚、血凝等血病则尤为适宜。

选择以当归为主成分的中成药康脉心治疗高血压的另一要素是,在高血压的中医分型治疗中,无论是肝阳上亢、气血亏虚、肾精不足、痰浊内蕴还是瘀血阻络型,其所选的方药中均含有当归,如平肝潜阳、清火息风的龙胆泻肝汤,补益气血、健运脾胃的八珍汤、十全大补汤、人参养荣汤、补中益气汤、归脾汤、当归补血汤,补益肾精、充养脑髓的右归丸,燥湿祛痰、健脾和胃的当归龙荟丸,祛瘀生新、行血清瘀的血府逐瘀汤等,皆取用当归,有些还被列为主药。说明我国医学很早就对高血压所具有的不同程度的虚、瘀之象有一定的认识,对血流供求关系失衡、影响机体自身平稳调节血压能力这一本质有所触及,因而从不同角度帮助机体改善血流的供求关系,以实现血压的自稳调节,以达到气血阴阳的平衡。在此,当归以其补血活血、调益营卫、润养气血之功,于疗补虚损寓意于治本理血之中。然当归性味甘辛而温润,对于肝火亢盛型、痰湿蕴盛型的高血压患者尚欠适宜,故选用于虚象比较明显的气血亏虚型、阴虚阳亢型和阴阳两虚型,中之夹瘀者更为适宜,以期补血养肝,活血养血。血因归属于阴,阴血得养,则上亢之阳得以敛;而阳损及阴至阴阳两虚者,则取"阳得阴助,生化无穷"之理,于阴中求阳,从而使阴生阳长。

现代药理研究提示,当归能增强心肌收缩力,治疗心律失常;扩张冠状动脉,明显增加冠状动脉的血流量,降低心肌氧耗量;扩张外周血管,减少血管阻力,从而降低血压;降低血小板聚集,抑制血栓形成;降低实验性高脂血症,对实验性动脉硬化有一定抑制作用。另外还有促进非特异性免疫功能、抗贫血、升高血红蛋白、抗维生素E缺乏等抗衰老作用。这些研究均为当归治疗高血压、提高人体免疫力提供了科学的参考依据。这些实验研究同时还验证了一些中医理论的合理性和正确性,如《注解伤寒论》所云"脉者血之府,诸血皆属心,凡通脉者必先补心益血","用当归之苦温以助心血"等。

在治疗高血压方面,临床上有当归注射液静脉注射及穴位注射等方法。而当归制剂经化学分析测定后,发现其中与降压及抗衰老有关的锌、铜、锰、钙等元素含量较高。动物实验也证明当归有降血压、降血脂的作用。临床中可观察到当归有改善症状和降低血压的同步疗效,对血脂(CH、TG、LDL-C)和免疫指标(IgG、IgA、IgM、C3)具有双向调节作用,对高密度脂蛋白(HDL-C,被认为是抗动脉粥样硬化的脂蛋白、冠心病的保护因子,亦是一种长寿因子)有轻微的升高作用,对血液流变学指标、血沉、血沉方程K值有显著降低作用,对全血比黏度、全血还原黏度和致粥样硬化指数均有一定的下降作用。

综上所述,当归有补血活血之功效,在高血压的治疗中发挥了治本理血的作用。这种通过补虚行瘀的途径来改善血流供求平衡,从而达到降压目的的方法尤其适用于老年人,因为老年高血压患者多属低肾素型,不宜服用作用强烈的降压药。通过对当归制剂"康脉心"的治本理血功用作进一步的探讨,将更有利于确切地认识和理解当归为治血病之要药的深刻含义。

(潘智敏)

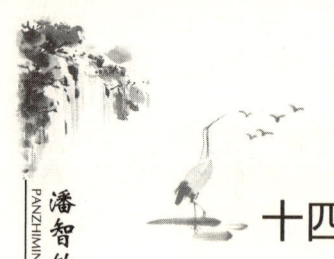

十四、潘智敏教授辨治胸痹心痛的经验

潘智敏教授临床治疗胸痹心痛经验介绍如下。

1. 胸痹心痛的病因病机

胸痹心痛历代文献论述甚多,历代医家对胸痹的概念、所属脏腑等看法不一,有关论述多包括了心、肺、胸膈病变在内的胸部痹阻性疾病。如《黄帝内经》谓"肺痹者,烦满,喘而呕;心痹者,脉不通",《诸病源候论》将其分列为"心痹候"、"胸痹候"。与心痛相关论述则有《素问·藏气法时论》中的"心病者,胸中痛,胁支满,胁下痛,膺背肩胛间痛,两臂内痛"及《灵枢·厥论》中的"真心痛,手足青至节,心痛甚,旦发夕死,夕发旦死"之说,这种真心痛即是胸痹心痛重证,与冠心病心绞痛、急性心肌梗死颇相类似。

潘教授认为胸痹心痛两者尚有区别,不可混为一谈。胸痹为正气亏虚,复外感寒、湿等阴邪,同气相求,引动痰浊,壅阻于胸,胸阳不振,上焦枢机不利,闭塞不通,发为胸痹,即胸痹发病非必为阳虚,说其阳虚乃胸阳为阴邪所遏,不得运化而表现出的一派阳气虚衰之象,故治疗时不以附子、肉桂温阳,而以瓜蒌薤白半夏汤之类化浊通阳,阳通得运,则阳复寒散,其病位可广及上焦,临床表现多为心胸满闷,胸闷重而痛轻,气短,或伴有痰多,脘腹胀闷,苔白腻,脉滑。而心痛则多为素有血络瘀阻,涉及心脉,脉道闭塞,不通则痛,发为心痛,其病位以心前区为主,临床表现为胸闷心悸,心痛如刺,痛引肩背内臂,唇舌紫暗,脉细涩或结代。病之后期,胸痹心痛多相兼为病。胸痹在现代医学中尚无对应的病名,可表现为循环系统疾病,也可无明显对应疾病;心痛则多见于冠心病心绞痛、心肌炎、心力衰竭等。胸痹心痛亦可包括胃痛及肋间神经痛等,其共同的症候特征为胸闷、心痛、气短,多见于中老年人。

胸痹心痛的病因甚多,有寒、痰、气、瘀等,潘教授结合临床认为有三个方面应加以强调：①病因虽多，但以痰浊、瘀血为患最为重要。痰浊是胸痹的重要病理产物和病因，瘀血为心痛的重要病理产物和病因，病之后期，胸痹心痛多相兼为病，并可出现痰瘀交阻为患的情况。②重视食积、脂毒致病之说。由于体重超标者、代谢综合征患者逐年增多，胸痹心痛患者也相应增多，病因及证治更加复杂。尤其是年高者，肾阳不温，五脏薄弱，脾胃运化功能不足，若多食肥甘厚味，易变生痰浊、脂毒，上犯胸阳；或素有瘀血，痰、脂与之交阻，心脉痹阻，可为胸痹心痛之病机；痰浊、脂毒亦可黏着脉道，以致血液循行不利，发为胸痹心痛。③亦有素体阴虚之人感受热邪为病，如心肌炎、感染性心内膜炎等，故用药时不可一概温之，以免误治。

病机上，张仲景在《金匮要略·胸痹心痛短气病脉证治》中云："夫脉当取太过不及，阳微阴弦，即胸痹而痛，所以然者，责其极虚也。今阳虚知在上焦，所以胸痹心痛者，以其阴弦故也。"将胸痹心痛病机概括为"阳微阴弦"，认为胸阳不足是发生胸痹心痛的病理基础，揭示了胸痹本虚标实的病变实质。潘教授认为，其中胸阳不足是病机关键，而枢机不利、心脉痹阻则是胸痹心痛的重要病理基础。概因胸部为清廓之野，清阳所聚；心主血脉，血液环流脉中，全赖心脏阳气的推动和温煦。若阴寒之邪侵袭，凝滞气机，胸阳不足，寒邪收引血脉，气滞血瘀致心脉拘缩挛急而突发剧痛；而痰浊、瘀血、食积、脂毒既可为病理产物又可为重要病因，胸阳不足者可停聚心脉引起血液黏着，脉道不利，发为胸痹心痛。本病病位主要在胸部，以心为主，同时在整个病程中与肝、脾、肾的关系密切，结合现代医学的各项检查，可定位于心和冠状动脉。

2．胸痹心痛的诊断

胸痹主要表现为心胸满闷，胸闷重而痛轻，气短，或伴有痰多，脘腹胀闷，苔白腻，脉滑，外感诱发，阴雨天易发；心痛主要表现为胸闷心悸，心痛如刺，痛引肩背内壁，唇舌紫暗，脉细涩或结代。胸痹可为缓慢起病，病程较长；心痛多发生于中老年人，常突然发病，时作时止，常持续 $1\sim 5 \text{min}$，经休息或含服苏合香丸、硝酸甘油等可缓解。胸痹以外感阴邪诱发为主，心痛则常因情志波动、过度劳累等诱发。在辅助检查方面，心电图应列为必备的常规检查,必要时可做动态心电图、心功能测定,胸痹在辅助检查时可无明显异常特征,也可有心电图改变;心痛则在心电图检查多可出现缺血性改变等,心脏彩超、冠状动脉造影等可为临床诊断提供可靠标准。多疼痛剧烈或持续时间较长,含服硝酸甘油后难以缓解,短期内出现"真心痛,手足青至节,心痛甚,旦发夕死,夕发旦死"的真心痛表现,应配合心电图动态观察以及血清酶学、白细胞总数、血沉等检查。

3. 辨证治疗

潘教授认为胸痹心痛应注意以下辨证要点:

3.1 辨疼痛部位

疼痛轻,满闷重,并波及整个前胸者,多为胸痹;疼痛以心前区为主,并有放射痛者,多为心痛。

3.2 辨疼痛性质

属寒者,疼痛遇寒加剧,并常兼形寒肢冷、舌淡苔白、脉迟等寒象;属热者,得热痛甚,并常兼烦或躁、舌红苔黄、脉数等热象;属虚者,痛势较缓,其痛绵绵,喜揉喜按;属实者,痛势较剧,其痛如刺、如绞;属气滞者,多有情志不畅或波动的表现;属血瘀者,痛如针刺,痛有定处。

3.3 辨疼痛程度及持续时间

一般来说,疼痛发作的持续时间及次数与病情的轻重程度成正比,但必须结合临床表现进行具体分析判断。治疗上不可一概以胸阳不足为辨而专事温运胸阳,以胸闷为主者,宜通阳散寒,化浊通痹;以心痛为主者,宜活血化瘀,通络止痛。具体分型及治疗方法如下:

3.3.1 急性发作期

寒痹胸阳者,症见心胸满闷,胸闷重而痛轻,气短,或伴有痰多,脘腹胀闷。多由外感诱发,遇寒加重,手足欠温,苔薄白,脉沉紧或促。治拟通阳散寒,化浊通痹,方选瓜蒌薤白白酒汤或瓜蒌薤白半夏汤加减。南方人多火多热,故常薤白不用或仅用少量,选加大豆卷、白蔻仁等。发作时含服苏合香丸或庆余救心丸即可迅速止痛,亦可长期服用(如苏合香丸0.7g,每日1~2次)。本型应注重通阳化痰。瘀血痹阻者,症见心胸疼痛较剧,有如针刺,痛有定处,或心痛彻背,背痛彻心,舌质紫暗,舌下瘀筋明显,苔薄腻,脉结代。诊断本型时注重舌诊为主,只要见有舌质紫暗、舌下瘀筋明显、脉结代等瘀血征象即可确诊。治拟活血宣痹,通脉止痛,方选活血化瘀药(如葛根、川芎、降香、赤芍、丹参、郁金等)合瓜蒌薤白半夏汤加减。疼痛较著者可加蒲黄、五灵脂、制延胡索及含服速效救心丸、丹参滴丸、硝酸甘油等。各种救心丸成药中多含麝香、冰片等,可迅速活血定痛。本型常见于心绞痛急性发作、急性心肌梗死。另外,使用活血化瘀药时要注意有无出血倾向,定期复查血常规、凝血各项指标等。

3.3.2 稳定期

气滞心胸者,症见心胸满闷不适,痛无定处,时欲太息,得嗳气或矢气后可稍缓解,遇情志不遂时容易加重,苔薄黄,脉沉弦。治拟疏肝理气,活血宣痹,方选柴胡疏肝散合瓜蒌薤白半夏汤,可加佛手、香橼等理气而不伤阴之品。痰浊闭阻者,症见胸闷心痛,痰多体胖,伴有体倦身怠,纳呆,苔黄腻或白滑,脉弦滑。代谢综合征患者多为此型。治拟豁痰化浊,降逆通痹,方选瓜蒌薤白半夏汤合二陈汤,可加山楂肉、泽泻等。同时应要求患者控制体重,改善饮食结构,高脂血症患者应行降脂治疗。心肾阳衰者,症见胸闷心痛,可伴心悸怔忡,气短自汗,神倦畏寒,四肢欠温或下肢微胀,舌质淡胖,苔白腻,脉沉迟。治拟通阳利水,活血宣痹,方选五苓散合活血化瘀药化裁。慢性心衰者多为此型,可伴有下肢水肿、颈静脉怒张、肝脾肿大及微循环障碍等。临床上心衰多因感染诱发,故不以附子等温阳,而仅以通阳。又本型虽为阳衰,但临床表现以血瘀水肿为主,故通阳时应兼顾活血化瘀、利水,可加虎杖根、桃仁、莪术、猪苓、茯苓等,亦可配合丹参酮、丹红注射液、疏血通等治疗。心阴亏损者,症见心胸隐痛时作,可伴心悸怔忡,五心烦热,咽干口燥,潮热盗汗,舌光苔剥,脉细或结代。治拟滋阴退热,养心定痛,方选天王补心丹合汤剂化裁使用。本型多见于病之后期。胸痹心痛多属内科急重症,因发病急、变化快,一定要及时诊断处理。

(唐黎群整理)

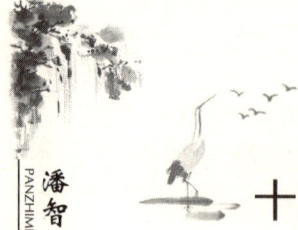

十五、潘智敏教授治疗脑水肿的经验

潘智敏教授治疗脑水肿有较好的临床经验,现总结其学术经验如下。

1. 脑水肿的病因病机

潘智敏教授认为脑水肿的病因有许多,如脑血管疾病、脑肿瘤等,中医辨证不外乎痰、瘀、水、风四种。脑水肿的基本病机为痰、瘀、水、风互结,干扰了脑的功能,引发肝风内动,出现偏瘫、头痛、昏迷等症状,甚至危及生命。

2. 脑水肿的治疗原则

根据脑水肿的上述病机特点,治疗脑水肿的基本法则为化痰祛瘀利水,平肝息风。脑水肿的病理主要是痰瘀胶着,继发水积、肝风,故治疗以化痰祛瘀为主,佐以利水息风。潘智敏教授认为脑水肿的中医辨证多为痰瘀胶着之积证,故喜用天竺黄、琥珀二药为君,天竺黄化痰祛浊,息风定惊,对顽痰胶结者尤佳;琥珀化瘀利水,二药合用正合病机。同时加虫类蜈蚣、全蝎、地龙、僵蚕活血,攻毒,息风,搜刮脑络之痰瘀。但上述香燥药物易损阴伤脾,使用时可适当加以平遏其偏性之药。

3. 病案举例

案一:脑胶质瘤伴脑水肿

患者王某某,女,22岁。初诊时间:2010年12月20日。

主诉:诊断脑为胶质瘤5年,伴失语、听力下降1周。

现病史:患者5年前因左侧肢体乏力、头晕就诊于外院,当时做MRI显示为脑胶质瘤,因无手术指征,回家服用中药治疗,病情尚稳定。1周前起左侧肢体乏力加剧,伴失语、听力下降,外院MRI示脑胶质瘤,肿瘤

5cm×5cm大小,周围有大片水肿,为进一步治疗就诊。

诊查:昏睡不醒,左侧肢体乏力,耳不闻声,时有抽动,舌瘀暗,苔腻,脉涩。

西医诊断:脑胶质瘤,脑水肿。

中医诊断:积证(瘀、毒、水积)。

中医辨证:瘀毒内结于脑,干扰神明,故昏睡不醒,耳不闻声。

治则:化瘀祛浊,息风利水。

处方:琥珀3g,天竺黄12g,泽泻30g,车前子30g,虎杖15g,全蝎3g,僵蚕12g,蒺藜15g,钩藤15g,丝瓜络12g,络石藤12g,地龙9g,赤芍9g,白花蛇舌草30g,白毛藤15g,枳壳12g,柴胡6g,郁金9g,赤小豆15g,7剂。

二诊:患者昏睡,耳不闻声好转,左侧肢体肌力稍有好转,抽动减少,舌暗,脉涩,效不更方,再予原方14剂。

三诊:患者已无昏睡、抽动,左肢体肌力恢复到三级,病情明显好转,故原方去全蝎、僵蚕、钩藤、赤小豆,加丹参15g、生地黄15g化瘀补阴,再予7剂。

药后复查MRI示脑胶质瘤,脑水肿消退,病情好转,继予原方加减治疗巩固。

评析:潘智敏教授认为脑胶质瘤中医辨证多为痰瘀胶着之积证,喜用天竺黄、琥珀二药,天竺黄化痰祛浊,琥珀化瘀利水,正合病机。此案以上述二药为君,配合化瘀利水息风之品,收到了较好的临床疗效。

案二:脑肿瘤切除术后脑积水

患者郭某某,男,79岁。初诊时间:2009年5月5日。

主诉:脑肿瘤切除术后,意识不清1周。

现病史:患者因脑肿瘤切除术后出现意识不清,不能言语,左上肢乏力,MRI示脑肿瘤切除术后脑梗死,脑积水明显,经脱水消肿治疗效果欠佳,为进一步治疗就诊。

诊查:神志不清,不能言语,舌红,苔白腻,脉弦。

西医诊断:脑肿瘤切除术后脑梗死,脑水肿。

中医诊断:中风(风痰蒙窍,水瘀互结)。

中医辨证:患者因脑肿瘤切除术引动肝风,肝风夹痰上蒙清窍,故出

现神志不清,不能言语;舌红,苔白腻,脉弦,为痰、瘀、水内积之征象。

治法:化痰息风,活血通络,并加安宫牛黄丸鼻饲,每日2次。

处方:天竺黄12g,天麻12g,蜈蚣3g,全蝎3g,川芎12g,当归9g,郁金12g,赤芍12g,王不留行12g,决明子30g,杏仁12g,生地黄12g,麦冬9g,鸡内金9g,生山楂15g,莱菔子30g,琥珀3g,7剂。

二诊:患者意识已清,能言语,风痰已轻,故去原方蜈蚣、全蝎、天麻,加桃仁9g、红花6g活血通络,再加钩藤30g、白蒺藜12g平肝息风,继服7剂。

三诊:患者上肢肌力好转,能言语,神清,病情明显好转,再予上方7剂巩固治疗。

评析:患者因脑肿瘤切除术引动肝风,肝风夹痰上蒙清窍,出现神志不清,不能言语,故治疗以化痰息风、活血通络为主。患者虽有脑积水,但此水为瘀痰所化,故治疗以化瘀痰为主,稍行利水。肝风夹痰上蒙清窍,予安宫牛黄丸芳香开窍。潘教授初用虫类药物息风,病情好转即减之,也为中病即止的体现,并加用生地黄、麦冬滋阴息风,以治其本。药证相合,故疗效明显。

(袁国荣整理)

十六、潘智敏教授治疗偏头痛的经验

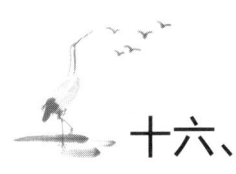

潘智敏教授在继承杨老学术经验的基础上,结合自己多年的临床实践,对内科杂病的诊疗形成了自己的特色,尤其是对偏头痛的病机认识、处方用药颇有经验,兹介绍如下,供同道参考。

1. 偏头痛的病因病机

偏头痛是内科常见疾病,表现为周期性、发作性的单侧或双侧头痛,伴恶心、呕吐或羞明。本病多在青春期起病,以女性为多见,可有家族史。每次发作可持续数小时或数日,之后多可自行缓解。偏头痛大致属中医学头痛、头风、厥头痛等范畴。李东垣《内外伤辨惑论》把头痛分为外感头痛与内伤头痛,并明确指出:"如头半边痛者……此偏头痛也。"潘智敏教授认为,偏头痛致病以瘀血阻络为其主因,而风袭脑络、痰浊壅阻常为其急性发病的诱因;其病位在少阳,部分患者可兼及阳明经及太阳经部位;病机上应注重肝风痰浊扰动清空、气血瘀闭、瘀阻血络之共性。盖因偏头痛大多属于慢性头痛,久病入络,络脉瘀阻,故固定不移,痛作多剧,且迁延难愈。

2. 偏头痛的用药特色

潘智敏教授在偏头痛治疗上强调重视患者的体质和诱发因素之个性,因不同患者所表现的偏寒、偏热轻重各有不同。潘教授临床用药时注重辨证论治,常在自拟基本方的基础上结合偏寒、偏热体质加减用药,故临床疗效显著。其基本方由制全蝎、蜈蚣、制白僵蚕、刺蒺藜、葛根、延胡索、芍药、柴胡组成,其中全蝎、蜈蚣搜风逐络,使肝风息而痉挛解,经络通则痛自减;白僵蚕疏散风热,化痰去积;刺蒺藜平肝、疏肝、祛风,常用量为6～9g,但潘教授重用至30g,意在加强平抑肝阳之力;葛根解肌止痉;延胡索活血利气,散瘀定痛;芍药平肝止痛(若辨证偏热者用赤芍,

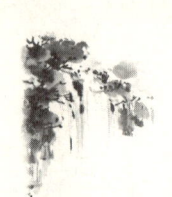

偏寒者用白芍);柴胡是少阳经的引经药,在方中起着使药的作用(也可以换用蔓荆子,因其体轻升浮,引药上行,能增强诸药的镇痛祛风之效)。然方中蜈蚣、全蝎虽善搜风逐络,久用却可耗阴血,故应遵循"中病即止"的原则。

此外,临床使用基本方时尚需注意辨证加减,对肝阳偏亢或肝火上炎者,酌加清热泻火平肝类药物,如甘菊、夏枯草、龙胆草、黄芩、决明子、生石决明、黑栀子、川牛膝等;对阳亢而阴虚不足者,酌加养阴清热潜阳类药物,如生地黄、玄参、麦冬、何首乌、牡丹皮、牡蛎、珍珠母等;对风寒袭络阴寒甚者,酌加温经散寒活血类药物,如桂枝、川芎、细辛、吴茱萸、毛冬青、王不留行、红花、片姜黄等;对阳气亏虚表现为寒象者,选加益气温阳活血类药物,如黄芪、党参、鹿角片、杜仲、当归、鸡血藤、怀牛膝、淫羊藿、淡附片、巴戟天等。若寒象较重,经上述基本方加减仍疗效不佳者,可去白僵蚕、刺蒺藜,加川芎,川芎活血行气,祛风止痛,常用于治疗头风头痛。

3. 病案举例

患者陈某,男,34岁。初诊时间:2010年12月10日。

主诉:反复头痛20余年,加重3天,先后服用多种非甾体类止痛片疗效不佳。曾行头颅CT及头颅血管MRI,未见明显异常。

诊查:头痛,神疲乏力,眠差多梦,懒言喜卧,畏寒,舌质紫暗,苔薄白,脉细缓。

中医辨证:阳气偏虚,寒凝脉络。

治则:温运散寒,活血解痉。

处方:制全蝎6g,蜈蚣6g,葛根30g,延胡索30g,川桂枝12g,王不留行12g,党参15g,毛冬青15g,生黄芪15g,防风9g,白芷9g,川芎18g,吴茱萸4g,细辛3g,生姜5片,5剂。

二诊:患者服药后自感疼痛好转,嘱其再服原方5剂,随访3个月,头痛发作次数减少,程度减轻。

(唐黎群整理)

十七、潘智敏教授辨治脑动脉硬化症的经验

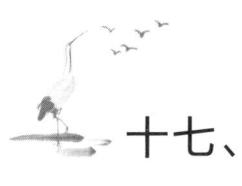

脑动脉硬化属于脑血管慢性变性与增生性改变,是脑血管闭塞或破裂出血的重要因素。如病变广泛,但并未造成脑梗死或脑出血,反使脑血流减少而影响脑功能,即为脑动脉硬化症,常见于中老年人。

1. 脑动脉硬化症的病因病机

潘教授认为脑动脉硬化症在临床上并无特别相对应的中医病名,但因其常表现为头痛、眩晕、失眠、健忘、痴呆、四肢麻木等,故可归属于祖国医学的头痛、眩晕、痴呆等范畴(亦有人建议归为脑络痹)。历代医籍皆有相关论述,如《证治汇补》曰:"眩者,言视物皆黑;晕者,言视物皆转。二者兼有,方曰眩晕。"《景岳全书》亦列有"癫狂痴呆"专篇。潘教授结合临床认为脑动脉硬化症在病因上多有虚、痰、瘀及脂毒等,尤其强调肾虚、血瘀及脂毒为患,并认为血瘀是脑动脉硬化症的主要病理基础,肾虚、痰阻及脂毒是重要病因,其病位在脑与血络。关于肾虚之说,《灵枢·海论》认为"脑为髓海","髓海不足,则脑转耳鸣"。年老体虚,阴液不足,血脉不充,血液凝聚,脑络血脉不充、不畅,亦可发为本症。正如王清任所云:"元气既虚,必不能达于血管,血管无气,必停留而瘀。"而痰阻亦早有相关论述,汉代张仲景认为痰饮是眩晕发病的原因之一,为后世"无痰不作眩"的论述提供了理论基础。脂毒则相对应于现代医学中的脂质代谢障碍、高脂血症而言,潘教授认为脂毒作为老年性疾病及代谢性疾病中的重要病理产物和病因,应特别加以注意。脑动脉硬化症的病机可归纳为年老体衰,肾阳不温,五脏薄弱,脾胃运化机化不足;若多食肥甘厚味,易变生痰浊、脂毒,上犯脑络,阻滞血行,蒙蔽清窍;若素有瘀血,痰、脂与之交阻,亦可阻碍血行,成为脑动脉硬化症发病契机;况且痰浊、脂毒亦可黏着脉道,以致血液循行不利,使脑动脉硬化症变生诸症,如头

痛、眩晕、痴呆等。现代医学认为脑动脉硬化症的病因与脑动粥样硬化相同,但目前尚未完全阐明其发病机制,公认的主要危险因素有脂质代谢障碍、血压升高、糖尿病、吸烟、肥胖等。因脑动脉硬化症缺乏特异性的临床表现,所以明确诊断比较困难,一般应根据年龄、症状及实验室检查进行综合判断,血生化、血液流变学、脑电图、TCD、CT、MRI有助于确诊。患者可同时伴有眼底动脉硬化、冠状动脉粥样硬化、肾动脉硬化及周围动脉硬化等。

2. 脑动脉硬化症的分型论治

结合临床,脑动脉硬化症常可分为肾亏血瘀、痰瘀胶阻两型。

2.1 肾亏血瘀型

《素问·阴阳应象大论》谓"年四十而阴气自半,起居衰矣";《灵枢·海论》认为"脑为髓海",而"髓海不足,则脑转耳鸣"。症见头痛久发不已,眩晕且胀,少寐健忘,视力衰退,两目干涩;或痴呆,伴神疲乏力,耳鸣,腰酸膝软,步履不稳,夜尿频多,舌质紫暗,舌下瘀筋明显,苔薄腻,脉结代。治以补肾滋髓,活血通络,方用左归丸,亦可改汤剂化裁使用。或以何首乌、枸杞子、生地黄、熟地黄、杜仲、桑寄生等培本固肾,葛根、川芎、降香、赤芍、丹参、郁金等活血化瘀,畅通血脉。若兼水不涵木,肝阳上亢者,可加平肝、镇肝之品,如龙齿、紫贝齿、钩藤、刺蒺藜、制蜈蚣、川芎、葛根等;伴肝火上炎者,可予黄芩、柴胡、龙胆草、决明子、白菊花、天麻等清肝、平肝之品;血瘀明显者,加桃仁、莪术、川芎、葛根等。

2.2 痰瘀胶阻型

年高者脾胃薄弱,运化功能不足,若多食肥甘厚味或壅补过度,易变生痰、脂内聚血络,阻滞血行,而蒙蔽清窍,发为眩晕等。症见体形肥胖,头痛,伴头重如蒙,胸闷作恶,呕吐痰涎,食少多寐,表情淡漠,舌质紫暗,舌下瘀筋明显,苔黄腻或薄腻,脉结代或弦滑。代谢综合征患者多见于此型。治以化痰祛浊,活血通络,方用半夏白术天麻汤加减。痰蕴发热或食积化热见苔黄腻者,可加山楂肉、泽泻、莱菔子、神曲、黄连、栀子等。同时要求患者控制体重,改善饮食结构,并行降脂治疗。脑动脉硬化症病程常较长,尚无特效疗法,而冬令膏方作为中医药特色治疗方法之一,是慢性病调治的有效方法,也是保健养生的较好选择,各类慢性疾病患者和体质较弱者通过冬令膏方的调理可以起到扶正固本的作用。

3．病案举例

患者蔡某,女,76岁,2005年12月15日初诊。

主诉:反复头晕头痛20余年,加重3天。既往有尿路感染史。

诊查:头晕头痛,心烦易恼,眠差,多梦,手麻,便秘,舌质紫暗,舌下瘀筋明显,苔薄白,脉细弦。血压150/90mmHg,血生化示TC、TG、LDL-C均升高,TCD示脑动脉硬化、脑供血不足,X线检查示第5、6颈椎骨质增生,眼底检查示眼底动脉硬化Ⅱ度。

西医诊断:脑动脉硬化,脑供血不良。

中医诊断:眩晕。

中医辨证:肾阴不足,虚阳上越,血行欠畅。

治则:益气养阴,潜阳活血。

处方:党参12g,枸杞子12g,龙齿20g,紫贝齿18g,白菊花9g,决明子20g,炒丹参18g,葛根15g,赤芍12g,炒柏子仁9g,猪苓15g,炒山楂肉12g,7剂。

二诊:患者感登楼轻松,头晕、头痛、失眠等症状均有改善,便秘缓解,继续给予膏方(党参150g,太子参60g,黄芪100g,炒当归100g,制何首乌100g,枸杞子120g,生地黄100g,熟地黄100g,五味子60g,山萸肉60g,菌灵芝90g,炒杜仲100g,制黄精150g,明天麻100g,钩藤300g,制蜈蚣60g,刺蒺藜90g,葛根150g,炒丹参180g,川芎120g,赤芍90g,白菊花90g,生山楂肉150g,炒柏子仁120g,炒酸枣仁100g,紫贝齿150g,决明子150g,白花蛇舌草150g,凤凰草150g,大枣250g,炒陈皮90g,阿胶250g,龟板胶100g,鹿角胶60g,冰糖300g)调养。

评析:本例系脑动脉硬化、供血不足所致之眩晕,并有第5、6颈椎骨质增生,故眩晕时作,上肢麻木;又因气虚易感,阴虚而阴津不足则心烦、便秘,故给予补益气阴、潜阳宁心、活血通络之法标本兼治。本例为慢性疾病患者,通过冬令膏方的调理可以起到扶正固本的作用,故给予膏方调理。但临床应用时要注意以下五点:①顺应天时。深冬严寒,传统的进补配方往往偏于热性,但因南方人体质属性多趋热性,且临床有许多体重超标属痰湿偏盛的人群,与此相适应,传统膏方应作相应的调整,如糖尿病、高脂血症、脂肪肝和肾病患者不宜选用温补及脂腻的膏方。②补之有道。每剂膏方多可连服数月,而疾病则可一日数变,故若为慢性病的急性期,宜以汤剂为主;若为慢性疾病的恢复期或久治难愈需长期调理者,方可选用膏方。③因人而异。应根据各人的综合因素进行辨证分析,确定阴阳气血、脏腑归属及经脉气血等偏盛偏虚后再行辨证论治。④切勿以为膏方纯补,应使补而不滞,补而不壅,补而不闭,只有巧妙应用通、补之道,圆机活法,以清灵为要,方可取胜。⑤急性疾病或伴有感染者,慢性疾病急性发作期和活动期患者,胃痛、腹泻、外感发热者勿滥服膏滋药。

(唐黎群整理)

十八、潘智敏教授辨治阻塞性黄疸的经验

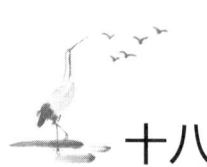

阻塞性黄疸指胆红素在肝脏处理完后，经由胆管于十二指肠壶腹处排入肠道的路径发生阻塞，从而使胆红素聚集于血液中所形成的黄疸，临床上亦可见于中老年人群。现将潘智敏教授治疗阻塞性黄疸的经验介绍如下。

1. 阻塞性黄疸的病因病机

潘教授认为阻塞性黄疸可归属于我国医学中的黄疸范畴。历代医籍中均有关于黄疸病名和主要症状的记载，如《素问·平人气象论》说："溺黄赤，安卧者，黄疸……目黄者曰黄疸。"汉代张仲景在《伤寒杂病论》中把黄疸分为黄疸、谷疸、酒疸、女劳疸、黑疸五种，并对各种黄疸的形成机制、症状特点进行了探讨，其创制的茵陈蒿汤成为历代治疗黄疸的重要方剂。《景岳全书·黄疸》提出了"胆黄"的病名，认为"胆伤则胆气败，而胆液泄，故为此证"，初步认识到黄疸的发生与胆液外泄有关。阻塞性黄疸在临床上主要表现为目黄、身黄、小便黄，大便呈灰白色或白陶土样，皮肤瘙痒等，其中目睛黄染是黄疸的重要特征，可伴有上腹痛、发热等。中老年人的阻塞性黄疸较常见于胆管结石、药物性黄疸（由氯丙嗪、硫氧嘧啶、他巴唑、磺胺类药物所致）、瘀胆型肝炎以及各种消化道肿瘤（如胰腺癌、继发性肝癌、原发性胆囊癌、原发性胆管癌等）。潘教授结合临床认为阻塞性黄疸的病因可归结为湿、热、瘀、毒等，由此导致的胆道瘀阻是其重要的病理基础，其中又以有形之邪（结石、肿瘤）所致的胆道瘀阻最为常见。病机方面可概括为胆为中清之腑，以通降为顺，若饮食不节或情志不调，可使肝胆失疏，郁而化热，横逆犯脾，脾失健运，酿生湿热，久与痰浊、败血、瘀毒、砂石等病理产物胶结，化生有形之邪，导致胆腑通降失调，胆汁排泄不畅，而成黄疸。诊断阻塞性黄疸时，除了检查各项肝

功能指标(如血生化)、肿瘤标记物(如肿瘤全套)外,还可行X线、B超、计算机断层扫描(CT)、磁共振成像(MRI)、经皮肝穿刺胆道造影(PTC)、逆行胰胆管造影(ERCP)、磁共振胰胆管成像(MRCP)等检查,以了解有无胆管扩张,有无结石与肿瘤,并确定病灶所在和选择治疗方式。

2. 阻塞性黄疸的分型论治

潘教授认为阻塞性黄疸都存在着不同程度的高胆红素血症,严重影响患者的健康,特别是对肝肾的损害,而大多数中老年阻塞性黄疸患者就诊时因素体虚弱或其他原因不能行根治性手术,中医药治疗的目的是清退或减轻黄疸,缓解病情,改善患者的生活质量和延长生命。在治疗时应强调以下几点:①肝胆兼治。因肝胆互为表里,在生理病理上皆互相影响。②顾护中气。"见肝之病,知肝传脾,当先实脾",故应兼顾脾胃。对于部分长期应用清热解毒利湿之品,而黄疸指数、ALT长期不降的肝胆疾病患者,以四君子汤等补益中气之品为基本方,酌加利胆退黄之品常可收效。因中老年患者多有肾虚,五脏薄弱,苦寒太过则损伤中焦正气,克伐其生发之气,故用药不可苦寒太过。③不拘常法。阻塞性黄疸多表现为一派湿热征象,临床上使用清热除湿的汤剂常可收效,如茵陈蒿汤。中医认为六腑以通为用,阻塞性黄疸多伴胆腑实证,在清热除湿的基础上应用通下法往往可收良效,如以茵陈蒿汤、大柴胡汤、承气汤等为主的化裁方。部分患者行姑息手术之后黄疸残留不退,其主要特点是气滞血瘀,早期多偏热象,夹有湿热;后期则多偏虚象,虚瘀并见。此类患者应注重湿热、气滞、血瘀的偏重,可用清热利胆通腑,兼以活血化瘀、利水退黄法促使残黄消退。④刚柔相济。阻塞性黄疸可根据临床表现用清热、除湿、通下等法,然而患者多为久病正虚,故应做到通利有度,补而不滞;况且因结石、炎症、循环障碍互为因果,日久必为伤阴,若以柴胡等疏肝理气药为主,应注意用药宜燥润相配,常顾阴液,留得一分阴液,便是一线生机。

临床阻塞性黄疸常分为以下证型:①气滞型。症见身目发黄,右胁胀满隐痛,或阵发绞痛,痛引肩背,厌食油腻,胃脘痞满,舌质淡红,苔微黄,脉弦细或紧。治宜疏肝利胆,理气活血,予茵陈蒿汤合柴胡疏肝散加减。可加葛根、片姜黄、丹参、王不留行、地鳖虫、黄芪、炒当归、马鞭草、苍术等。对于黄疸指数久而不降者,应以化瘀通阳为主,结合清热利湿、益气养血、健脾和中综合考虑。本型常见于缓解期。②湿热型。症见身目发黄,黄色鲜明,上腹、右胁胀闷疼痛,牵引肩背,咽干,呕吐呃逆,尿黄赤,大便秘结,苔黄舌红,脉弦滑数,可伴身热不退或寒热往来、口苦等。治宜疏利肝胆,泄热通腑,予大柴胡汤、茵陈蒿汤、大承气汤加减。可加马鞭草、郁金、佩兰、生楂肉、莱菔子等,以鲜芦根50g生煎代水。若有砂石阻滞,可加金钱草、海金沙、玄明粉利胆化石,陈皮和胃降逆;如为久病入血,或热毒郁于血分者,应在清热利湿的基础上加凉血活血之药,如马鞭草、益母草、泽兰、茜根、赤芍等。本型可见于缓解期和急性期。③疫毒炽盛型。症见全身皮肤深度黄染,面色晦暗,发热,神疲嗜卧,恶心,腹胀,纳呆,大便干结,小便深黄,舌红绛,苔黄厚腻,口臭,脉弦滑。治宜清热解毒宣窍,化湿泄浊行瘀,予安宫牛黄丸(每日1丸口服)、大柴胡汤合茵陈蒿汤化裁。可加虎杖根、金银花、连翘、佩兰、竹茹、海金沙、滑石、槟榔、川朴、莱菔子、鸡内金等,以鲜茅根150g、鲜芦根50g生煎代水。如为动风抽搐者,加钩藤、石决明等,另服羚羊角粉息风止痉;如为衄血、便血、肌肤瘀斑重者,可加黑地榆、侧柏叶、紫草、茜根炭等凉血止血;如腹大有水,小便短少不利,可加马鞭草、木通、白茅根、车前草等。本型有热毒上蒙清窍之趋势,乃为邪入心包者,病情急进,内外交阻,若热毒内盛,继耗营血,可引动内风,瘀热相搏,应及时抢救。

3. 病案举例

患者王某,男,79岁,2005年8月初诊。

主诉:反复右上腹疼痛20余年,再发伴黄疸2月余。有慢性胆囊炎、胆囊结石病史20余年。

现病史:2个多月前患者因右上腹疼痛伴黄疸入住消化科,ERCP示胆囊内泥沙样结石,在ERCP下疏通胆管,黄疸好转,消化科建议进一步做胆管内支架置入,因考虑到患者年老体虚,其家属拒绝做胆管内支架置入,要求中医治疗前来求诊。体检示巩膜轻度黄染,肝肋下二指,质硬如鼻。B超示:①胆囊显像不清,考虑萎缩伴结石;②胆总管上段扩张

(内径1.02cm)伴结石(1.22cm×1.7cm)；③肝内胆管重度扩张。血生化示总胆红素47.4μmol/L，直接胆红素24.3μmol/L，ALT 203U/L，碱性磷酸酶855U/L。

诊查：神清，精神软，口苦，纳差，时呕酸水，皮肤及巩膜轻度黄染，肝区隐痛，腹胀，大便干，小便黄，舌边尖红，苔黄，脉弦滑。

西医诊断：阻塞性黄疸、胆囊结石、慢性胆囊炎。

中医诊断：黄疸。

中医辨证：有形之邪(结石)瘀阻胆道，致湿热蕴于肝胆，胆汁不循常道外泄而溢于外，发为黄疸。

治则：清肝利胆，化石退黄，予清肝退黄汤，同时予以地塞米松(5mg口服，每日1次)、凯复定(210g微泵，每日2次)。

处方：虎杖根30g，黄柏9g，川朴15g，茵陈30g，过路黄30g，枳壳15g，马鞭草15g，海金沙30g，炒莱菔子30g，郁金12g，生大黄15g，垂盆草30g，焦栀子9g，姜半夏12g，3剂。

二诊：患者皮肤黄染消失，巩膜黄染减退，口苦、纳差、呕酸水现象明显改善，肝区隐痛缓解，无腹胀，舌淡苔微黄，脉弦。复查血生化示总胆红素24.2μmol/L，直接胆红素11.3μmol/L，ALT 103U/L，碱性磷酸酶432U/L。效不更方，继服原方9剂，将地塞米松改为泼尼松(4mg口服，每日3次)，其余按原方治疗，病情明显好转，生化指标恢复正常出院。

评析：本例患者为胆总管及肝内胆管结石引起的阻塞性黄疸，具备经纤维十二指肠镜逆行胰胆管造影术(ERCP)＋胆管内支架置入术(EST)的指征，但因年老体衰而拒绝胆管内支架置入术转而请求中医治疗。潘教授以清肝退黄汤清肝利胆、化石退黄，结合使用糖皮质激素及头孢类抗生素抗炎消肿，使炎症水肿的胆管恢复正常，胆汁分泌通畅，中西医结合，疗效显著。

（唐黎群整理）

十九、潘智敏教授辨治水肿的经验

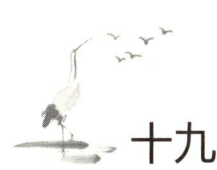

水肿是指体内水液潴留,泛滥肌肤,引起以头面、眼睑、四肢,甚至全身水肿的一类病证。其病因为风邪袭表,疮毒内犯,外感水湿,饮食不节,禀赋不足,久病劳倦;病机为肺失通调,脾失转输,肾失开阖,三焦气化不利。

1. 辨证论治

潘智敏教授在治疗水肿方面积累了一定的临床经验,尤其对肝硬化水肿的治疗有独到的见解,强调在治疗肝硬化水肿时应注意以下几点:①虚中夹实证用泻水峻剂时要考虑结合扶正,单纯泻水应慎防虚脱。②在利水时应参用温运理气、活血行瘀之品,如官桂、椒目、阳春砂、广木香等,亦可酌佐具有活血利水作用的马鞭草、泽兰、益母草等。③因肝硬化不拘早、晚期,均存在血瘀,且肝为多气多血之脏,使用理气活血药物有助于改善肝脏的血液循环。肝硬化后期,肝、脾、肾受损,水湿瘀热互结,正虚邪盛,危机四伏,若药食不当或复感外邪,可见出血、昏迷、虚脱等变证。④肝硬化腹水夹有热蕴,宜酌加清热药,如黄连、黄芩、败酱草、蒲公英、大黄、红藤等。⑤肝硬化腹水、脾功能亢进者常有血衄、齿衄等,应酌加行瘀、养阴、凉血止血药,如阿胶、茜草、旱莲草、大蓟、生地黄、鳖甲等。⑥肝硬化患者如出现大量呕血、便血,可选用白及粉、三七粉、云南白药等,也可浓煎独参100~150ml泡大黄80ml和匀服用,以扶正、止血、清热。⑦若出现肝昏迷前期症状,可选用至宝丹或安宫牛黄丸。

从预后来讲,潘教授认为,水肿属"阳虚易治,阴虚难调",阳虚水肿患者使用温阳利水、活血化瘀药,能达到气行水行、血行水利的目的;而阴虚水肿患者温阳易伤阴,滋阴又助湿,治疗较棘手,临证可佐甘寒淡渗之品,亦可在滋阴药中少佐温化之品。阴虚而有出血倾向或出血者,由于温运药与化瘀药的应用受到限制,利水效果不理想,预后较差。

2. 病案举例

患者张某某,女,76岁,因腹胀伴双下肢水肿2周前来门诊就诊。诊查示神疲乏力,可见肝掌,腹部膨隆,移动性浊音(−),双下肢膝关节以下至踝关节以上呈凹陷性水肿,舌质暗苔白腻,脉弦。B超示肝硬化、胆囊壁水肿、脾肿大、腹腔积液。血生化示 TB 40.4μmol/L,DB 15.7μmol/L,IB 24.7μmol/L,TP 57.7g/L,ALB 33.2g/L。

西医诊断:肝硬化失代偿期。

中医诊断:水肿(脾虚瘀结水留)。

治则:活血化瘀,健脾利水,同时予以保肝、利尿等药物。

处方:过路黄30g,大腹皮15g,王不留行12g,虎杖根30g,茯苓皮30g,败酱草15g,郁金9g,川朴12g,马鞭草15g,猪苓30g,鸡内金9g,小青皮9g,茜草15g,炒薏苡仁30g,水红花子15g,14剂。

二诊:患者腹胀明显好转,纳可,腹部较平坦,双下肢未见明显水肿,体重下降。复查B超示肝硬化、胆囊炎、脾肿大,腹腔未见明显积液。血生化示 TB 14μmol/L,DB 7.3μmol/L,IB 6.7μmol/L,TP 54g/L,ALB 33g/L。

评析:本案证属水肿,已为肝硬化晚期,正虚邪盛。患者就诊时双下肢水肿明显,伴有大量腹水,腹部膨胀如鼓。急则治其标,予利水除胀之品以图缓急,待腹水消减之后再调理肝脾,予以疏肝健脾、活血利水之品,以培补正气。

(杨珺整理)

二十、潘智敏教授辨治溃疡病的经验

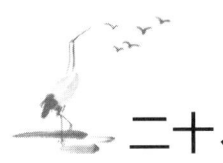

胃及十二指肠溃疡主要表现为胃脘部规律性的疼痛,伴嘈杂、吞酸等,胃镜检查可确诊。属中医胃脘痛范畴,起病初属阳,虚实夹杂,继而转阴,本虚标实。在临床中以虚多见,如治疗及时合理,则预后良好;若治疗不当或迁延不愈,会出现穿孔、出血等并发症,少数有恶变可能。潘智敏教授对胃及十二指肠溃疡的辨治有其独到的见解,临证按不同症候,结合体征灵活立法用药,将溃疡病大致辨为气滞郁热、脾胃虚寒及血瘀出血三型。甘温和中、疏理气机为治疗的常用大法。

1. 辨证用药

潘教授在对溃疡病的辨证用药中提出,凡因脾胃虚寒而痛,如纳食尚可,无明显作胀,舌苔不厚腻者,可加用黄芪,因黄芪有补益气血之功,并且还有生肌作用。在胃痛日久,久病入血之时,黄芪宜与当归、丹参合用。对热灼反酸呕恶者,川连与吴茱萸的剂量配伍比为5:1或6:1;如无热象而泛涎清水者,两者的配伍比例为2:5或2:4。反酸明显者,可选加浙贝、海螵蛸、白螺蛳壳、煅瓦楞;嗳气、恶心明显者,加半夏、川朴、苏梗、生姜;胸闷、脘腹作胀者,加郁金、苏梗、枳壳、川朴、玫瑰花;口苦干、舌苔黄腻而燥者,加鲜石斛、鲜芦根、蒲公英、天花粉、知母;胃阴不足者,加石斛、无花果、麦冬、北沙参;苔腻纳少夹湿者,则慎用生地黄、何首乌、萸肉类。清热止血类药物如大黄、蒲公英、连翘、川连等用于热甚出血,或呕血、便血效果较好,属古人所谓的"火性炎上,载血妄行"的对因治本疗法。

2. 病案举例

案一:气滞郁热型胃脘痛

患者钱某某,男,41岁,因剑突下疼痛反复发作半年余,1周前疼痛又发,前来就诊。疼痛多在饮酒后发作,以胀痛为主,时有恶心、反酸,曾做胃镜提示胃溃疡。诊查见胃脘部按之隐痛,有反酸、嗳气,舌红,苔黄腻,脉细弦,此乃辛辣酗酒,损伤脾胃,气机不畅而痛;久郁化热,胃气上逆则呕恶、反酸。

中医诊断:胃脘痛,气滞郁热型。

治则:清化制酸,理气和中。

处方:川连6g,吴茱萸1g,姜半夏12g,川朴12g,枳壳12g,浙贝15g,乌贼骨30g,姜竹茹9g,橘红6g,蒲公英30g,延胡索30g,4剂。

二诊:患者诉胀痛减轻,嗳气、反酸亦少,拟进原方再服7剂,胃脘痛除,停药。

评析:此型多因情志失调或饮食不节而损伤脾胃,致使气机停滞,久而化热引起,故临证以清化制酸、理气和中为治则。潘教授自拟经验方:柴胡6g,郁金12g,苏梗9g,川连6g,吴茱萸1g,八月札10g,姜半夏12g,枳壳9g,炒白芍12g,延胡索30g,蒲公英30g,香附9g;止痛药可选延胡索、白芍、娑罗子等,不宜选用温运止痛的荜茇、荜澄茄、山柰、丁香、桂心等,同时酸味药物和曲类药物均应慎用。

案二:脾胃虚寒型胃脘痛

患者朱某,女,50岁,因中脘胀痛不舒3年余,胃出血一次前来就诊。3年来反复出现胃脘部作胀,疼痛不舒,多为空腹时痛,食后痛减,稍多食又感不舒,1年前发生胃出血一次,胃镜检查示十二指肠球部溃疡。诊查见神倦乏力,怕冷,四肢末端冷,无嘈杂反酸,舌淡苔白,脉细,此属寒气格阳,胃失濡养而致胃脘疼痛。

中医诊断:胃脘痛,脾胃虚寒型。

治则:温阳散寒,理气和中。

处方:黄芪12g,党参9g,白术12g,炮姜5g,桂枝6g,炙甘草6g,陈皮9g,白芍12g,川朴12g,沉香曲12g,延胡索30g,7剂。

二诊:患者诉胀痛减轻,胃纳渐增,拟原方再服7剂,胃脘痛除,遂停药。

评析:本案为脾阳损伤,阳虚内寒,以致中阳不振而成的脾胃虚寒证。如病久不愈,中气亏损,脾不统血可出现呕血、黑便等出血症状,故潘教授常以理中汤加味温中健脾、散寒止痛。组方:党参12g,白术9g,炮姜

9g,炙甘草6g,炒白芍12g,黄芪15g,制香附9g,延胡索30g,娑罗子12g,陈皮9g,玫瑰花9g。如胃寒甚加桂心,干姜易炮姜,以防其性温动血。

案三:血瘀出血型胃脘痛

患者凌某某,男,79岁,因胃脘部刺痛半年,黑便1周前来就诊。患者有胃溃疡史10余年,一直未予正规治疗,近半年来胃脘部疼痛加重,呈刺痛,夜间为甚,1周前发现黑便,至今日共解黑便4次,大便隐血检查强阳性。诊查见胃脘部按之疼痛,皮肤缺乏光泽,口干,舌边有瘀点,舌下络脉瘀紫,苔薄白,脉细涩,此乃久病气血壅滞胃络,瘀血内生,血不循经而外溢出血。

中医诊断:胃脘痛,血瘀出血型。

治则:祛瘀生新止血。

处方:茜草根15g,蒲黄炭12g,炒槐米12g,三七粉(吞)3g,制军粉(吞)3g,藕节9g,当归12g,黄芪15g,白术12g,川朴12g,枳壳12g,延胡索30g,5剂。

二诊:患者疼痛已减,夜间仍时有刺痛,效不更方,原方去炒槐米、藕节、川朴,加陈皮6g、砂仁6g、姜半夏12g,继服14剂,药后刺痛消失,大便潜血检查阴性。

评析:临证根据呕血、黑便的情况辨寒热虚实,并分别予以清热止血,温阳散寒止血,祛瘀生新止血。如呕血鲜红,舌红苔黄,脉数,属血热出血,可选用苏木合剂加减(苏木、紫珠草、蒲公英、仙鹤草各30g,连翘、地榆炭各12g,焦栀、制军、白及、代赭石各9g,川连6g);若出血色暗,面色㿠白,脉细数,可先用独参汤益气固脱,然后以黄土汤益气摄血温脾。潘教授同时指出,无论是凉血止血还是益气固脱,都应适当地佐以祛瘀生新止血之品,宜选用三七粉、制军粉、云南白药、花蕊石、代赭石、茜草根、蒲黄炭等,其中代赭石、花蕊石治疗从上溢之呕血效果尤佳。益气固脱摄血应根据症状和体征酌情选用人参,可用野山参、别直参、新开河参、边条参、生晒参等,其中别直参、新开河参性偏温,可酌佐西洋参以制其温燥。一般常用的止血药如紫珠草、仙鹤草、旱莲草、白及、阿胶、柿霜等对出血伴有阴虚者更为适宜。对有出血病史者,除温热之品应慎用外,破瘀之品如川芎、三棱、莪术、桃仁等也应慎用。

(戴丹整理)

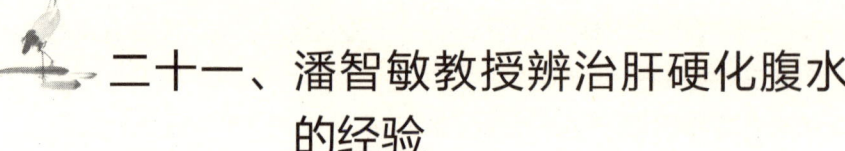

二十一、潘智敏教授辨治肝硬化腹水的经验

肝硬化是一种由不同病因引起的慢性、进行性、弥漫性肝脏疾病,其代偿期多表现为低热、乏力、腹胀、纳差等消化道症状;失代偿期除上述症状外,还可出现腹水、黄疸、贫血及出血倾向、腹壁静脉曲张等。潘智敏教授长期从事中医临床工作,积累了丰富的经验,形成了自己的临证及用药特色,现将其治疗肝硬化腹水的经验介绍如下。

1. 肝硬化的病因病机

潘教授认为肝硬化在中医学上归属于胁痛、积聚、鼓胀等范畴,古代医学多有阐述。如《金匮翼·积聚统论》说"凡忧思郁怒,久不得解者,多成此疾",情志抑郁,肝气不舒,气机阻滞,血行不畅,气血瘀滞日久而成积。《景岳全书·痃疾·论积垢》说"饮食之滞,留蓄于中,或结聚成块,或胀满硬痛,不化不行,有所阻隔者,乃为之积",饮食不节,损伤脾胃,脾失健运,不能输布水谷精微,湿浊凝聚成痰,痰阻气机,血行不畅,脉络蕴塞,痰气血搏结而发为病。《张氏医通·积聚》说"按积之成也,正气不足,而后邪气踞之"。对于肝硬化失代偿期产生的腹水,根据其"腹大胀满,绷急如鼓,皮色苍黄,脉络暴露"的特征而证属鼓胀。《素问·阴阳应象大论》认为"浊气在上";《诸病源候论·水蛊候》说"此由水毒气结聚于内,令腹渐大";《景岳全书·肿胀》说"少年纵酒无节,多成水鼓",又说"凡七情、劳倦、饮食、房闱,一有过伤,皆能栽贼脏气,以致脾土受亏,转输失职,正气不行,清浊相混,乃成此证";《格致余论·鼓胀论》曰"今也七情内伤、六淫外侵,饮食不节,房劳致虚,脾土之阴受伤,转输之官失职,胃虽受谷不能运化,故阳自升阴自降,而成天地不交之否。于斯时也,清浊相混,隧道蕴塞,气化浊血疲郁而为热。热留而久,气化成湿,湿热相生,遂成胀满"。潘教授认为本病多因情志所伤、酒食不节、疫毒虫扰等伤及肝脾,肝脾俱病,肝气郁滞,血气凝聚,隧道蕴塞;或肝脾血瘀,脾运化失职,不能输布精微奉养他脏,日久及肾,终致肝、脾、肾三脏功能失调,气、血、水蕴结腹中而成鼓胀。

2. 分期辨治

潘教授根据长期的临床经验将本病分为肝硬化早期和肝硬化晚期进行辨治。

2.1 肝硬化早期

早期乃因肝脾失调,气血郁滞,症见胸胁胀痛不舒,纳少,神疲乏力,舌淡,苔薄白或薄黄,脉弦滑;亦可见胸腹面有红缕、赤痕,并伴有肝脾肿大。治以疏肝理气,活血行瘀,常用柴胡、郁金、枳壳、当归、丹参、赤芍、延胡索、马鞭草、失笑散、龙骨、牡蛎、降香、绿梅、生山楂、鳖甲等。潘教授认为虽然肝硬化系病久迁延而成,本脏已虚,但早期邪实滞留正气尚存,属虚中夹实之偏于实者,故用药宜以祛邪为主,切忌滋腻温补而敛邪。

2.2 肝硬化晚期

晚期出现气滞、血瘀而水停,形成肝硬化腹水,乃因早期久治不愈,肝脾失调加重,气滞瘀积,脉络失疏,而至水湿停聚,症见腹部膨隆,腹壁青筋暴露,形体消瘦或面色晦暗,乏力,纳少,食入胀甚,尿量减少,舌边紫暗,脉细弦,可见肝掌、蜘蛛痣。治以益气血,养肝肾,疏肝理气,行瘀消水,常用黄芪、当归、郁金、枳壳、生山楂、川楝子、枸杞子、丹参、赤芍、马鞭草、车前草、猪苓、槟榔、鳖甲煎丸等,泻水药可选用较缓和而有消胀作用的黑白二丑、花槟榔、枣儿槟榔、制商陆,逐水剂可选用十枣丸或舟车丸。

3. 病案举例

患者施某,女,75岁,因腹胀、纳差2周于2007年3月13日前来就诊。诊查示神疲,乏力,可见肝掌,腹部膨隆,移动性浊音(+),双下肢膝关节以下至踝关节以上呈凹陷性水肿,舌质暗,苔白腻,脉弦。B超示肝硬化、胆囊壁水肿、脾肿大、腹腔积液。血生化示 TB 40.4μmol/L,DB 15.7μmol/L,IB 24.7μmol/L,TP 57.7g/L,ALB 33.2g/L。

西医诊断:肝硬化,失代偿期。

中医诊断:鼓胀,证属脾虚瘀结水留。

治则:活血化瘀,健脾利水,同时予以保肝、利尿药物。

处方:过路黄30g,大腹皮15g,王不留行12g,虎杖根30g,茯苓皮30g,败酱草15g,郁金12g,川朴12g,马鞭草15g,猪苓30g,鸡内金9g,小青皮9g,茜草15g,炒薏苡仁30g,14剂。

二诊:患者诉腹胀明显好转,纳可,腹部较平坦,双下肢未见水肿,复查B超示肝硬化、胆囊炎、脾肿大,腹盆腔未见明显积液。血生化示TB 14μmol/L,DB 7.3μmol/L,IB 6.7μmol/L,TP 54g/L,ALB 33g/L。病情明显好转。

评析:本例属肝硬化晚期,正虚邪盛,患者就诊时有大量腹水,腹部膨胀如鼓。急则治其标,予利水除胀之品以图缓急,待腹水消减之后再行疏肝健脾,活血利水,培补正气。潘教授强调,在治疗肝硬化腹水时应注意以下几点:①虚中夹实证用泻水峻剂时要考虑结合扶正,单纯泻水应慎防虚脱。②在利水时应参用温运理气、活血行瘀之品,如官桂、椒目、阳春砂、广木香等,亦可酌佐具有活血利水作用的马鞭草、泽兰、益母草等。③因肝硬化不拘早、晚期,均存在血瘀,且肝为多气多血之脏,使用理气活血药物有助于改善肝脏的血液循环。肝硬化后期,肝、脾、肾受损,水湿瘀热互结,正虚邪盛,危机四伏,若药食不当或复感外邪,可见出血、昏迷、虚脱等变证。④肝硬化腹水夹有热蕴,宜酌加清热药,如黄连、黄芩、败酱草、蒲公英、大黄、红藤等。⑤肝硬化腹水、脾功能亢进者常有血衄、齿衄等,应酌加行瘀、养阴、凉血止血药,如阿胶、茜草、旱莲草、大蓟、生地黄、鳖甲等。⑥肝硬化患者如出现大量呕血、便血,可选用白及粉、三七粉、云南白药等,也浓煎别直参100~150ml泡大黄80ml和匀服用,以扶正,止血,清热。⑦若出现肝昏迷前期症状,可选用至宝丹或安宫牛黄丸,亦可用醒脑静注射液静脉滴注。

从预后来讲,潘教授认为,鼓胀属"阳虚易治,阴虚难调",阳虚鼓胀者使用温阳利水、活血化瘀药,能使气行水行,血行水利;而阴虚鼓胀者温阳易伤阴,滋阴又助湿,治疗较棘手,临证可佐甘寒淡渗之品,亦可在滋阴药中少佐温化之品。阴虚而有出血倾向或出血者,由于温运药与化瘀药的应用受到限制,利水效果不理想,预后较差。

(马丽、潘智敏)

二十二、潘智敏教授治疗肠粘连的经验

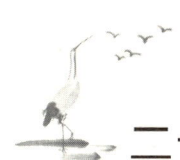

肠粘连可分为先天性肠粘连和后天性肠粘连两种,前者较少见,后者常由于腹腔内手术、炎症、创伤、出血等引起,临床上以手术后肠粘连最为常见。潘教授在治疗炎症性肠粘连方面已积累了丰富的经验,认为炎症性肠粘连属于中医腹痛范畴,多为手术之后伤气动血,导致气血不畅,气滞血瘀,不通则痛。潘教授认为炎症性肠粘连可分三期治疗,早期多夹有湿热,以清热化湿、理气活血为主;中期多见气滞血瘀,以理气活血为主;后期虚瘀并存,应予理气活血,兼以扶正。炎症性肠粘连的本质为肠腑气滞血瘀,腑气不通,临床表现为腹痛腹胀,大便不通,若治疗不当,病情反复十分多见,故治疗应以理气活血、清热通腑为主,即所谓"六腑以通为用,不通则痛,通则不痛"。

病案举例

患者朱某某,男,45岁,浙江义乌人,2006年6月30日初诊。

主诉:胃癌术后腹胀腹痛1周。

现病史:患者于2006年6月初经胃镜检查发现胃癌,在当地医院行手术切除,术后病理示腺癌,并予静脉化疗6次,以防复发与转移。化疗后因体质较虚弱服用了较多补益类中药,近1周出现腹胀、腹痛、便秘,服用通便中成药效果不佳,腹痛腹胀逐渐加重,CT检查示胃癌术后,肠道积气。

诊查:两肺未闻及干湿啰音,心率85次/分,腹软,全腹有轻压痛,未及反跳痛,肠鸣音亢进,舌红苔黄厚浊腻,脉弦。

西医诊断:肠粘连,胃癌术后。

中医诊断:腹痛(气滞血瘀,夹有湿热)。

中医辨证:胃癌术后,气滞血瘀,腑气不通,夹有湿热。

治则：理气活血，清热化湿通腑。

处方：川朴12g，枳壳12g，莱菔子30g，地骷髅30g，延胡索15g，白芍12g，生大黄9g，王不留行12g，莪术9g，制半夏12g，败酱草15g，蒲公英30g，桃仁12g，制胆南星12g，片姜黄15g，虎杖根15g，瓜蒌仁30g，7剂。

二诊：患者腹胀腹痛好转，肛门排气增多，但大便欠畅，舌红苔黄腻，脉弦细，将原方中理气通腑之剂川朴、枳壳、生大黄增至30g，再予7剂。

三诊：病情明显好转，腹胀腹痛完全缓解，大便通畅，舌红苔薄黄腻，脉弦细，说明腑气已通，故减少理气通腑药的剂量，加用健脾消导之品。

处方：川朴12g，枳壳12g，莱菔子30g，地骷髅30g，延胡索15g，白芍12g，生大黄12g，王不留行12g，莪术9g，制半夏12g，败酱草15g，蒲公英30g，桃仁12g，片姜黄15g，虎杖根15g，瓜蒌仁30g，薏苡仁30g，茯苓30g，鸡内金9g，生山楂30g，7剂。

四诊：患者已无明显腹痛腹胀，舌红苔薄腻，脉细，治疗有效，再予上方14剂攻固疗效。之后，患者因饮食不慎或劳倦再次发作，但发作次数明显减少，发作时服用上述中药即能缓解。

2009年9月29日因腹痛腹胀再次复发就诊，用上述方药加减，病情即能缓解。之后患者间断服用上述中药，屡服屡效。

评析：本案的治疗以理气活血为基础，兼以清热，并将理气通腑要药川朴、枳壳、生大黄的剂量逐渐加至30g，药后患者腹痛腹胀完全缓解，取得明显疗效。潘教授认为上述三药的剂量可根据病情的轻重灵活加减。另外，该病早期多夹有湿热，常用败酱草、红藤、蒲公英等清热化湿之品，药理实验证实三者均有抗炎作用，这与现代医学认为术后肠粘连多与炎症有关的病理十分相合；后期多夹脾虚，可加用薏苡仁、茯苓等清补健脾之品。术后肠粘连的病情极易反复，即使治疗有效，也需间断服用理气活血之品，以明显减少发作次数、减轻发作症状，实为经验之谈。

（袁国荣整理）

二十三、潘智敏教授治疗泌尿系结石的经验

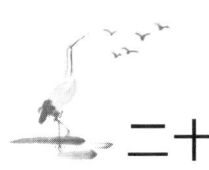

泌尿系结石包括肾、膀胱、输尿管结石,临床十分多见,发病率逐年升高,且易反复发作。中医对泌尿系结石的认识较早,其属淋证的范畴,为五淋之一的石淋,临床上以小便排出沙石为主症,或排尿时突然中断,尿道疼痛,或腰腹疼痛难忍。潘教授认为随着生活条件的提高,进食膏粱厚味,且运动量日益减少,日久蕴积湿热,下注膀胱,膀胱气化不利,化为结石。石淋的病位在肾和膀胱,其病机主要是湿热蕴结下焦,导致膀胱气化不利,化水为石。正如《诸病源候论》曰:"石淋者,淋而出石也。肾主水,水结则化为石,故肾客沙石。"泌尿系结石以实证居多,以湿热内蕴为主,故治疗宜清热利湿,通淋排石。其常用的验方由金钱草、海金沙、石韦、鸡内金、王不留行、延胡索、白芍、威灵仙、蒲公英、土茯苓、莱菔子、厚朴、枳壳、川牛膝等药物组成,其中金钱草、海金沙、石韦清热利湿排石,蒲公英、土茯苓清热祛湿,鸡内金、威灵仙磨石溶石,王不留行、延胡索、莱菔子、厚朴、枳壳行气活血以促进结石下行,佐以川牛膝引经,全方共达清热利湿、排石通淋之效。潘教授认为服药期间需多喝开水,增加运动量,以利于结石的排出。许多患者排石后经常复发,潘教授认为其引起结石的因素仍存,故平时应节制饮食,并间断服用清热利湿类中药,以防湿热之邪再蕴,减少或防止再发。

病案举例

患者李某某,男,70岁,2009年10月28日初诊。

主诉:突发右侧腰痛1小时。

现病史:患者1小时前突发右侧腰痛,疼痛剧烈,难以忍受,原有肾结石病史,考虑泌尿系结石。B超检查发现右输尿管膀胱入口处可见一结石,直径约7mm,伴有输尿管上端扩张,考虑输尿管积水,给予哌替啶

及阿托品肌注后疼痛缓解。

诊查：胃纳可，大便干结，尿急明显，未见血尿，无发热，舌红，苔根黄腻，脉沉细。

西医诊断：右输尿管结石，输尿管扩张积水。

中医诊断：石淋（湿热蕴积下焦成石）。

中医辨证：湿热蕴积下焦，煎熬成石而成石淋。

治则：清热利湿，通淋排石。

处方：金钱草30g，海金沙30g，石韦15g，鸡内金12g，王不留行12g，延胡索30g，白芍15g，威灵仙12g，蒲公英30g，土茯苓30g，莱菔子30g，厚朴12g，枳壳12g，川牛膝9g，7剂。

二诊：服药后患者从尿道排出较多细小结石，腹痛未作，舌质红，苔薄白腻，脉细，予原方加凤尾草30g加强清热利湿，再服7剂。

三诊：复查B超示右输尿管结石已排出，右输尿管未见扩张与积水。患者自觉尿道结石排出有所减少，舌质红，苔薄白，脉细，再予上方7剂，以清除余邪，巩固疗效。随访1年余，病情未见复发。

评语：该文对导师治疗泌尿结石的病例作一总结，论文中分析了泌尿系结石的病因、病机及用药特色（君臣佐使），观察到疗效，并有预后分析、再复发可能的判断，对该病的认识有一定深度，能掌握导师的用药特色。

（袁国荣整理）

二十四、潘智敏教授处方用药的技巧

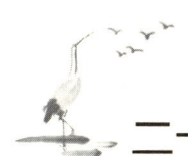

潘智敏教授临证用药独具匠心，现总结其处方用药的技巧和特色如下，供同行参考。

1. 处方用药，勿伤脾胃

脾胃为后天之本、气血生化之源；五脏皆禀气于胃，故胃为五脏之本。《黄帝内经》云"有胃气则生，无胃气则死"，故遣方用药需时时顾及胃气及中焦气机。正如《医宗必读》所说："胃气一败，百药难施。"明代张景岳更是强调"凡欲察病者，必须先察胃气，凡欲治病者，必须常顾及胃气，胃气无损，诸可无虞"(《景岳全书·卷之十七·脾胃》)。潘智敏教授认为，脾胃主运化，并且升降出入全赖中焦之枢，处方用药勿扰其运化和气机的升降。任何中药无论其功效、归经如何，饮药入胃，脾胃先受，必须通过脾胃的运化吸收才能发挥作用。若药物影响脾胃的运化吸收，其疗效必受影响；药物损伤脾胃，也可影响水谷精微的吸收，导致正气不足，影响疾病的痊愈。如处方大剂苦寒之品易伤脾气，导致纳呆、腹胀、呕吐、腹泻等，可伍以温中之药，如姜半夏、佛手、陈皮等；处方大剂温燥之品易伤胃阴，导致口干、便闭等，可佐以石斛、玉竹、麦冬等；处方大剂滋补之品易阻遏脾胃之气机，导致纳呆、腹胀、便闭等，必佐以理气消导之灵动之品，如莱菔子、川朴、枳壳、鸡内金等；处方大剂耗散升发之品，必佐以收敛降逆之品，勿使脾胃升降失序；处方大剂通下之品宜中病即止，过则伤脾，导致升降无序。另外，不同患者的脾胃功能有所差异，用药处方时应兼以考虑，如素体有脾胃虚寒者，慎用苦寒之品，可佐以温补之剂；素体有胃阴不足者，慎用温燥之品，可佐以甘凉补阴之剂。总之，处方用药，首顾脾胃，勿扰其运化和气机的升降。

2. 寒温并用,动静结合

《神农本草经》序录曰:"药有酸咸甘苦辛五味,又有寒热温凉四气。"说明每一味中药均有其特定的性味。潘智敏教授认为中药的药性大致可分为寒与热两种,即寒性药(包括凉性药)和热性药(包括温性药),同时提出中药还具有两种特性——动态和静态。补益、收敛、止血、止汗、安神镇静等中药大多为静态药,而理气、活血、解表、化痰、利湿等中药则大多为动态药。潘智敏教授认为处方用药时必须注意每味中药性、味、态的合理配伍,尤其是性、态的合理配伍,即每一张处方必须体现寒、热、动、静的有机结合。如表热证需用辛凉之剂,以解其表,但过用辛凉易阻遏表邪,因此,在不改变处方特性的情况下可适当加入少量辛温之品(如苏叶),以助发散表邪,就能取得较好的疗效。又如各种虚证需用大剂滋补之品,而滋补之品均为静药,易导致纳呆、腹胀、便闭、敛邪等副作用,此时必须动静结合,佐以灵动之品,如莱菔子、川朴、枳壳、郁金、蔻仁、佛手等理气消导药。

3. 取其功效,去其毒性

潘智敏教授认为每味中药均有偏性,正如每个人都有其个性一样,处方用药时,适合病情治疗的偏性可称为功效,不适合或阻碍病情治疗的偏性可称为毒性。但功效和毒性是相对而言的,如某种药物对一种疾病而言是功效,对另一种疾病而言可能就是毒性。处方用药是在辨证的基础上,取其功效和去其毒性的过程,正如张景岳《类经》曰:"药以治病,因毒为能,所谓毒者,因气味之偏也。盖气味之正者,谷食之属是也,所以养人之正气。气味之偏者,药饵之属是也,所以取人之邪气。其为故也,正以人之为病,病在阴阳偏胜耳……大凡可辟邪安正者,均可称为毒药。"如熟地黄滋阴补肾,功效显著,但质厚滋腻,可用砂仁监制;六味地黄丸,用地黄、山茱萸、山药三补其阴,为防滋腻呆滞,可用泽泻、牡丹皮、茯苓三泻监制;龙骨、牡蛎、鳖甲、龟板等滋阴潜阳药可治疗肝阳上亢,但质重难化,易遏中焦气机,可用莱菔子、鸡内金、枳壳消导;桂枝汤中桂枝辛温发表,但易耗散正气,故用芍药酸收监制;蜈蚣、全蝎、白花蛇舌草祛风湿、止痹痛疗效显著,但为有毒之品,可用甘草监制;乌头为补阳峻药,但为有毒之品,可用蜂蜜监制;蛇六谷对多种肿瘤均有疗效,但有较大毒性,可久煎1小时去其毒性;黄芪为补气要药,但易阻遏气机,可配陈皮监制,等等。

4. 江南多湿,多伍化湿之品

潘智敏教授认为,处方用药要遵循"因时、因地、因人而异"的原则。江浙一带地处江南,为多湿之地,无论时病或杂病,多夹湿邪。湿为阴邪,在上蒙蔽清窍,在中困阻脾胃,在下蕴结传导。根据临床所见,湿邪最易困脾,表现为肢体困倦、脘腹痞闷、纳食呆滞、舌苔厚腻、脉濡等。

根据潘教授的经验,湿邪在表,宜小发其汗,开腠理以散之,用大豆卷、苏叶、香薷之类;湿邪在上,宜开上焦,宣肺气,用杏仁、桔梗、姜半夏、枇杷叶之类;湿邪在中,宜畅中焦,调脾气,用蔻仁、佩兰、川朴、枳壳之类;湿邪在下,宜利下焦,行膀胱之气,用生薏苡仁、茯苓皮、泽泻之类。正如丹溪云:"湿在上焦,宜发汗而解表,此疏泄其湿也;湿在中焦,宜宽中顺气,通畅脾胃,此渗泄其湿也;湿在下焦,宜利小便,不使水逆上行,此开导其湿也。"

潘教授认为时病杂病兼中焦脾胃湿滞,遣方用药须佐以化湿理气之品,以解受困之胃气,使湿去脾醒,气机拨转。温习潘教授的治病处方,发现多数患者的处方中加有厚朴、枳壳、莱菔子三味。

5. 老年疾病,多佐化瘀之品

潘智敏教授认为时人患病,多由气血不畅所致,尤其是现代人,瘀多虚少,正如《素问·调经论》所谓:"血气不和,百病乃变化而生。"潘教授在临床辨治过程中十分重视疏理气血,尤其对许多老年性疾病,认为其虚瘀并存,加入活血化瘀之品可明显提高疗效。

潘教授认为瘀血所涉及的病证十分广泛,但其病机基本上可分为两个方面,即气血紊乱,阴阳失调。潘教授根据前人及自己的临床经验总结出论瘀十条:①气滞血瘀,瘀血气壅;②血滞为瘀,瘀血化水;③血结留瘀,瘀血阻络;④血蓄而瘀,瘀血症积;⑤寒凝致瘀,瘀血痹痛;⑥热盛现

瘀,瘀血蕴热;⑦气虚渐瘀,瘀血损气;⑧血虚成瘀,瘀血不仁;⑨阴虚生瘀,瘀血津伤;⑩阳虚血瘀,瘀血助寒。上述十条体现了气血、阴阳之间互为因果、互相转换的关系。这是对瘀证系统而全新的阐述和发挥。

瘀证在临床上可分为因病致瘀和因瘀致病两种,治疗时应采用相应的理瘀方法。对于因病致瘀者,应以病当之,按致瘀因素分别予以散寒、清热、补虚、攻实之法,兼以消瘀之品;对于因瘀致病者,则应以瘀图之,重予活血、行血、祛瘀、逐瘀之法,结合辨证配伍治之。对于理瘀之品,潘教授认为可分为邪实瘀证用药和虚证瘀证用药,前者消瘀力量相对强劲,以便攻逐,可选用水蛭、马鞭草、三棱、莪术、水红花子、虎杖、桃仁、红花、大黄等,但不宜长期使用;后者可选用理瘀力量相对平和之品,以利缓图,如丹参、赤芍、当归、川芎、郁金、鸡血藤、泽兰、穿山甲、王不留行等,且可长期使用。对气滞血瘀者,可配以枳壳、厚朴、木香、薤白等药;对寒证血瘀者,可配以桂枝、细辛、吴茱萸等温经散寒之品;对热证血瘀者,应根据证型分别伍以银花、连翘、黄芩、黄连、焦山栀、红藤、败酱草等清热解毒药,或玄参、丹参、牡丹皮、郁金、水牛角等清营凉血药,或大黄、芒硝、桃仁等泄热通腑药。

潘教授认为在急骤出现的瘀证或瘀证加重期,可选用虎杖根、马鞭草、王不留行、毛冬青、鬼箭羽、桃仁、红花、三棱、莪术等破血逐瘀之药;而对长期缓慢形成的瘀血症,或久瘀耗血的缺血性瘀证,可选用丹参、当归、何首乌、郁金、川芎、葛根、赤芍、鸡血藤、泽兰、穿山甲、王不留行等。

莪术、王不留行是潘教授的常用对药,她认为莪术、王不留行有疏肝活血作用,为化瘀的常用之品,可用于各种瘀证,如肝硬化、肝癌、肺癌等,且长期使用无明显的副作用;丹参、郁金也为其常用对药,多用于心血管疾病和肝胆疾病。

6. 积滞之证,重疏轻补

潘智敏教授通过长期的临床实践,认为现代社会竞争激烈,人们的生活、工作、学习压力大,易导致心情郁闷,肝气郁滞;或生活水平提高,进食膏粱厚味致营养过剩,引起食积、脂积、痰积;或饮酒过度,导致湿积;或运动量减少,以车代步,气血不畅导致瘀积;或江南多湿,湿积之证明显增多。另外,积滞之证明显增多,亏虚之体相对减少,使许多疾病的致病因素发生了改变,如脂肪肝、高血压、糖尿病、高脂血症、高尿酸血症、高黏血症、代谢综合征、冠心病、脑血管疾病、肿瘤、肠梗阻、结石等多属血瘀、痰湿、脂毒、食积、气郁所致的积证。基于以上认识,潘智敏教授提出了瘀、痰、脂、食、气五积理论,并将上述理论应用于临床,在治疗上述疾病时加以疏导之品,如莪术、郁金、莱菔子、半夏、生山楂、川朴、枳壳、泽泻、丹参、蔻仁、虎杖、过路黄等,明显提高了临床疗效。

潘智敏教授处方用药治疗积滞之证重疏导,轻补益,温习其临证处方,补益之药极少,而且用量也小,这与其积滞之证实多虚少的学术思想十分吻合。

7. 不同体质,用药相参

潘智敏教授认为人的体质大致可分为热性、寒性、平性三类,同时可兼有痰湿、瘀血、气郁等不同表现,处方用药时当兼顾患者的体质采用不同的方法。如热性体质者感邪发病多从热化,寒性体质者感邪发病多从寒化,故治疗时前者多用清化,后者多用温化。若热性体质者用温化,相当于火上加油;寒性体质者用清化,则阳气徒伤。兼有痰湿者可佐化痰利湿之品,兼有瘀血者可佐活血化瘀之品,兼有气郁者可佐疏肝理气之品,不一而足。

8. 不同旧疾,适当兼顾

潘智敏教授认为,临证用药还须兼顾旧疾,勿使旧疾加重。如治疗脾虚泄泻时,对合并有糖尿病者,须考虑糖尿病多属阴虚内热,过用温燥之品易伤阴助火,选药时常用茯苓、薏苡仁、山药、川连、木香、玉米须之类,以兼顾脾虚胃热。若肝脏肿瘤患者原有慢性肝病、肝硬化、血小板低下,采用活血化瘀之法时不可过用破血之剂,否则易导致消化道出血,可佐凉血祛瘀生新之茜草、侧柏叶等。临证治病时,如患者伴有慢性肾功能不全,当避免或少用伤肾之中药。使用祛风化湿攻毒的虫类药治疗痹证时,若患者有胃溃疡病史,当加用象贝、川朴等护胃愈疡之味,以防旧疾促动,从而标本兼顾。

(袁国荣整理)

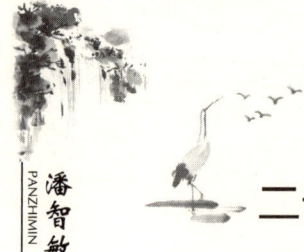

二十五、潘智敏教授谈用药注重疏达

潘智敏教授临床辨证用药十分注重气血的疏理,认为气血流通即为补,并多次提及处方用药须注意疏达,动静并用。这也是潘教授的用药特色之一。

潘教授认为疾病的产生大多与气血不畅有关,尤其是现代社会,积滞之证患者逐渐增多。如《素问·调经论》谓:"血气不和,百病乃变化而生。"《金匮要略·脏腑经络先后病脉证第一》亦云:"若五脏元真通畅,人即安和。"说明气血不畅可致疾病,气血调和则无病安康。无论外感六邪还是内生五邪,最终都涉及气血的失调和失衡,五脏六腑的气血也会引起相应的变化。正如《杂病广要》云:"夫人之生,以气血为本,人之病,以未有不先伤其气血者也。"《丹溪心法》云:"气血冲和,万病不生,一有怫郁,诸病生焉。"

潘教授认为疾病的发生发展均与气血有关,在临床辨证施治过程中,用药时应注意疏通,以防壅中。因气血不畅导致气滞血瘀者,当以理气活血为主,药量相对较重;若为其他病证导致气血不畅者,在辨证施治的基础上可佐以理气活血之品,且药量相对较轻。

温习潘教授治疗各种病证,多兼疏通之品,如对于气滞者,多用莱菔子、枳壳、厚朴等理气之品;而对于冠心病、慢性支气管炎、肺心病、糖尿病、肝硬化等患者,因久病多瘀,则多用理瘀之品,如丹参、川芎、郁金、当归、王不留行、莪术、赤芍等;如出现食积,多用生山楂、鸡内金、谷麦芽等消积之品。而且现代人积滞之证明显增多,虚证相对减少,故用药也多以疏理为先,较少使用壅补、峻补之药。如需使用补药,则应减其药量,或从小剂量开始;或在补虚药中加入数味疏达之品,以达补中有疏,疏补并用。

潘教授还认为即使是冬令进补,也不可一味蛮补,应根据体质、有无旧疾以及目前的病证,在辨证施治的基础上进补,在补剂中加入理气活血或祛邪之品,寓疏于补,或疏补并用,可达补而不敛邪、补而不壅滞的效果,经临床实践,其效果优于一味地进补;若采用大量进补药物,往往会产生恶心、腹胀等消化道反应,以至于患者不能坚持服用,半途而废。

潘教授认为人体是一个有机的整体,五脏六腑均有其特异的生理功能,故用药时也应注意动静结合,即用药要灵通,以符合各脏器的生理功能。

总之,潘教授用药注重疏达,注重灵通,尤其是对积滞之证,无论是实证还是虚证,均用疏通之品,只是剂量轻重不同而已。

评语:该文体会到导师的用药特色是注重疏达,引用经典阐述气血不和与气血调和对人体疾病的影响,深刻领会导师治病注重理气活血的特点。对于不同病证所选的疏理气血药进行归纳列举,尤其是针对老年人虚瘀并存的情况,总结了选药剂量应从小剂量开始,以达补中有疏、疏补并用的目的。对冬令膏方疗虚健身,了解寓疏于补、疏补并用、补不敛邪、补不壅滞、动静结合、轻补重理的治疗风格,体会深刻,总结全面。

(袁国荣整理)

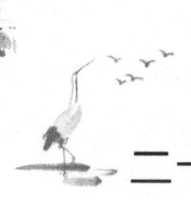

二十六、潘智敏教授临证用药经验拾萃

潘智敏教授从事中医临床40年，经验丰富，用药精到，现介绍如下，以供同道参考。

1. 药量因病而异

潘教授临床辨证用药每有轻剂和重剂，根据疾病的性质和病情的缓急，剂量轻重相宜。潘教授认为，治疗病情重、病势急之证或慢性顽疾时，非重剂难以奏效，须大剂量才能直达病所，直挫病势。如治疗痰热咳嗽时，清热解毒之品如鱼腥草、黄芩、重楼、野荞麦根的剂量常重用至30g，共奏清热解毒、清肺化痰之功，药重力专，保证呼吸道通畅，并迅速控制感染，以免传内伤及正气，急性呼吸道疾病患者常服数剂后即咳止痰清而好转。又如，在治疗脂肪肝的基本方中，金钱草、虎杖根、决明子、莱菔子、瓜蒌仁、生山楂的剂量一般在30g左右，临床每获良效。潘教授认为，脂肪肝多为痰瘀互结而形成的积滞，气、食、痰、脂、瘀兼有，且此五积非一日而成，用药一定要荡涤积滞、祛痰浊、行气血，药量小如杯水车薪，作用微小，只有大剂量用药使痰瘀化、气血畅、脂肪消，则肝病愈。在矿石和贝壳类药物的应用上，潘教授均以重剂量取效，如治疗失眠时，青龙齿、紫贝齿均重用至30g，配合养心安神之品；治疗肝脾肿大时，用牡蛎30g，夏枯草、半夏各15g，配合散结化瘀、理气养阴药物。然而，治疗一般感冒时，因邪犯肌表，病位在外在上，潘教授一般选轻清宣透、剂小药轻之品，尤以轻清见长，处方药量偏轻，取"治上焦如羽，非轻不举"之意。常用大豆卷、佩兰、薄荷、桑叶、菊花、青蒿、柴胡、桔梗等辛散轻宣药，药量大多在9g左右，如此则邪气可散，正气易复。根据病情、病势斟酌用药，或轻或重，灵活施治是潘教授用药的特点之一。

2. 临证巧用对药

潘教授在临床中常将作用相似的药物互相组对,以求寒温相宜、升降并用的协同作用。潘教授临床常用的对药如下:

2.1 厚朴和枳壳

厚朴下气,消除胃肠胀满;枳壳去上焦气滞,治疗胸膈痞满、胁肋胀痛。两药同具行气宽中、消积导滞之效,相伍合用,上下兼行,对肝气阻滞、积滞内阻功效益彰。故临床对于脂肪肝患者,潘教授每在方中加上厚朴、枳壳各12g,再合莱菔子30g,疗效颇好。

2.2 红景天和夏枯草

红景天益气活血,通脉解毒,现代药理研究有抗缺氧、抗疲劳的作用;夏枯草清肝火,平肝阳,散结滞。潘教授常将两药合用治疗心肌缺血、冠心病,以达寒温相配、一升一降、益气通络的功效。

2.3 钩藤和刺蒺藜

两药均归肝经,同有平肝潜阳、息风解痉之效。钩藤平肝中清肝火,而刺蒺藜解郁行气,两者同用,不仅可增强协同作用,而且兼有平肝、清肝、疏肝作用,故潘教授多用于治疗高血压。

2.4 苦杏仁和浙贝母

苦杏仁苦泄降气,化痰止咳,以降气为主;浙贝母清热化痰止咳,以化痰消结。两药相伍,一降一散,善于清泄肺中痰热。潘教授常用此两药治疗痰热郁肺之咳嗽证,每每取得佳效。

此外,潘教授临床常用对药还有:玉米须和桑葚子相伍,治疗糖尿病;过路黄和虎杖根相伍,治疗湿热互阻之肝胆疾病;黄连和吴茱萸相伍,治疗肝火犯胃之胃病;夜交藤和合欢皮相伍,治疗失眠;鸡冠花和椿根皮相伍,治疗妇科经带病症;地肤子和白鲜皮相伍,治疗皮肤疾病等。

3. 辨病善用活血化瘀药

潘教授对活血化瘀药深有研究,常能根据疾病的不同性质选用不同的活血化瘀药,在多种疑难杂症和慢性病的治疗中,配合应用活血化瘀药而获满意疗效。其应用活血化瘀药的经验主要有:

3.1 活血通脉治疗冠心病

冠心病属于中医学胸痹、心痛的范畴,多因瘀血阻滞心络所致,治疗以活血通络为主。潘教授治疗冠心病的常用药物有川芎、降香、赤芍、丹参、郁金、毛冬青、鬼箭羽、桃仁、红花等,兼气滞者加行气药,兼痰浊者加化痰通阳之品,体虚者合扶正药,但总不离活血通络法。现代药理研究也证明,活血化瘀药物有扩冠脉、溶血栓作用,使心肌供氧达到平衡。

3.2 化瘀息风治疗高血压

前贤认为,此病病机属于肝阳上亢,治疗多以息风平肝为主。潘教授在多年的临床实践中认识到,高血压会导致心脏、血管的改变,引起瘀血内生,瘀阻成为不可忽视的病因。治疗高血压应在息风解痉的基础上辅以活血通络、化浊渗利之剂,常用的药物有钩藤、白蒺藜、僵蚕、川芎、葛根、地龙、丹参、泽泻、车前草等。临证实践证明,合用活血化瘀药物治疗高血压疗效更佳。

3.3 祛瘀消积治疗脂肪肝

潘教授认为,痰与瘀在脂肪肝初期就存在,尤其是瘀血贯穿于病程始终,仅是程度的不同。活血化瘀不仅能改善肝脏的血液循环,而且可助解郁化痰之功。临床上一般选用王不留行、莪术、郁金、过路黄、虎杖根、延胡索、片姜黄、徐长卿等,再合化痰行气之品。尤其是脂肪肝早期,潘教授强调活血化瘀药物的及时使用可使疗程明显缩短。

潘教授应用其他化瘀药的经验还有:用益母草、泽兰、赤芍、牡丹皮、香附等活血利水,治疗妇科病;用皂角刺、徐长卿、刘寄奴、丝瓜络、络石藤等通络止痛化湿,治疗痹证。对于一些疑难杂症,诸药不效时可投用活血化瘀之品,常能收到意外疗效。

4. 善用养阴药

对于养阴药的应用,潘教授颇有见地,认为遇到以下情况应及时使用:①老年患者,随着年龄的增大,阴液逐渐匮乏;②慢性疾病患者,如高血压、糖尿病、慢性肾炎、慢性支气管炎等,易长期消耗阴血;③久用清热利湿、行气化瘀之品者,有化燥伤阴之弊;④烟酒辛辣、七情内伤、劳倦过度等,均可暗耗阴血。临床根据其阴虚在胃、在肺、在心、在肾等的不同而随证遣药,总以平淡清养为主。养肺胃阴津,习用沙参、芦根、石斛、麦冬等,石斛最妙,甘淡微寒,生津养阴而不碍脾胃。胃阴亏虚,多用麦冬、石斛、扁豆衣、薏苡仁、莲子等,其药性极清淡平和,不生滋腻且胃气易复。补肝肾之阴,宗《黄帝内经》"精不足者,补之以味"之旨,常用熟地黄、山药、山茱萸、怀牛膝、鳖甲、龟板等滋阴填精生血。潘教授使用养阴药的另一个特色是常在阴亏略露端倪,或虽未现端倪但有可能伤阴时使用,可达未病先防的目的,临床常见满意疗效。

(王进波整理)

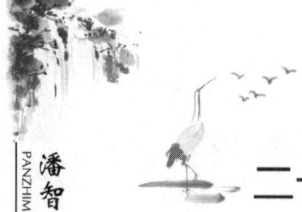

二十七、潘智敏教授谈辨证论治

潘智敏教授认为辨证论治是中医治疗的核心,也是中医治疗的特色,更是提高临床疗效的关键。现将潘教授对内科杂症辨证论治的一些精辟论述,从六个方面加以总结。

1. 辨证思维,中医精髓

潘智敏教授认为,作为一个中医临床工作者,必须具备纯正的中医辨证思维。中医思维的鼻祖是《黄帝内经》,中医临床思维的典范是《伤寒杂病论》,反复研读上述经典,对培养中医辨证思维具有十分重要的意义。明清以前,各医家的临证思维是在传统医学的一脉相承中逐渐发展起来的;至清代中后期,中医受现代医学的影响十分明显,临证思维也出现了明显的西化,不管是临床用药还是实验研究,其方法或多或少受到现代医学思维的影响,结果导致半个多世纪以来,中医理论或实践都没有出现重大创新和突破。这很可能与我们的研究思维出现了问题有关,没有把握中医辨证施治这一精髓。目前部分中医师处方用药时跟着现代医学的思维走,如现代医学治疗晚期肿瘤采用化疗,中医就使用大量清热解毒抗癌药,忽视了辨证论治,导致药不对证,并出现纳差、腹泻等副作用,影响了临床疗效。再如现代中药药理发现许多清热解毒药具有降酶作用,部分中医师在治疗肝炎时大量加入清热解毒药,结果药不对证,ALT不降反升。潘教授曾经遇到一ALT很高的肝炎患者,用中西药治疗后无效,潘教授通过辨证用扶正健脾法治疗,结果ALT很快降至正常,后未见复发。潘教授认为,作为一名现代中医,必须了解现代医学,对疾病有充分的认识,这样才能很好地进行总体把握,在临床处方时紧紧围绕辨证思维,中西医结合以取得更好的疗效。

2. 六纲辨证，尤重虚实

潘智敏教授认为，内科杂症中医辨证的关键是六纲辨证，即辨阴阳、寒热、虚实。潘教授认为，证可分阴证、阳证、寒证、热证、虚证、实证，但不论阴阳寒热，临证处方时必须再辨虚实，这样才能真正落到实处，所以在六纲辨证中，辨虚实尤为重要，只有虚实辨证正确，才不会犯虚虚实实之戒。潘教授认为对虚实的辨证，清代程国彭《医学心悟》中的方法比较切合临床实际，值得借鉴。《医学心悟》曰："一病之虚实，全在有汗与无汗、胸腹胀痛与否、胀之减与不减、痛之拒按与喜按、病之新久、禀之厚薄、脉之虚实以分之。假如病中无汗，腹胀不减，痛而拒按，病新得，人禀厚，脉实有力，此实也。假如病中多汗，腹胀时减复如故，痛而喜按，病久禀弱，脉虚无力，此虚也。"潘智敏教授认为，临床中虚中夹实或实中夹虚十分常见，应仔细辨证。另外，张景岳在《景岳全书》中对虚实的论述也十分精辟，值得借鉴，如"虚实者，有余不足也"；"凡外入之病多有余，内出之病多不足"；"虚实之要，莫逃乎脉"；"至若六者之中，多有兼见而病者，则其中亦自有源有流，无弗可察。然惟于虚实二字，总贯乎前之四者，尤为紧要当辨也"。

3. 病有多证，相互兼夹

潘教授认为，一种病可以有多种证型，多种证型又可兼夹存在；另外，同一患者可能存在多种疾病，其证型也可能表现为错综复杂。故中医临证思维必须与病证的复杂性相对应，即思维过程必须复杂缜密，千万不可采用简单或单一的思维方法，否则会顾此失彼，影响疗效。初学中医者往往喜欢采用单一辨证，尤其需要引起注意，要注意辨别主证、次证、变证，处方时才能抓住主证，兼及他证，有的放矢。如临床常见糖尿病合并高血压或冠心病，其中医辨证十分复杂，既有阴虚内热，又可兼夹阴虚阳亢、痰瘀痹胸、胸阳不振等证。

4. 病常不变，证多动态

潘智敏教授认为，病常不变，证多动态。如常见的糖尿病，其病程发

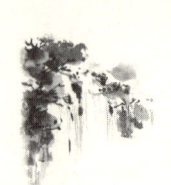

展过程中证型会发生明显的变化,早期可能为燥热之证,中期可能变为阴虚内热,晚期可能发展为阴阳两虚或阳虚之证,并可兼有许多变证,如瘀证、热毒等。再如肿瘤的中医证型分类研究文献报道很多,对于同一种肿瘤,每位医家的证型分类也不相同,可谓仁者见仁,智者见智,有时很难达到统一,这给肿瘤的中医治疗造成了困难。中医证型的研究始于新中国成立后,至今已有几十年,在高等教育教材均采用对同一种疾病分几种证型的形式。在中医发展的2000余年中,古代医家几乎没有对疾病的证型进行过分型研究,如医圣张仲景撰写的《伤寒杂病论》认为某一疾病在发生、发展的过程中可出现各种主证和变证,主张"观其脉证,随证治之"。古代医家认为治疗疾病是一个动态的过程,不应对某一疾病作出固定的、单一的、机械的证型分类,否则就不能全面反映疾病的发生、发展、转归等规律,不利于主动把握病情的变化,这种线性思维方法不符合中医临床的非线性思维特点。综观历代医家的临床思维特点,是从病证出发,紧紧抓住证候的发展变化、病机转归,灵活应变,处方用药。鉴于以上考虑,中医治疗肿瘤时应该从肿瘤的症候出发,抓住其主要病机,结合症候的动态变化随证治之。中医临床的精华在于辨证施治,对于同一种肿瘤,不同患者所反映出来的证型可能完全不同;反之,不同的肿瘤患者所反映出来的证型可能完全相同,另外,肿瘤的各种证型往往互相交叉,错综复杂。现代医学治疗肿瘤逐渐注重个体化方案,寻找个体化分子靶向治疗,取得了不少成果,这与中医的辨证施治不谋而合。在治疗肿瘤方面,中西医两套医学理论逐渐接近,也反证了中医机械的证型分类存在着一定的缺陷,需要在实践中不断提升,以发现更完善的诊治方法。

5. 法从证出,法随证转

潘教授认为,辨证正确,决定了法的合理性。中医主张一证一法,反对一病一法、一病一方。《景岳全书》的论述十分精辟,如"天下之方,活法虽多,对证则一",认为只有法对证,才能提高临床疗效。而证的动态性也决定了法的动态性,法必须随证而动,随证而转,随证而变。潘教授认为张仲景《伤寒论》的精华可以用"随证治之"四个字来概括,其含义有两层意思：一是有什么证用什么药，二是随着证型的动态变化而改变治法。潘教授认为临床辨证用药必须注重变与不变两种情况：证型不变时必须采用守方之法，不要轻易变方，因为许多慢性疾病需要长时间治疗才能起效。曾有一慢性皮炎患者，反复用药5年未愈，潘教授予中药14剂后病有起色，再服14剂，病情明显好转，继续治疗2个月，5年之顽疾竟愈。证型发生改变时，则治法、方药也必须改变。潘教授曾遇到一位肠癌术后化疗患者，服用化疗药物希罗达后出现腹胀、纳差、乏力、呕吐，前医按照常理予理气和胃降逆治疗，但症状加重，潘教授观其舌红，苔少，知其胃阴已亏，予养阴和胃方药3剂后症状消失。临证须知其常，更须知其变，才能提高疗效。潘教授认为，张仲景在《伤寒论》中反复强调治法的变与不变，如不管外邪在表时间多长，只要表证在，还是应解表散邪；若表证入里，即予治里；当病证由实转虚，即予扶阳补虚。师其法，学其辨证精神，是我们读《伤寒论》的意义所在。

6．药不执方，合法即可

潘教授认为，法从证出，方从法出，药必合法，这是临床中医师必须遵守的常理。正如《景岳全书》曰："药不执方，合宜而用，此方之不必有也。方以法立，法以制宜，此方之不可无也。"潘教授还认为，古代经典方剂的组方用药有其精妙之处，值得我们学习借鉴，处方时可师其法，但不一定要用其药，必须灵活变通，以适其证。就像古人的服装类型并不适合现代人穿那样，需要改制才能适用。初学中医者往往喜好成方套一具体的病证，这样往往得不到疗效，所以千万不可以方套证，思维僵化。我们处方用药时，必须应用辨证思维进行量体裁衣，只有辨证正确，立法合证，制方合法，用药对证，才能达到满意的疗效，切不可执方治病。

（袁国荣整理）

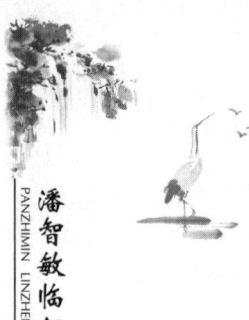

二十八、潘智敏教授谈从瘀治未病

中医"治未病"思想始于《黄帝内经》，这也体现了现代医学预防为主的思想，目前治未病已逐渐受到医家及国家的重视。潘智敏教授提出了"从瘀治未病"的学术思想，对临床治未病有较大的指导价值。

《素问·四气调神大论》曰："圣人不治已病治未病，不治已乱治未乱，此之谓也，夫病已成而后药之，乱已成而后治之，譬犹渴而穿井，斗而铸锥，不亦晚乎！"《难经·七十七难》曰："所谓治未病者，见肝之病，则知肝当传之与脾，故先实其脾气，无令得受肝之邪，故曰治未病焉。"可见两千余年前的古代医家已十分重视对未病的治疗。治未病主要包括未病先防和既病防变两方面，现在对潘智敏教授从瘀论治未病作一介绍。

1. 疏郁理血治未病

潘智敏教授认为，如人体气血畅达，则疾病无从产生，所以疾病的产生源于气血的郁滞。如《素问·调经论》所谓"五脏之道，皆出于经隧，以行血气，血气不和，百病乃变化而生"；"人之所有者，血与气耳"；"气血未并，五脏安定"；"阴与阳并，气血以并，病形以成"。对于气血失和导致的疾病，《素问·至真要大论》提出了相应的治疗原则："疏其血气，令其调达，而致和平。"

潘智敏教授认为现代人生活节奏加快，心情焦虑压抑，导致肝气郁积，不得疏达，形成气积；气郁日久，血脉不畅，导致血瘀，此时的气血不畅并未引起人体的阴阳失衡或阴阳失衡尚在机体的代偿范围内，虽未出现疾病，但已有不适症状，此种状态即称为亚健康。亚健康是指人体虽无明确的疾病诊断，但在躯体上、心理上出现种种不适应的感觉，即处于疾病和健康之间的一种中间状态，表现为活力减退，对外界适应力降低，此种状态持续日久可导致机体的阴阳失衡或阴阳失衡超出机体的代偿范围，从而产生疾病。

潘智敏教授认为气血不畅是导致亚健康的重要原因，所以对亚健康可采用疏郁理血的方法进行干预，以预防疾病的产生。经临床观察，疏郁理血确实能起到扶正固本、预防亚健康的作用。潘教授将此法应用到冬令膏补之中，也取得了较好的效果。

2. 活血理瘀防传变

潘智敏教授认为，许多疾病在发生、发展过程中或早或迟会产生血瘀之证，治疗过程中及早参用活血理瘀之品可阻断疾病的进一步发展。正如《医林改错》曰："治病之要诀，在明白气血，无论外感、内伤，要知初病伤人何物，不能伤脏腑，不能伤筋骨，不能伤皮肉，所伤者无非气血。"

如治疗肠梗阻时，除了理气攻下外，及早使用活血化瘀之品可阻断肠梗阻从痞结向瘀结、疽结方向发展。治疗冠心病时，加入活血化瘀之药，既可降血脂、抗动脉硬化、降血压、稳定斑块、促进侧支循环生成，干预冠心病的多种危险因素，起到积极的预防作用，又可扩张冠状动脉、抗血小板聚集、提高心肌耐缺血缺氧能力、改善心功能、缓解心绞痛发作、减少心梗面积，提高生存质量。治疗糖尿病时，多以痰瘀作为其病理基础，加入理瘀之品可减少心脑血管疾病、肾病、视网膜病变、周围神经病变等一系列并发症的发生。治疗慢性支气管炎时，加入活血之药可明显提高疗效，并能延缓疾病向肺心病方向发展。

（袁国荣整理）

二十九、潘智敏教授谈膏方的应用

潘智敏教授临证几十年,对膏方的应用有其特色,现总结如下,以供同道参考。

潘智敏教授认为,膏滋药主要适宜于中老年人及体弱多病者,通过冬季进补可增强体质,达到无病防病、有病调治的目的,也可以减少旧疾的发作次数,延缓疾病的进展。

1. 膏方的作用

潘智敏教授认为,人到中年极易出现阴阳失衡,导致脏腑功能失调,从而产生许多疾病。《黄帝内经》有"年四十而阴气自半,起居衰矣";"人年五十以上,阳气日衰,损与日增,心力渐退,忘前失后,兴居怠惰"之论述,说明人体阴阳失去平衡可产生衰老和疾病。正如明代医家张景岳曰:"人于中年左右当大为修理一番,则再振根基,尚余强半。"通过膏方的调补,使机体的阴阳处于相对平衡的状态,可以延缓机体的衰老,减少疾病的发生。

慢性疾病患者原本就有机体的阴阳失衡,阴阳失衡越明显,则疾病发作的次数越频繁。通过膏方的调理,可以疏补并用,增强体质,去除体内的病理产物,如痰、瘀、水、毒等的干扰,就可减少旧疾的发作次数,延缓疾病的进展。

2. 潘智敏教授的膏方特色

2.1 辨证施膏,辨质进膏

潘智敏教授认为,膏方进补如同治疗疾病,须辨证施膏,切勿蛮补、峻补。根据中医理论,补益可分为补气、补血、补阴、补阳,或气血双补、阴阳双补。另外,每个人的体质各异,大致可分为热性、寒性、平性三类,同时可兼有痰湿、瘀血、气郁等不同表现。处方施膏当兼顾患者的体质,如热性体质者施膏时当以偏凉药为主,寒性体质者施膏时当以偏温药为主,不一而同。

2.2 气血并疏,阴阳同补

潘智敏教授认为,若人体气血畅达,则疾病无从产生,因此疾病的产生源于气血的郁滞。正如《素问·调经论》所谓:"五脏之道,皆出于经隧,以行血气,血气不和,百病乃变化而生。"对于气血失和导致的疾病,《素问·至真要大论》提出了相应的治疗原则:"疏其血气,令其调达,而致和平。"

潘智敏教授认为,现代人生活节奏加快,心情焦虑压抑,导致肝气郁积,不得疏达,形成气积;气郁日久,血脉不畅,导致血瘀,此时的气血不畅并未引起人体的阴阳失衡或阴阳失衡尚在机体的代偿范围内,虽未出现疾病,已有不适症状,即处于亚健康状态。此时可用疏郁理血的膏方加以调理,经临床观察,此方法治疗亚健康疗效明显。

大多数慢性病既有阴虚的一面,又有阳虚的一面,在疾病的发展过程中可阴损及阳和阳损及阴,导致阴阳两虚,故在施膏时应注重阴阳双调,以增加疗效。

2.3 疏补兼施,防病祛病

潘智敏教授认为现代人积滞之证明显增多,虚证相对减少,故用药也多以疏理为先,较少使用壅补、峻补之药;如需使用补药,亦少其药量,或从小剂量开始,或在补虚药中加入数味疏达之品,做到补中有疏,疏补并用。不可一味蛮补,应根据体质、原有疾病史以及目前的病证,在辨证施治的基础上进补。在补剂中加入理气活血或祛邪之品,寓疏于补,或疏补并用,可达补而不敛邪、补而不壅滞的效果。

2.4 进补膏方,兼顾脾胃

滋补之品,其性大多呆滞,易导致脾胃的气机阻滞,运化失灵,产生恶心、纳差、便闭、腹泻等消化道反应,不仅降低了服用膏方的依从性,而且也不利于药物的吸收,影响膏方的效果。温习潘教授的膏方,发现许多膏方兼用疏通之品,如莱菔子、枳壳、厚朴理气助运,生山楂、鸡内金、谷芽、麦芽等消积导滞。

(袁国荣整理)

三十、潘智敏教授辨体质应用膏方的经验

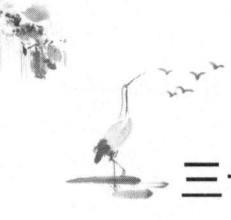

膏方是一种将中药反复煎煮,去渣浓缩后加胶质、糖、酒等制成的半流体制剂。膏方多须量身定做,充分体现了辨证施治和因人、因时制宜的个体化治疗原则。服用膏方者以女性居多,不仅因为女性对保养调理的重视程度高于男性,更因女性比男性多虚多郁多瘀,更适合服用膏方。潘智敏教授临床辨证用药多有特色,注重患者的个体差异,现就其根据平和、阳虚、阴虚、瘀血、气郁、痰湿这几种常见体质使用膏方的经验简介如下。

1. 体质与性别相关

女性和男性在生理和心理上具有明显的差异。张仲景在《金匮要略》中有妇人病专论,除妊娠、产后诸病与情志的关系极为密切外,杂病中脏躁、咽中如有炙脔(梅核气)等均系妇人特有的情志病,而百合、狐惑等亦多见于妇人。王焘的《外台秘要》、严用和的《济生方》、虞抟的《医学正传》等也较多描述了妇女多情绪障碍的心理特点。《济生方》指出:"若是四时节气,喜怒忧思,饮食房劳为患者,(妇女)悉分丈夫同也……又况慈恋、爱憎、嫉妒、忧恚。女子多虚弱、偏颇、失调体质,与男子相比,尤以精血不足等虚弱体质为多见。"

2. 女性的体质特点

按照王琦教授的中医体质类型划分,常见的体质有平和质、气虚质、阳虚质、阴虚质、痰湿质、湿热质、瘀血质、气郁质、特禀质九种。有研究发现,女性体质前五位分别为阳虚质、气虚兼气郁质、气虚质、阳虚兼气郁质和气虚兼痰湿质。

3. 辨体质施膏

潘智敏教授根据女性较多见的阳虚、气虚、气郁、痰湿、瘀血、阴虚体质,组方遣药时结合妇科疾病的特点,在调补的同时注重疏肝解郁,充分体现了中医因人制宜的辨证思想。

3.1 阳虚质

江某,女,45岁,平素多畏冷肢寒,易困乏,月经迟,量少,色淡,经行腹痛,口干,多痰,舌淡苔胖有齿痕,脉软迟。

治则:温阳健脾益肾。

处方:合欢皮120g,远志60g,津柴胡60g,小青皮90g,王不留行120g,薏苡仁300g,大枣250g,茯苓120g,炒扁豆衣90g,白术60g,党参60g,天麻90g,制半夏90g,熟地黄60g,萸肉60g,山药60g,川朴90g,枳壳90g,莱菔子150g,黄芪90g,当归60g,淫羊藿60g,菟丝子60g,枸杞子60g,楮实子90g,鸡血藤120g,生晒参100g,淮小麦100g,夜交藤150g,制何首乌60g,泽兰90g,红景天90g,甲片20g,灵芝90g,芝麻100g,核桃仁120g,阿胶250g,龟甲胶120g,鳖甲胶60g,鹿角胶60g,冰糖250g,黄酒250g。

3.2 气虚质

金某,女,28岁,有心肌炎病史,近年来睡眠差,多梦,易惊,易感冒,易疲劳,动则易汗出,平素懒言,语声低,时有消化不良、胃下垂感,经行量少,腹痛,舌红苔薄有齿痕,脉迟缓。

治则:益气养血,健脾补中。

处方:太子参60g,麦冬60g,五味子60g,黄芪60g,当归60g,川芎90g,降香90g,炒枣仁120g,柏子仁150g,夜交藤150g,苦参60g,炒扁豆衣90g,炒薏苡仁300g,延胡索200g,茯苓200g,大枣200g,白芍120g,熟地黄60g,萸肉60g,山药60g,徐长卿120g,老观草150g,果肉60g,苁蓉60g,地骨皮150g,广木香90g,吴茱萸10g,王不留行90g,莪术90g,白术30g,枸杞子60g,楮实子60g,莱菔子150g,川朴60g,枳壳60g,甲片20g,阿胶250g,龟甲胶125g,黄明胶125g,冰糖250g,黄酒250g。

3.3 气郁质

谭某,女,38岁,近几月来睡眠差,不得眠,易惊多疑,时有嗳气呃逆,经行时乳房胀痛,食欲较差,痰多,大便偏干,舌淡红,苔薄白,脉弦细。

治则:疏肝解郁,条达安神。

处方:夜交藤300g,炒枣仁300g,淮小麦300g,柏子仁300g,紫贝齿150g,青龙齿150g,百合60g,大枣200g,茯苓120g,薏苡仁300g,黄芪60g,制何首乌60g,鸡血藤90g,川芎90g,灵芝90g,山药90g,熟地黄60g,当归60g,远志60g,川断60g,牛膝60g,萸肉60g,枸杞子60g,合欢皮120g,黄连30g,蒲公英300g,银花炭90g,乌玄参60g,麦冬60g,天冬60g,女贞子60g,知母60g,生晒参60g,甲片20g,核桃仁100g,阿胶250g,龟甲胶125g,鳖甲胶100g,鹿角胶20g,冰糖250g,黄酒250g,芝麻100g。

3.4 痰湿质

申某,女,74岁,有子宫肌瘤病史,体形肥胖,易虚汗,汗多且黏,时有咳嗽胸闷,痰黏,口感甜腻,喜食肥甘甜黏,大便正常或不实,舌体胖大,舌苔白腻,脉滑。

治则:健脾理气,化痰利湿。

处方:天麻120g,制半夏120g,苍术100g,泽泻300g,山楂炭300g,黄连60g,广木香90g,川芎120g,降香120g,葛根300g,蒲公英300g,川朴120g,枳壳120g,莱菔子300g,虎杖根150g,远志100g,佩兰150g,合欢皮120g,王不留行120g,莪术120g,败酱草300g,老鹳草150g,鸡内金120g,炒谷芽300g,鸡血藤120g,肉果90g,炒扁豆衣100g,延胡索300g,黄芪60g,当归60g,前胡120g,桔梗120g,茯苓300g,地骨皮300g,牙皂90g,制胆南星90g,白薇90g,黄明胶125g,阿胶125g,鹿角胶30g,黄酒250g,冰糖250g,核桃仁120g,大枣250g。

3.5 瘀血质

万某,女,45岁,10年前因脑外伤曾行头部手术,近年来时有腰酸,经行腹痛剧烈,有瘀块,面部皮肤多色斑,胃肠功能不佳,口唇暗淡,舌质暗,舌下瘀筋,脉细涩。

治则:理气化瘀,调脾养心。

处方:莪术90g,三棱90g,虎杖根150g,郁金120g,赤芍90g,桃仁

90g,红花60g,地龙60g,天麻90g,白术90g,茯苓120g,制半夏60g,川朴60g,枳壳60g,莱菔子150g,广木香90g,川芎120g,泽泻300g,葛根300g,鸡血藤120g,当归90g,枸杞子90g,黄芪60g,川断60g,熟地黄60g,萸肉60g,山药60g,薏苡仁300g,大枣250g,生晒参60g,苁蓉60g,制何首乌60g,玫瑰花90g,扁豆衣90g,补骨脂60g,生姜60g,甲片20g,佛手60g,灵芝90g,楮实子90g,芝麻100g,核桃仁120g,阿胶250g,龟甲胶125g,鳖甲胶60g,鹿角胶20g,冰糖250g,黄酒250g。

3.6　阴虚质

屠某,女,26岁,近来月经失调,经行腹痛,夜眠差,长痘,手足心热,易口燥咽干,喜冷饮,大便干燥秘结,舌红少津少苔,脉细数。

治则:滋阴清热,调肝补肾。

处方:西洋参30g,珠儿参30g,石斛60g,黄连30g,黄芩60g,蒲公英300g,紫花地丁300g,金银花150g,玄参90g,连翘90g,白菊花90g,炒枣仁120g,柏子仁300g,夜交藤300g,生地黄90g,天冬60g,女贞子60g,熟地黄60g,萸肉60g,山药60g,泽兰90g,益母草150g,王不留行90g,郁金90g,月季花90g,地骨皮300g,地肤子300g,苦参60g,黄芪60g,当归60g,薏苡仁300g,土茯苓300g,徐长卿120g,莪术60g,牡丹皮60g,莱菔子150g,川朴60g,枳壳60g,百合60g,鸡血藤60g,芝麻100g,核桃仁120g,阿胶250g,黄酒250g,龟甲胶125g,冰糖250g。

4．注意事项

女性在怀孕、月经期应注意停服膏方。服膏方期间不宜饮浓茶、浓咖啡,不宜食用辛辣刺激性食物,忌食生萝卜。患有感冒、咳嗽、发热、胃痛、腹泻时可暂停服用,以免闭门留寇。

(施玥整理)

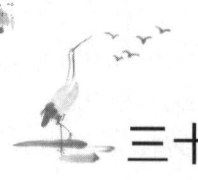

三十一、潘智敏教授应用膏方调治老年病的经验

膏是中医药学中汤、丸、散、膏、丹五大主要剂型之一。膏,《说文解字》曰"肥也",指心膈间的脂肪,因膏为脂肪可以滋润,故《正韵》《博雅》释义为"润泽"。膏方又称膏滋、煎膏,通常是在中医辨证论治原则的指导下,根据患者的体质、疾病的性质,按照君、臣、佐、使的用药原则,选择单味或多味中药配伍组成方剂,并将方中的中药饮片经多次煎煮,滤汁去渣,加热浓缩,再加入某些辅料(如冰糖、蜂蜜、阿胶或其他胶类等)收膏而制成的一种比较稠厚的半流质制剂。近代名医秦伯未先生在《膏方大全》中指出:"膏方者,盖煎熬药汁成脂液,而所以营养五脏六腑之枯燥虚弱者也,故俗称膏滋药。""膏方非单纯补剂,乃包含纠偏却病之义",此为对膏方含义的恰当诠释。现将潘教授应用膏方调治老年病的经验整理介绍如下。

1. 补治结合,虚瘀并理

历史上,膏方是富贵人家独享的高级补品,新中国成立后曾一度沉寂。近十几年来,随着人民生活水平的提高,健康意识的逐步增强,在江、浙、沪地区,每年初冬请中医专家定制膏方,以养生健体、防病治病的人日益增多,但有些人缺乏对膏方基本功能的正确认识,盲目追求滋补功能,而一些医师为迎合人们的喜补心理更是一味地投以补药,一开膏方必有野山参、冬虫夏草、鹿茸等名贵药材。潘教授认为,从膏方的历史来看,古人服用膏方的目的的确是以补为主,在体虚而无邪实的情况下以补为主无可厚非,但在邪盛而正不太虚的情况下则应侧重于祛邪,邪去则正自复,以达到"不补之中有真补存焉"的目的。补不是补益药物的简单堆砌,而是通过调节机体功能,纠偏以却病,帮助机体重建阴平阳秘的状态。所以,凡能产生纠偏却病、调整机体功能、重建生理稳态作用的药物就是补药。古典医籍有"年四十而阴气自半,起居衰矣";"人年五十以上,阳气日衰,损与日增,心力渐退"之说,而老年人大多具有正气渐衰、虚实夹杂、身兼数病的特点,所以常形成各种瘀血,如气滞血瘀、血滞为瘀、血结留瘀、血蓄而瘀、寒凝致瘀、热盛现瘀、气虚渐瘀、血虚成瘀、阴虚生瘀、阳虚血瘀等。常见的老年病如高血压、糖尿病、高脂血症、冠心病、前列腺增生症、老年痴呆症、脑中风等,其病因和症状虽不相同,但病理机制却无不与瘀血有关,因此,在开膏方时既要考虑到老年人体虚,更要顾及其身兼数病及多瘀血的特点,使补中有治,治中有补,补治结合,虚瘀并理。

2. 调畅气血,以平为期

气血是构成人体和维持人体生命活动的基本物质,也是脏腑生理活动的物质基础,是人体赖以生存的根本。气属阳,主动,主温煦;血属阴,主静,主濡润,这是气与血在属性和生理功能上的区别。气与血都源于脾胃化生的水谷精微和肾中精气,在生成、输布等方面关系密切,故两者不可须臾相离,乃阴阳互根、自然之理也。一方面,人体各脏腑经络、组织器官的生理活动,血液的生成与运行,人体体温的恒定等,都有赖于气的推动与温煦作用;另一方面,血具有营养和滋润全身的作用,如四肢百骸、五脏六腑、毛发皮肤、肌肉筋骨均需血来濡养,因此,气与血的生理功能正常,则人体无病,否则可导致各种疾病。《素问·调经论》曰"人之所有者,血与气耳";"气血未并,五脏安定",若"血气不和"则"百病变化而生"。《丹溪心法》曰"气血冲和,万病不生,一有怫郁,诸病生焉",表明气血不和是导致阴阳失调、产生疾病的主要原因。因此潘教授在开膏方时常采用调气活血的方法,以疏通气血,调节气机升降,平衡气血阴阳,即中医所谓的"疏其气血,令其调畅,而至和平"。

3. 固本培元,重视脾肾

五脏之中,脾为后天之本,生化之源;肾为先天之本,性命之根,故脾肾两脏是推动人体生命活动的关键。五脏之病,只要脾肾不伤,虽重不险,脾肾一败,则病转深重。病由重转轻,常常是脾肾功能好转;病由轻

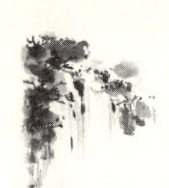

转重,首先表现在脾肾受损,因此,脾肾的盛衰是判断五脏病变轻重以及人体衰老程度的主要标志。脾胃为仓廪之官、气血生化之源,人体生命活动的延续都有赖于脾胃运化的水谷精微。《素问·平人气象论》曰:"人以水谷为本,故人绝水谷则死。"《中藏经》曰:"胃者,人之根本,胃气壮,五脏六腑皆壮也……胃气绝,五日死。"《医宗必读》曰:"有胃气则生,无胃气则死。"因此,潘教授在临证中处处以顾护胃气为先。潘教授认为,治脾胃者,当补其虚,除其湿,行其滞,调其气,处方常用茯苓、山药、薏苡仁、炒扁豆衣等补脾之药。肾为先天之本,主藏精,肾精所化生的肾气是促进机体生长、发育、生殖以及调节人体代谢和生理功能活动的基本物质。历代医家都重视肾气在抗衰老中的作用,故潘教授根据"形不足者,温之以气;精不足者,补之以味",对肾虚者常选用鹿角胶、肉苁蓉、巴戟天、淫羊藿等以补肾阳,鳖甲胶、龟板胶、枸杞子、女贞子、旱莲草等以滋肾阴。

4. 动药静药,相兼并施

膏方内多含补益气血阴阳的药物,并且多以阿胶、龟板胶、鹿角胶等胶质收膏,其性黏腻难化,若纯补峻补,每每会妨气碍血,反受其害,故配方用药动静结合至关重要。静药是指滋补阴精、津液和血等有形物质的一类药物,动药是指能推动气血津液、活跃机体功能的一类药物,故潘教授在膏方中多将补血药与活血、调气、消导之品相配伍,动静结合,使补而不滞,既能消除补药的黏腻之弊,又可充分发挥其补益之功,有一举两得之妙。潘教授辨证选用动药的例子不胜枚举,如用决明子、瓜蒌仁通腑排毒,降低血脂;川芎、葛根活血化瘀,净化血液;川朴、枳壳、广木香、降香等理气导滞。

5. 临床施膏经验

王某,女,60岁,患有冠心病、高血压及糖尿病,2009年12月13日前来膏方门诊,界于冬令时分,欲予调补养身。

诊查:疲劳后有心悸胸闷,寐况不佳,工作紧张时尤甚,血压偏高(160/95mmHg),控制饮食后血糖基本正常,全身皮肤瘙痒,遇热痒甚,大便干结,数日一行,舌质红,苔薄白,脉细弦。

西医诊断:冠心病,高血压,糖尿病。

中医诊断:心悸,眩晕。

中医辨证:气阴不足,心失所养,阴虚内热,阴血暗耗,血脉瘀阻,不能上荣诸窍。

治则:益气养阴,活血宁神,滋肾养肝。

处方:党参300g,黄芪300g,生地黄200g,萸肉100g,制黄精150g,枸杞子120g,郁金150g,制何首乌200g,炒枣仁150g,丹参250g,川芎150g,桑寄生150g,决明子150g,白菊花150g,泽泻150g,炒枳壳120g,生楂肉120g,炒陈皮100g,炒杜仲150g,炒牛膝150g,大枣150g,龟板胶200g,木糖醇(收膏入)250g。

评析:本例气虚不足,心失所养,肝肾阴虚,阴损及阳,故以大剂参、芪及丹参、郁金、川芎、牛膝等益气活血,与龟板胶、杞菊地黄等为伍滋肾养肝,并选寄生、杜仲既补肾阴肾阳,又具降压之功,兼以决明子、炒枣仁等清肝宁神。此膏方综合患者的素体因素及病变脏腑而辨证选方用药,配伍严谨,剂量多寡均经细酌。

(姬要可整理)

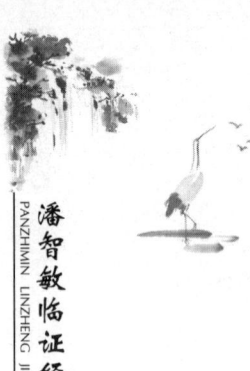

三十二、潘智敏教授谈理气化湿顾胃气

潘智敏教授处方用药的特色之一就是用药十分顾及脾胃与中焦气机,注重佐以理气化湿之药。

脾胃为后天之本,气血生化之源,五脏皆禀气于胃,胃为五脏之本。《黄帝内经》云"有胃气则生,无胃气则死",故遣方用药需时时顾及胃气及中焦气机,正如《医宗必读》所说"胃气一败,百药难施"。明代张景岳更是强调"凡欲察病者,必须先察胃气,凡欲治病者,必须常顾及胃气,胃气无损,诸可无虞"(《景岳全书·卷之十七·脾胃》)。

综观历代医家,治病用药无不注重顾护脾胃。医圣张仲景组方用药,频繁配伍使用甘草、生姜、大枣醒脾暖胃,顾护胃气,开创顾护胃气之先河,盖寒邪中人,易伤脾阳,故用甘草、大枣甘温补脾,生姜醒脾暖脾,后世医家多遵此法。至金李东垣,其所著补中益气等方药,诚补前人之未备,为后人称道,但偏于甘温补脾。明清两朝,瘟疫流行,清代名医叶天士诊治温病时发现,温热之邪极易伤及胃津,故创用甘寒滋阴之品顾及胃阴,另辟蹊径,此时若沿用甘温之品顾胃,必助温邪,耗伤津液。

潘教授认为治病用药要遵循因时、因地、因人而异的原则,顾护胃气亦然。江浙一带地处江南,为多湿之地,无论时病或杂病多夹湿邪,若用甘温之品顾脾,必敛湿蕴热;若用甘寒滋阴之品顾胃,必敛湿蕴滞,此时补脾阳、益胃阴均为不妥。

脾胃同居中焦,功能各异,胃主纳、主降浊,脾主化、主升清,一纳一化,一升一降,共同完成生化气血之功。脾为阴土,喜燥恶湿;胃为阳土,喜润恶燥,湿为阴邪,最易困脾,多阻气机,脾失健运,升降失常,水湿内停,导致湿困脾胃,中焦气机受阻,表现为肢体困倦、脘腹痞闷、纳食呆滞、舌苔厚腻、脉濡等。潘教授认为时病杂病兼有上述诸症,此时遣方用药须佐以化湿理气之品,以解受困之胃气,使湿去脾醒,气机拨转。温习潘教授治病处方,发现多数处方中加有厚朴、枳壳、莱菔子三药。厚朴辛温理气化湿,除胀宽中,为祛湿理气宽中之良药。《本草汇言》曰:"厚朴,宽中化滞,平胃气之药也。凡气滞于中,郁而不散,食积于胃,羁而不行,或湿郁积而不去,湿痰聚而不清,用厚朴之温可以燥湿,辛可以消痰,苦可以下气也。"枳壳辛温,行气宽中化湿。《本草纲目》曰:"枳实、枳壳,气味功用俱同,大抵其功皆能利气,气下则痰喘止,气行则痞败消,气通则痛刺止,气利则后重除,故以枳实胸膈,枳壳肠胃。"莱菔子辛甘平,下气消积,化湿除胀。《本草纲目》曰:"莱菔子之功,长于利气。"《医学衷中参西录》谓其"无论或生或炒,皆能顺气开郁,消胀除满,此乃化气之品,非破气之品。盖凡理气之品,单服久服,未有不伤气者,而炒熟为末,每饭后移时服钱一汗,借以消食顺气,转不伤气,因其能多进饮食,气自得其养也"。三药合用以达化湿、行气、下气之功,与湿困脾胃,湿阻中焦之病机十分切合。

潘教授常用厚朴9~30g,枳壳9~30g,莱菔子12~30g,但见舌苔厚腻即可使用,舌红少苔者忌用;如湿蕴化热,可加用黄连、黄芩、蒲公英之类。

潘教授治病用药,处方中极少使用甘草,亦即考虑到江南为多湿之地,时病杂病多夹湿邪,湿家忌甘之故。

神香苏合丸芳香理气宽胸,临床多用于冠心病。潘教授认为从神香苏合丸的药物组成看,均有芳香理气化浊之功效,与湿困脾胃、气滞湿阻的病机十分相合,故用之以解受困之胃气,经临床使用疗效显著,这也体现了中医异病同治的治疗原则。

综上所述,潘教授遣方用药,以理气化湿、顾护胃气独树一帜,体现了中医治病因人、因时、因地而异的治疗原则。

评析:该文能在随师过程中深刻体会到导师用药时特别注意顾及中焦脾胃功能,重视理气化湿在治疗疾病中的先决作用,如"胃气一败,百药难施"、"先察胃气"、"胃气无损,诸可无虚",并总结了历代医家对脾胃顾护的进展,从张仲景、李东垣多使用甘草、生姜、大枣醒脾暖胃,顾护胃气,到明清多温热之邪,顾及胃阴,再到如今社会发展,生活水平提高,浙

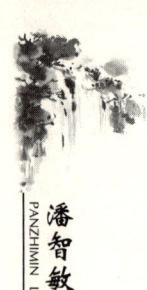

江地处江南,为多湿之地,湿多蕴热,补脾阳、益胃阴均不妥,需化湿醒脾,清化理气,消积除满,对导师的常用药剖析归类,总结整理精炼,领会深刻,从而写出让人受益的实用文章。

(袁国荣整理)

三十三、潘智敏教授治疗放疗副作用的经验

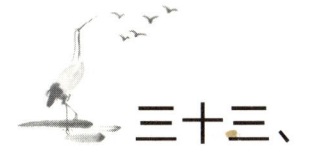

现代医学治疗恶性肿瘤的手段均可不同程度地耗损患者的正气,如手术可耗气动血伤津,化疗可导致脾肾两虚、气血亏虚,放疗可导致气阴两虚,分子靶向治疗可导致阴津损伤等,故在治疗过程中,尤其需要配合中医扶正祛毒之品,以明显提高疗效,减轻毒副作用。

潘教授认为放疗为热毒,在杀伤癌细胞的同时又耗气伤津,导致气阴两虚十分常见,应根据不同的放疗部位予以补益。如肺癌放疗后可用沙参麦冬汤加减治疗,脑癌放疗后可用杞菊地黄汤加减补肾养阴,肝癌放疗后可用麦冬汤、一贯煎加减等。

放疗热毒损伤机体脉络,或热煎熬成瘀,均可产生瘀证,故治疗时必须加用凉血活血之品,如丹参、赤芍、牡丹皮、虎杖、郁金等。

放疗热毒灼伤机体,导致热毒内留,为减轻其对机体的损害,可用清热解毒抗癌中药如白花蛇舌草、三叶青、藤梨根、半枝莲、半边莲、七叶一枝花、白毛藤、金银花、蒲公英、野菊花、芦根、山海螺等。

根据上述认识,潘智敏教授认为恶性肿瘤放疗后多有耗气伤阴,瘀热内积,治疗当以益气养阴、清热化瘀为主。

病案举例

案一:肺癌放疗后

患者唐某某,男,82岁。初诊时间:2010年7月9日。

主诉:诊断右肺癌40天。

现病史:患者于1个多月前体检时做CT检查,发现右上肺团状高密度影,两肺慢支伴左下肺感染,经抗炎后复查CT,肺部炎症好转,但右上肺团状高密度影仍在。因出现右前胸疼痛,经检查发现肺内病灶增大,故予局部放疗。

诊查:纳差乏力,口干便结,胸痛不适,舌红,苔少,脉细数。

西医诊断:肺癌。

中医诊断:肺积,胸痛(热瘀内结,阴津亏虚)。

辨证分析:癌毒内结,胸络不通,故胸痛。患者高龄,本已阴虚,加之放疗,阴血更亏。

治则:清热养阴,化瘀通络。

处方:白毛藤30g,羊乳30g,芦根30g,忍冬藤12g,金银花15g,天冬30g,北沙参15g,麦冬15g,白芍12g,郁金12g,赤芍9g,丝瓜络12g,络石藤12g,蒺藜12g,薏苡仁30g,扁豆衣9g,茯苓15g,7剂。

二诊:药后纳增便畅,胸痛好转,舌红苔少,脉细,原方去金银花、芦根,加生地黄15g、石斛12g加强补阴,再服7剂。

三诊:药后诸症明显减轻,再以上方加减巩固治疗。

评析:肺癌患者放疗后多有阴亏血瘀,故治疗以养阴化瘀为主。本例患者以白毛藤、羊乳、芦根、忍冬藤清热养阴,加生地黄、天冬、北沙参、麦冬、白芍养阴补血,佐郁金、赤芍、丝瓜络、络石藤化瘀通络,更加轻灵健脾之薏苡仁、扁豆衣、茯苓,以助运化之源,故能收到较好的临床疗效。

案二:晚期肺癌放疗后

患者曹某某,男,81岁。初诊时间:2010年2月23日。

主诉:发现左肺癌及右腮腺癌5月余。

现病史:患者于2009年9月体检时发现左肺肿块及右腮腺肿块,入住本市某省级医院,穿刺活检示左肺低分化鳞癌,右腮腺低分化腺癌,予左肺及右腮腺同时放疗,放疗后病情尚稳定,但右颈部出现放射性皮炎,后经复查发现肺癌有小脑、骨转移,因体质差,未行抗肿瘤治疗,近来出现乏力、头晕、纳差,消瘦,咳嗽不明显。

诊查:消瘦,右颈部皮肤变硬,色暗,舌光无苔,舌红绛,脉细。

西医诊断:左肺低分化鳞癌放疗后,右腮腺癌放疗后,右颈部放射性皮炎。

中医诊断:肺积(阴虚毒结)。

辨证分析:老年肺癌本有肺阴不足,加之放疗易生热毒,肺阴更损,下及于肾,出现肺肾阴亏;放疗后损伤血脉,瘀结于内;舌光无苔、舌红绛、脉细,均为肺肾阴虚之征象。

治则:养阴清热化瘀。

处方:北沙参12g,麦冬12g,天冬15g,生地黄12g,天花粉9g,制玉竹6g,石斛12g,白芍12g,女贞子12g,三叶青15g,羊乳30g,猫爪草12g,猫人参12g,扁豆衣9g,浙贝9g,穿山甲6g,郁金9g,王不留行9g,鳖甲12g,龟板12g,7剂。

医嘱:忌油腻、辛辣之物,安静修养。

二诊:患者胃纳好转,精神转佳,舌红,苔无,脉细,提示病情好转,但毕竟阴亏已久,虽阴津来复,尚需继续调治,予原方再进7剂。

三诊:患者胃纳明显好转,舌红,已有薄苔,脉细,说明胃阴已充,胃气渐来,热毒已减,原方去鳖甲、龟板、羊乳、天花粉,继服7剂巩固。

评析:老年晚期肺癌本有肺阴不足,加之放疗易生热毒,肺阴更损,下及于肾,出现肺肾阴亏;放疗后损伤血脉,易致瘀血内结;舌光无苔、舌红绛、脉细,均为肺肾阴虚之征。此时当大剂养阴进补扶正,如北沙参、麦冬、天冬、生地黄、天花粉、制玉竹、石斛、白芍;兼以清热解毒,如三叶青、羊乳、猫爪草、猫人参,以祛癌毒及放疗热毒;佐以化瘀之品穿山甲、郁金、王不留行祛除瘀积。潘教授考虑阴虚易致虚阳上亢,故加用鳖甲、龟板滋阴潜阳。

(袁国荣、吴树强整理)

三十四、潘智敏教授治疗化疗副作用的经验

恶性肿瘤的发病率和死亡率均较高,目前已成为临床常见病和多发病,严重威胁着人们的生命健康,故防治恶性肿瘤已成为医学研究中的难点、重点、热点。但到目前为止,人类对恶性肿瘤发生、发展、转移的机制还未十分明了,虽然恶性肿瘤的治疗方法很多,但都存在疗效不佳、毒副作用大等缺陷,难以彻底根治。化疗已广泛应用于恶性肿瘤的综合治疗中,但其毒副反应也不容忽视,中医在防治恶性肿瘤及化疗毒副作用方面具有一定的优势。

潘智敏教授在长期的临床实践中积累了一定的经验,认为化疗为毒物,可损伤五脏六腑,但在化疗的不同阶段,中医的治法应有所不同,如化疗早期,患者脾胃运化和气机受遏,当以运脾化湿理气为主;而化疗后期,患者脾肾受伐,气血亏虚,当以健脾补肾、益气养血为主,切不可早期即予健脾补肾,大补气血。

潘智敏教授认为,癌症化疗早期(大约在化疗始1周),首伤脾胃之运化,加之化疗时中枢止吐药物的广泛应用,胃肠动力受阻,故多出现纳差、腹胀、呕吐、腹泻或便闭、苔厚腻或黄腻等脾胃不运、气机阻滞、湿浊内生之症候,此时切不可蛮补,当予健脾理气化湿,恢复其运化功能;待脾运功能好转,在化疗间歇期(大约在化疗始1周后),患者骨髓功能受到抑制,再予补益气血,补益脾肾,以期恢复其骨髓功能,此时也应佐以运脾,脾运得健,气血有源。

潘智敏教授认为化疗的毒性可能在患者体内存在较长时间,故治疗时在补益之时不忘祛毒,可加用通利二便之药,使毒从二便而出,如利湿之土茯苓、薏苡仁、白花蛇舌草、车前草、大黄等。

病案举例

案一：直肠癌化疗后白细胞减少

患者余某某，男，41岁。初诊时间：2010年6月25日。

主诉：直肠癌术后1个月，化疗后2周，发现白细胞减少。

现病史：患者1个月前因"大便次数增多伴便血2个月"在当地医院就诊，肠镜检查示直肠癌，腹部CT示直乙状结肠多发占位性病变，行直肠癌根治术加盆腔粘连松解术。术后病理示直肠高中分化腺癌，局部累及全层肠壁至浆膜外，淋巴结0/8阳性，切缘(-)，予辅助化疗1周，化疗后检查血常规发现白细胞2100/mm³，血小板56000/mm³，要求中医治疗。

诊查：乏力腹胀，纳差无味，舌淡红，苔薄白腻，脉细。

西医诊断：直肠癌术后、化疗后，白细胞减少。

中医诊断：积证（气血亏虚，脾失健运）。

辨证分析：患者为直肠癌术后，气血已亏，加之术后化疗，毒物损伤脾胃，脾失健运，气血生化无源，气血更虚。

治则：益气健脾，佐以减毒。

处方：绞股蓝30g，薏苡仁30g，茯苓12g，鸡血藤12g，莱菔子30g，枳壳12g，厚朴12g，鸡内金9g，黄芩15g，败酱草15g，藤梨根30g，水杨梅根30g，蒲公英30g，柴胡6g，郁金12g，7剂。

二诊：患者胃纳增加，乏力好转，脾胃运化转佳，化疗之毒渐去，故原方加黄芪15g，当归12g加强益气补血，去黄芩、败酱草、柴胡去毒之品，再服5剂。

三诊：复查血常规白细胞数已恢复正常，继续予以术后辅助化疗。

评析：癌症化疗首伤脾胃之运化，多出现纳差、腹胀、呕吐、腹泻等脾胃不运、湿浊内生之症候，此时切不可蛮补，当予健运脾胃，恢复其运化功能，待脾运正常再予补益；同时加用清热去毒之药，以减轻化疗药物在体内残留的毒性。本案也为先健脾，后补益，故取得较好的临床疗效。

案二：小细胞肺癌化疗后白细胞减少

患者周某某，男，71岁。初诊时间：2009年3月12日。

主诉：肺癌化疗后20天，发现白细胞减少。

现病史：患者发现小细胞肺癌半年余，多次予EP方案静脉化疗，化疗后出现乏力、纳差、脱发、白细胞减少。化疗后20天，血白细胞已降至1100/mm³，无法进一步化疗，要求中医治疗。

诊查：面色较苍白，脱发明显，语音低微，舌淡红，苔薄白，脉细弱。

西医诊断：小细胞肺癌化疗后，白细胞减少。

中医诊断：肺积（气血双亏，兼有瘀毒）。

辨证分析：患者因多次化疗导致脏腑功能受损，生化乏源，故气血双亏；舌淡红，苔薄白，脉细弱，为气血双亏之征象。

治则：益气补血，化瘀消积祛毒。

处方：生晒参6g，人参叶9g，鸡血藤15g，绞股蓝15g，灵芝9g，何首乌6g，茯苓12g，薏苡仁30g，穿山甲6g，莪术9g，王不留行12g，郁金9g，川朴9g，枳壳9g，莱菔子15g，白英30g，蛇六谷15g，7剂。

医嘱：增加营养，注意休息，预防外感。

二诊：患者乏力明显好转，血白细胞升至2800/mm³，舌淡红，苔薄，脉细，治疗有效，原方加女贞子12g、枸杞子12g补肾生血，再服7剂。

三诊：患者头晕、乏力明显好转，胃纳增加，血白细胞已升至4300/mm³，为控制肿瘤，继续化疗。

评析：本案为化疗后期导致脏腑功能受损，生化乏源，故出现气血双亏之证，但肺积病情复杂，瘀毒仍存，故治疗以益气补血为主，佐以化瘀消积祛毒，攻补兼施。用生晒参、人参叶、鸡血藤、绞股蓝、灵芝、何首乌益气养血，其中鸡血藤具有升白细胞的作用，绞股蓝具有升血小板的作用。予穿山甲、莪术、王不留行、郁金化瘀消积，白英、蛇六谷祛毒抗癌，再加茯苓、薏苡仁、川朴、枳壳、莱菔子健脾助运，以增强气血生化之源。

（袁国荣、赵同伟整理）

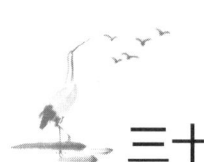

三十五、潘智敏教授谈老年病的特点

潘智敏教授长期从事老年病诊治,积累了丰富的经验,其认为老年病的病理本质为多虚、多瘀。

《素问·上古天真论》曰:"丈夫八岁,肾气实,发长齿更。二八,肾气盛,天癸至……四八,筋骨隆盛,肌肉满壮。五八,肾气衰,发堕齿槁……八八,则齿发去。"说明人体随着年龄的增长,尤其在40～50岁以后,五脏六腑的功能均有不同程度的下降,可出现心肺肾脾等多脏器功能虚亏。肺气虚,肺不能朝百脉,出现气血不畅;脾气虚,不能统血,不能生血;肾气虚,不能生精益血;肝失疏泄,导致气血不和;心气虚,推动无力,导致血脉瘀阻。综之,五脏虚损,气血不畅导致虚瘀互存,这是老年病的病理特点。

脏腑功能的减退虚损,不能及时排出病理产物,即中医所谓的痰浊、瘀血、湿热等容易蓄积于体内,出现正虚邪实、虚实夹杂的复杂局面。老年人单一脏器病变的情况并不多,几乎都有疾病并存的情况,故老年病的特点为多脏器病变,以虚瘀为共同的病理基础。

潘教授认为,老年病多以功能低下的虚与堆积滞留的瘀为主,但也有显示功能亢进的,类似于中医的阳亢,如阴虚阳亢中的肝肾阴亏、肝阳偏亢。

潘教授认为,根据上述病理特点,老年病可采用调达理瘀、疏补并用的治疗原则。在补虚的基础上,可选用理瘀力量相对平和之剂,如丹参、赤芍、川芎、当归、郁金、鸡血藤、泽兰、穿山甲、王不留行等,以利缓图,并可长期服用。

潘教授治疗老年病时多兼用其他疏通之品,如气滞者,多用莱菔子、枳壳、厚朴等药;冠心病、慢性支气管炎、肺心病、糖尿病、肝硬化等,因久病多瘀,多用理瘀之品,如丹参、郁金、当归、川芎、王不留行、莪术、赤芍等;若出现食积,多用莱菔子、生山楂、鸡内金、谷麦芽等消积之品。潘教

授认为现代人积滞之证明显增多,虚证相对减少,故用药也多以疏理为先,较少使用壅补、峻补之品。如需使用补药,也多少其药量,或从小剂量开始;或在补虚中加入数味疏达之品,以达补中有疏,疏补并用。

潘教授还认为即使是冬令进补,对于老年人,也应根据体质、原有疾病以及目前的病证,在辨证施治的基础上进补。在补剂中加入理气活血之品,寓疏于补,或疏补并用,可达补而不敛邪、补而不壅滞的效果。

总之,潘教授治疗老年病注重补虚理瘀,注重灵通,这是根据老年病虚瘀并存的病理特点总结出来的经验。

评析:该文体会总结,深刻认识到老年人多虚、多瘀、多病的特点。根据我国医学对年龄增长的描述,说明衰老是自然规律及老年人五脏虚损、气血不畅导致虚瘀并存的病理特点,这一共性及正虚邪实夹杂证在老年人脏器功能衰退过程中形成多系统疾病的现象。分析全面,又有侧重,体会到调达理瘀、疏补并用在老年病治疗中的重要性。针对现代人积滞证增多、虚证相对减少的状况,注意到用药以疏理为先,少用壅补、峻补之剂,宜补中有疏,疏补并用。对冬令进补注重"补不敛邪,补不壅滞,寓疏于补"的现代进补规则领会深刻,掌握了导师治疗老年病侧重补虚理瘀的特色。

(袁国荣整理)

三十六、潘智敏教授治疗老年病的经验

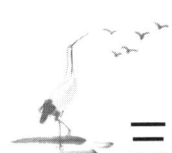

潘智敏教授长期从事老年病的诊治,积累了丰富的临床经验,现将其总结如下。

1. 补虚重调气血

潘教授认为人体一般从45～50岁起便逐渐进入一个由量变到质变的衰老过程,即人体的气血、阴阳从中年起就逐日衰损不足,影响各脏器的功能;待步入老年期后,则不同程度地出现体内水分减少,脂肪增多,细胞数量减少、功能退化,见精气虚衰,容颜形体改变,内脏功能衰减而日显衰老。故指出老年人由于"津"不能内及脏腑,外至皮毛,以"温分肉、充皮肤",而出现毛发稀淡、皮下脂肪减少、皮肤弹性减退;"液"不能注入骨节髓海以濡润空窍,填精补髓,则出现耳鸣、牙齿松落、骨质疏松、骨关节退行性变及记忆力减退、感觉迟钝等现象。又因老年人气血阴阳与脏腑功能皆有虚损,可形成不良循环,如血液的循行与心主血、肺朝百脉、肝藏血、脾统血等脏器的功能有关,故任何一脏的衰损均会引起血行失常。脾虚不能统摄血液,肝失疏泄可导致气血不和,特别是心肺气虚,无力推动,运送不力,常直接导致血行瘀滞,因此老年人是为多虚多瘀之体。

关于老年人多虚之说,中医理论有诸多论述。人的衰老主要是肾气虚衰所致,肾虚可导致头晕健忘、目昏耳鸣、白发脱发、牙齿松动、腰膝酸软等诸多体衰之症。《素问·上古天真论》云"五八,肾气衰,发堕齿槁。六八,阴气衰竭于上,面焦,发鬓斑白。七八,肝气衰,筋不能动,天癸竭,精少,肾脏衰,形体皆极。八八,则齿发去",论述了肾气衰是人之衰老的根本原因。

由于肾虚是老年人特有的生理、病理变化,故补肾乃是治疗老年病

的重要方法。但老年人虚证常伴有气机不畅、血络虚滞的一面,而气血必须调和通达才能流通全身,无处不至。《素问·调经论》指出"血气不和,百病乃变化而生";《灵枢·营卫生会》亦指出"老者之气血衰"。

《丹溪心法》提出"气血和,一疾不生"及"气血不和,百病乃变化而生",由此可见,气血的病理变化是导致疾病发生和衰老的内在机制。人体进入老年后,首先是气血失调,血循环不畅,瘀血内停,造成气血失衡,脏腑器官得不到正常的濡养,导致精、气、神虚弱,气机升降失常,继而产生气虚血瘀、虚实夹杂的恶性循环,引起机体的衰老,所以在诊治老年病方面应虚瘀兼顾。有学者用血液流变学指标检测老龄大鼠,结果发现随增龄而出现血液流变性渐呈黏、浓、凝、聚之血瘀样改变,说明衰老时机体表现为阴液虚而夹瘀的体质。

临床研究发现,老年常见病如动脉硬化、高血压、冠心病、中风、老年性痴呆、前列腺增生、皮肤色素沉着、皮肤褐斑等,多有瘀血现象,这些都是引起衰老的原因。临床治疗证实,调理气血对改善老年病的症状是非常有效的,故在投入滋补药物的同时,尚需兼顾通调气血。若审证求因不详,但见其虚而一意竣补,一者壅补易于滞脾,阻其运化;二者虚滞不除或因补致瘀。潘教授认为调理气血是治疗虚证不可忽视的原则,故应"谨察阴阳所在而调之,以平为期";"疏其血气,令其调达,而致和平"(《素问·至真要大论》)。

2. 理瘀分其因果

老年人瘀浊积聚,气血运行不畅,脏腑百窍不得濡养,下元先亏,脾胃气薄,气化无力,故易致水液精微运化失常而为痰饮、积聚之证;脏腑功能低下,血行无力,易致气血瘀滞之证,故老年病多表现为复杂的虚实相兼之证。

凡离经之血未能及时排出或消散,而停留于某一处;或血液运行受阻,壅积于经脉或器官之内,呈凝滞状态,失却生理功能者,均属瘀血,由瘀血内阻而产生的症候为血瘀证。瘀证是由于血液运行不畅、瘀积凝滞,或离经之血停积体内所致的多种病证的总称。瘀证的临床表现为:①疼痛常在夜间加重。夜间阳气入脏,阴气用事,阴血凝滞更甚,所以疼痛更剧。②肿块在体表者常呈青紫色包块。瘀血凝聚局部日久不散,便成肿块;紫色主瘀,肿块在肌肤组织之间者可见青紫色。③疼痛状如针刺刀割,痛处不移而固定。肿块在腹内者,可触及较坚硬而推之不移的肿块(称为症积)。④出血反复不止,色紫暗或夹有血块;或大便色黑如柏油状。⑤可见面色黧黑,或唇甲青紫,或皮下紫斑,或肌肤甲错,或腹部青筋显露,或皮肤出现丝状红缕(皮肤显露红色脉络),或下肢筋青胀痛,妇女可见经闭。辨证要点:刺痛、肿块、出血、皮肤黏膜等呈紫暗色及脉涩。形成瘀血的原因:①外伤、跌仆及其他原因造成体内出血,离经之血未能及时排出或消散,蓄积而为瘀血;②气滞而血行不畅,或气虚而推运血行无力,以致血脉瘀滞,形成瘀血;③血寒而使血脉凝滞,或血热而使血行壅聚,或血液受煎熬,以及湿热、痰火阻遏、脉络不通,导致血液运行不畅而形成瘀血。病变范围:瘀阻心脉,导致胸痹、真心痛;瘀阻脑络,可致昏厥、癫狂、头痛;瘀阻肝胆,可致黄疸;瘀阻于肺,可为久咳久喘;瘀阻经络,可致偏瘫、痹证;瘀阻五官九窍,可致耳目失聪、语言謇涩、二便闭塞;瘀阻水道、水湿停蓄,可为痰为饮。随着对瘀血实质的研究,目前对瘀血证的诊断已远远超出传统的中医范畴,很多现代检测指标被列入诊断标准。

　　瘀可因病而起,病可因瘀而成。在瘀与病的联系上,中医古籍《素问·调经论》曰"血气不和,百病乃变化而生",说明气血运行不畅会导致疾病产生,因瘀而致病。《丹溪心法·六郁》说"一有怫郁,诸病生焉",强调了气血郁滞与疾病的关系。宋代《直指方·血滞》指出"凡病经多日疗治不痊,须当为之调血……用药川芎、蓬术、桃仁、灵脂……以此先利其宿瘀",说明患病久治不愈会引起气血失畅,因病而致瘀。以后众多医家有"久病多瘀"、"久病必瘀"之说。因而,瘀血既是致病因素,也是病理产物,始起有先因后果,久之形成循环,相互影响。

　　两者在因果关系和治疗方面都有所侧重,互为因果及转化。潘教授在继承杨老学术思想的基础上将其归纳为:气滞血瘀,瘀血气壅;血滞为瘀,瘀血化水;血结留瘀,瘀血阻络;血蓄而瘀,瘀血症积;寒凝致瘀,瘀血痹痛;热盛血瘀,瘀血蕴热;气虚渐瘀,瘀血损气;血虚成瘀,瘀血不仁;阴虚生瘀,瘀血津伤;阳虚血瘀,瘀血助寒。

治疗的一般原则为：因病致瘀者应以病当之，按致瘀因素分别予以散寒、清热、补虚、攻实之法为重，结合选用消瘀之药；因瘀致病者则以瘀图之，随已致瘀象着重予以活血、行血、祛瘀、逐瘀之法，结合辨证配伍化裁。在具体方药的选择上，可根据血瘀部位及其与所属脏腑的联系来确定。对属于邪实范畴的瘀证，所选消瘀药物的力量宜相对强峻，以便攻逐，如水蛭、虻虫、三棱、莪术、水红花子、虎杖、马鞭草、桃仁、红花、大黄等；对属于虚证范畴的瘀证，所选理瘀药物的力量宜相对平和，以利缓图，如丹参、赤芍、当归、川芎、延胡索、郁金、鸡血藤、泽兰、穿山甲、王不留行等。

在方药配伍方面，实证气滞血瘀需配伍枳实、枳壳、木香、厚朴、薤白等理气行气药；寒证血瘀宜配伍桂枝、细辛、吴茱萸等温经散寒药；热证血瘀可分别伍以银花、连翘、黄芩、黄连、栀子、红藤、败酱草等清热解毒药，或配伍玄参、丹参、牡丹皮、赤芍、郁金、水牛角等清营凉血药，或配伍大黄、芒硝、桃仁等泻热通腑药；虚证血瘀根据其气血阴阳的不足和虚衰程度，分别配伍益气、养血、滋阴、温阳等法。另须提及，在疾病发作期间，应结合不同脏腑所属归经选用虎杖根、马鞭草、王不留行、毛冬青、鬼箭羽、桃仁、红花、三棱、莪术等破血逐瘀药；而在疾病相对缓解期，常选用丹参、当归、何首乌、郁金、葛根、川芎、赤芍、牡丹皮、穿山甲、鸡血藤等扶正活血之味。在剂量上，前者多重，后者宜轻。对寒热虚实夹杂之瘀证，应温清消补、活血化瘀并用。

3. 清化不迂陈见

老年病以下元亏虚、脏腑虚损为本，即所谓"本虚"；然而，老年病并非皆为虚证，临床实践证明，以本虚标实者居多。所谓"标实"，是指病邪不外六淫、七情、饮食内伤以及痰、湿、淤、滞、火之邪。老年人脏腑阴阳俱不足，正气一虚，则外邪乘虚而入，内邪由虚而生，故老年病多因虚而致实。

在对老年人施以进补药物时要注意个体差异，应根据气血阴阳及脏腑偏亏之不同而选用不同的补益药，不要强补、过补、滥补。但近年来由于温室效应较明显，暖冬现象日益增多，且因生活条件改善，膳食结构已有较大改变,南方人体质属性也更趋热性,更有许多体重超标、痰湿偏盛的人群,如慢性阻塞性肺疾病(COPD)的整个发病过程为多痰多瘀,还如《丹溪心法·咳嗽》谓"肺胀而咳,或左或右,不得眠,此痰夹瘀血碍气而病",说明了痰瘀互结的关系。而痰、瘀又易致肺部感染和气道阻塞,故治疗中应加强祛痰和活血化瘀的作用。在祛痰时则支持"痰因热成"的观点,重视痰与热之间的关系。痰热关系前人亦多有论述,如《本草经疏》言"痰则一因,于热而已,加之寒字不得",《儒医精要》谓"痰能生火,火能生痰",因此在治疗上强调无论白痰、黄痰,皆以清热化痰为要。如治疗COPD急性加重期外寒内饮,肺络痰瘀型时,虽用三子养亲汤温肺化痰,但常弃温燥之白芥子不用,而加蒲公英、桑白皮等以清热化痰。而在辨治肺胀病因时注重于热论,治当知清解,因为肺胀之发,每由外邪复感触动。江南之域得天之热气颇盛,又多雨多湿,且其人嗜食肥甘,故多现湿热之证。若伤于风热者,自感而作肺热之证;若伤于风寒者,也极易从化即表不解而郁蕴化热。且热若与湿相合,如油入面,腻滞难解,病多缠绵不能速愈,故肺胀之急性发作,每见火热充斥之象。

  对于热在病因中的地位,应溯源于历家遗训。古人认为,痰者,水也,标也;火者,热也,本也。痰训诂胸上液,本为人身之津液,因受肺热煎熬,凝结而成,故痰在肺胀病机中占有极为重要的地位。所以,清热即可祛痰,即在肺胀急性发作期,论治以清热为主,可谓"探本求源"之治。另外,对于湿热相合为病者,热可速清,而湿不宜速去,治疗时尚能抓住时机适时予以清解,则可以分消湿中之热,并截湿蕴化热之势,令热去湿孤(《温病》谓"湿去热孤"用于湿重于热者,对热重于湿者则顺其道而泄、化并重,恰能适用于热重于湿之肺胀);热清之后可化湿清热,此先重清热,后重化湿,清、化并用之法实不失治疗湿热型肺胀之善法。但在具体临证时,应谨守先后缓解之次第。清热要适时,投药要适当,以防冰伏湿邪,反致痰饮难消;而至后期温化痰饮之时,又要注意温热勿过燥烈,以防再生痰热。《温病》所谓"炉火虽息,余灰犹热",在明显湿热禀质之人尤当为戒。临床上要善辨寒热虚实之多寡,分别予以轻重缓急之治,一般病初寒凉急投,剂多颇重,以力挫邪热之焰;后期温药缓图,甚兼苦寒反佐,以俾热去湿消,肺气复常,正所谓"有制之师"也。

病案举例

患者胡某,女,76岁。初诊时间:2005年12月13日。

主诉:反复咳嗽、咯痰30余年,再发加重7天。

现病史:30多年来,患者每于秋冬季节或气候突然变凉时易出现咳嗽、咯痰;10余年来咳剧时可伴气急、胸闷,但无咯血、潮热、盗汗等。7天前因受凉后咳嗽明显,咳痰量少、色白黏,在附近医院经化痰、消炎后效果不佳,而来我院就诊。诊查示咳嗽气急,痰多白黏,咳剧时伴左侧胸痛,纳呆,口干不欲饮,双下肢轻微水肿,唇甲青紫,舌质暗滞,苔黄腻,舌下瘀筋明显,脉细弦而数。血常规示白细胞及中性粒细胞增高。X线检查示慢性支气管炎、肺气肿伴左下肺感染。心电图示低电压,电轴顺钟向转位,肺型P波。

西医诊断:慢性支气管炎伴左下肺感染,肺源性心脏病。

中医诊断:肺胀。

辨证分析:痰热蕴肺,夹有瘀积。

治则:清肺化痰,活血化瘀。

处方:鱼腥草30g,野荞麦根30g,银花30g,丹参30g,车前草30g,竹沥半夏12g,炙桑白皮12g,桔梗12g,桃仁12g,杏仁9g,炒陈皮12g,鲜芦根20g,5剂。

二诊:患者咳减,痰少易咳,气急渐平,纳尚可,舌质偏绛而干,脉细数,继进益气养阴,佐以清宣行瘀方药。

处方:党参15g,麦冬15g,北沙参30g,丹参30g,鱼腥草30g,野荞麦根30g,炒当归12g,炒枇杷叶12g,桃仁9g,杏仁9g,清炙款冬花9g,14剂。

评析:本例西医诊断为慢性支气管炎伴感染、肺心病;中医诊断为肺胀,辨证属痰热蕴肺,夹有瘀血,肺失肃降,本虚标实,标急于本之证。肺胀患者常有唇甲青紫、舌质暗滞、水肿、心悸、痰黏难出等症,且实验室检查多有血液高黏高凝状态。故本例先用大剂清热化痰之品以泄肺热,促使气道畅通,并佐以活血行瘀之品改善心肺功能,使邪热得解,痰浊趋化。待诸症趋缓、病情好转后继以益气养阴,活血行瘀,以图固本善后。

4. 膏方调补兼施

我国医学在防病强身、延缓衰老等方面积累了丰富的经验,其中用于冬令调补的膏滋药便是颇有特色的一种,尤其适宜于中老年人及体弱多病者服用。

冬令膏方乃中医药特色之一,是慢性病调治的有效方法,也是保健养生的较好选择。民谚有云:"冬天进补,春天打虎。"各类慢性病患者和体质较弱者通过冬令膏方的调理可以起到扶正固本(调整机体免疫功能)的作用。同时,中医膏方对亚健康也是一种非常有效的调治方法,亚健康往往表现为阴阳失衡、脏腑功能失调的初始状态,用中医膏方调治可以起到"阴平阳秘,精神乃治"的作用,即恢复到健康的状态。

人一旦跨入中年,就易出现阴阳失衡。古典医籍有"年四十而阴气自半,起居衰矣"、"人年五十以上,阳气日衰,损与日增,心力渐退,忘前失后,兴居怠惰"之论述,说明人体阴阳失去平衡即可显示衰老。倘若疾病缠身,体内的病理代谢产物如痰浊、血瘀等则可相互作祟,导致人体津液不布,脏腑虚损,经脉失养,毛发失荣,机体日益衰颓。故防治老年病,应从青壮年开始,这也是中医"治未病"的思想。正如《素问·四气调神大论》所曰:"圣人不治已病治未病,不治已乱治未乱,此之谓也。夫病已成而后药之,乱已成而后治之,譬犹渴而穿井,斗而铸锥,不亦晚乎!"等到未老先衰、疾病缠身之时,再来讲究养生之道,则为时已晚矣。因此,以《黄帝内经》"冬三月为蛰藏,春三月为发陈"的理论为依据,按各人的体质状况配伍组合而成的传统膏滋药进行冬令调治,可以达到既防病治病,又补益身体的作用。

正如《丹溪心法·六郁》所言"气血冲和,万病不生",潘智敏教授采用一年一度的冬令调治对中老年人的各种慢性疾病进行缓缓微调。冬令进补似细雨渐渐滋润,犹如晨旭温暖柔和,经培本徐徐调理,多能在来年受益。前贤名医张景岳曾提出:"人于中年左右当大为修理一番,则再振根基,尚余强半。"

在中药制剂中,膏是与汤、散、丸等并列的一种剂型。膏方乃中医师对患者辨证分型后所拟定的药方,其所选之药多为补益药,加水煎煮去

渣，经浓缩后加入糖、蜜、胶等熬制而成，呈稠厚半流质状。因其药性滋润，故又称膏滋。具有滋补气血阴阳、养精填髓功效的膏方适用于体质虚弱、病后之人。

膏滋就是从阴阳失衡为衰老的主要病机、气血亏耗为衰老的必然结果、痰浊血瘀为衰老过程的催化剂等方面着眼，按人体禀赋不同，在辨证基础上予以补阴阳、调气血、疗五脏，用以防病治病，滋补身体。由多种药物配伍组合，经传统特色加工，再合以不同功效的阿胶、霞天胶、黄明胶、龟板胶、鹿角胶等融化，煎熬成膏。在冬至前后至立春这段进补培本的最好时机中连续服用，缓缓微调，寓补于调摄之中。意在"冬蛰藏"、"春发陈"，冬令进补期待来春旧枝发新芽，达到体力增强、精力充沛的目的。

冬令阳气收藏，适合进补，故膏方一般以冬季服用为宜，即从冬至日起至立春左右为最佳服用时间。每个冬天一般服用一至二料，服法为每日晨起和晚上空腹按规定剂量各服一次，如遇感冒发热、伤食腹泻等应暂停服用。服用膏方时一般不宜同食萝卜、茶、咖啡等，以免降低疗效。但近年来随着人们生活水平的提高，体重超标者逐年增多，代谢综合征患者亦增加，且有相当一部分人为多食多饮、痰湿偏盛、食积气滞者，服用膏方时同食萝卜尚可助其消化吸收，故不可拘于陈规。人参可与萝卜同服。另外，服用膏方时要少吃辛辣油腻之品，以免化生痰湿或火热。

选用膏方应有的放矢，辨证进补，循序渐进。配制膏方的药物一般以补益药为主，但要注意个体差异，根据气血阴阳及脏腑偏亏之不同选用不同的补益药，不要强补、过补、滥补。如人参、鹿茸、核桃肉、冬虫夏草等对于气血阴阳偏虚及脏腑偏亏各有其适应证，若用以上药强补、过补、滥补，反而会导致口干舌燥、鼻子流血等。况且膏方并非适用于所有人，一般认为青少年素体无恙、体质健壮者，急性疾病或伴有感染者，胃痛、腹泻、胆囊炎、胆石症发作者，慢性肝炎转氨酶偏高者不宜进补。急性病期间应先予治病祛邪，病愈后方可调治疏理，且应以疏补兼施。配制膏方时应以莱菔子、山楂肉、莪术、太子参等除痞积、化积滞、益气健脾之品为主，可助其生发；而人参、鹿茸等大补之品非必要者不可滥用。

病案举例

患者蔡某某，女，76岁。膏方门诊时间：2005年12月15日。

主诉:反复头晕头痛20余年,加重3天。

病史:反复头晕头痛20余年,有尿路感染史。诊查示头晕头痛,心烦易恼,眠差多梦,手麻便秘,舌质紫暗,舌下瘀筋明显,苔薄白,脉细弦。血生化示胆固醇、甘油三酯、LDL-C均升高。TCD示脑动脉硬化、脑供血不足。X线检查示第5、6颈椎骨质增生。眼底检查示眼底动脉硬化Ⅱ。血压150/90mmHg。

西医诊断:脑动脉硬化,脑供血不足。

中医诊断:眩晕。

辨证分析:肾阴不足,虚阳上越,血行欠畅。

治则:益气养阴,镇潜活血。

处方:党参12g,枸杞子12g,青龙齿20g,紫贝齿18g,白菊花9g,决明子20g,炒丹参18g,葛根15g,赤芍12g,炒柏子仁9g,猪苓15g,炒楂肉12g,炒新会皮9g,7剂。

二诊:患者自感登楼时觉轻松,头晕、头痛、失眠等症状均有改善,便秘缓解,继续给予膏方调养。

膏方:党参150g,太子参60g,黄芪100g,炒当归100g,制何首乌100g,枸杞子120g,生地黄100g,熟地黄100g,五味子60g,山萸肉60g,灵芝90g,炒杜仲100g,制黄精150g,明天麻100g,钩藤300g,制天虫60g,刺蒺藜90g,葛根150g,炒丹参180g,川芎120g,赤芍90g,白菊花90g,生楂肉150g,炒柏子仁120g,炒枣仁100g,紫贝齿150g,决明子150g,白花蛇舌草150g,凤凰草150g,大枣250g,炒陈皮90g,阿胶250g,龟板胶100g,鹿角胶(先炖)60g,冰糖(收膏入)300g。

评析:本例系脑动脉硬化、供血不足所致之眩晕,并有第5、6颈椎骨质增生,故眩晕时作,上肢麻木;又因气虚易感,阴虚而阴津不足,故心烦、便秘。先给予补益气阴、潜阳宁心、活血通络之法进行整体调整、培本治标,再通过冬令膏方的调理起到扶正固本的作用。

(潘智敏、唐黎群)

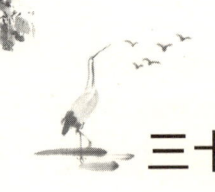

三十七、潘智敏教授谈辨证施治在老年人用药反应中的应用

随着老年患者的逐年增多,其用药问题也日益受到人们的关注。由于老年人生理功能衰退,体内代偿机制减弱,且往往有多种疾病并存,故用药复杂,药物不良反应的发生率也更高。笔者针对老年患者在用药过程中出现的副作用,采用辨证施治的原则予以治疗,取得了满意效果。抓住辨证用药的精髓,强调整体调整,不为某一局部病理变化所限,辨证辨病结合,宏观微观并重,对防治老年患者的用药反应、缩短疗程、增强疗效均颇有意义,现举例如下。

1. 清泄行滞泻实法

患者男,86岁,因反复跌仆1个月,双下肢水肿4天入院。诊查示神情呆滞,对答不切题,双下肢膝以下皮肤红肿,心率80次/分,血压180/90mmHg,巴氏征弱阳性,右下肢肌力Ⅰ级,舌质红,苔黄薄腻,舌下瘀筋显露,脉弦劲。西医诊断为原发性高血压,脑梗死,老年性痴呆,双下肢急性蜂窝织炎,慢性前列腺炎,右股骨颈骨折。中医诊断属中风、丹毒范畴。治以抗炎、降压、扩血管。因腹胀、大便秘结不通,外科会诊为急性麻痹性肠梗阻,予胃肠减压,全身支持疗法,并用大承气汤灌肠。2剂后解出少量积于肠腔之粪块,腹部膨大胀气仍无明显减轻,续以增加大承气汤中大黄、芒硝的用量(两者均用30g),合清热解毒、消瘀行滞药物(大黄、芒硝、川朴、枳壳、红藤、败酱草、黄连、蒲公英、桃仁、莪术、王不留行、赤芍、莱菔子、虎杖根),予胃管及肠道分别注入。2剂后解出一大盆恶臭粪便,腹部胀气消除,后用此方加减间断服用1年余。

本例急性肠梗阻的起病原因是多方面的:高龄老年、骨折久卧、血液黏稠度高,致使肠道蠕动减慢,此乃病变的基础;因高血压、脑梗死需要长期服用降压药物,住院期间复合应用多种扩血管药物,使肠道蠕动功能受抑制则是诱发因素；另外，便秘不通、肠道胀气、胃肠液体丢失、低钾、低钠又可使肠道蠕动减弱。治疗上除及时纠正水、电解质紊乱，并予能量支持以外，中医辨证治疗至关重要。首以大承气汤攻下实热、荡除燥结为法治标，但仅取微效；结合患者舌下瘀筋怒显、舌苔黄腻、脉弦劲之瘀结化热征象，遂以大剂活血消积行滞之品，且不拘年高者不宜用峻猛泻剂的束缚，在严密的观察下加大大黄、芒硝的剂量，而获良效。提示高年实证，只要准确辨证，明辨虚实，峻猛之剂用之无妨。

2. 益气回阳固脱法

患者男，75岁，因慢性肾功能不全在本院确诊为多发性骨髓瘤，经化疗及中药治疗后病情基本稳定，出院一段时间因治疗中断，病情时有反复。在一次化疗中以长春新碱2mg静注后复查血常规，白细胞降至1600/mm³，急用生白能（巨噬细胞集落刺激因子）150μg皮下注射，次日患者出现骨痛、腹泻（一日4～5次，质稀，大便常规无红白细胞）、极度乏力，当晚出现严重低血压（52/30mmHg），须用多巴胺、间羟胺等升压药维持，升压药浓度略降低，血压即下降。根据患者面色苍白、少气懒言、神情淡漠、汗出心悸、便溏尿少、肢末不温、舌淡、脉象沉细等征象，证属脾肾阳虚，阳气虚脱，遂予参附汤（别直参10g，淡附片9g，麦冬6g，五味子6g，水煎服）益气回阳固脱，参麦针50ml静推、50ml旁路静滴，同时予健脾益肾、温阳收敛之品（党参、黄芪、炒白术、补骨脂、煨肉果、菟丝子、淫羊藿、煨益智仁、怀山药、扁豆衣、薏苡仁、茯苓、焦山楂）续进。治疗2日后撤除升压药；5日后大便日行1次，精神恢复，复查血常规示白细胞上升。

本例临床表现为脾肾阳虚夹有瘀浊之症候。脾肾阳虚，正气不足，则抵御外邪的能力减弱。生白能是一种调节造血和白细胞功能的注射剂，注入机体后即出现了严重的不良反应——过敏性休克，致正气极度虚弱，阳气暴脱，非大补元气、扶阳固脱之品不可。予参附之剂急救回阳，辨证得法，患者迅速转危为安。

（潘智敏）

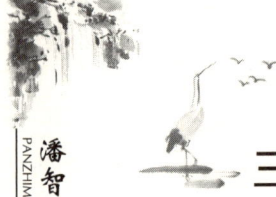

三十八、潘智敏教授应用逍遥散治验举隅

逍遥散出自宋代《太平惠民和剂局方》,其主要功能为疏肝解郁,养血健脾,主治肝郁血虚脾弱证而致两胁作痛、头痛目眩、口燥咽干、神疲食少,或寒热往来,或月经失调,乳房作胀,舌淡,脉弦而虚者。本方主要为肝血亏虚、脾失健运而设,故以柴胡为君,疏肝解郁以条达肝气;白芍、当归养血柔肝;白术、茯苓、甘草健脾益气;生姜降逆和中,辛散达郁;薄荷疏散郁遏之气,透达肝经郁热;柴胡为肝经引经药,又兼使药之用,合而成方,深合《素问·藏气法时论》"肝苦急,急食甘以缓之"、"脾欲缓,急食甘以缓之"、"肝欲散,急食辛以散之"之旨,可使肝郁得疏,血虚得养,脾弱得复,气血兼顾,肝脾同调。本方立法周全,组方严谨,不愧为调和肝脾之名方,亦为它在临床的广泛应用打下了坚实的基础。潘教授喜用逍遥散化裁治疗各种病证,其验案举例如下。

1. 乳腺增生病

患者王某,女,35岁,2003年10月20日就诊。诉乳房胀痛,摸及肿块1年余,加重3个月。经前乳房胀痛较甚,手不敢碰触,伴烦躁易怒,口苦寐差,月经量少,色暗有血块,西医诊断为乳腺增生病,要求中医治疗。诊查示舌红,苔薄白干,脉细弦,左侧乳房可触及花生米大小的肿块1个、米粒大小的肿块数个,活动性好,表面光滑,触痛明显。中医诊断为乳癖,证属肝气郁结。治以疏肝理气,散结止痛,予逍遥散化裁[炙甘草15g,当归(微炒)10g,茯苓10g,白芍10g,白术10g,柴胡9g,薄荷6g,乳香10g,没药10g,炒酸枣仁10g,7剂,水煎服]。服药后月经来潮,自觉乳房胀痛明显减轻,余症亦有好转。月经干净后继续服药,经前1周加乳香、没药,3个月后乳房肿块消失,余症亦消失。嘱以后每逢月经前服逍遥丸7天,连续3个月,以巩固疗效,随访1年未再发作。

评析:乳腺增生病是乳腺组织的良性增生性疾病,既非炎症,也非肿瘤,其发病率占育龄妇女的40%左右,占全部乳房病的75%。本病属于中医学的乳癖范畴,临床主要以乳房胀痛和乳房肿块为突出表现,肿块的大小和疼痛程度与月经周期或情志变化密切相关,经前、情绪不佳时加重,经后减轻或消失,常伴胸胁胀痛、烦躁易怒,舌淡红,苔薄白,脉弦。其病因病机是肝气郁结,气机郁滞,蕴结于乳络,乳络经脉阻塞不通,不通则痛,故引起乳房胀痛;肝气郁久化热,热灼津液为痰,气滞痰凝血瘀即可形成乳房肿块。冲任二脉起于胞宫,冲任之气血,上行为乳,下行为月水,若冲任失调,气血瘀滞,积聚于乳房、胞宫,或致乳房疼痛而结块,或致月事紊乱失调。其中冲任失调为发病之本,肝气郁结、痰凝血瘀为发病之标,病位在肝、脾、肾,病性是本虚标实。高锦庭《疡科心得集》曰:"乳中结核,何不责阳明而责肝,以阳明为土,最畏肝木,肝气有所不舒,胃见木之郁,惟恐来克。伏而不扬,肝气不舒,而肿硬之形成。"强调乳癖的发生与肝气郁结有关。

2．功能性低热

患者林某,女,28岁,2004年3月19日就诊。诉低热(体温37.3～38℃)2年余,睡眠不佳或精神紧张时加重。低热常在夏季发作,秋冬季体温大多正常。平素抑郁多思,烦躁易怒,夜寐差,口苦,月经量少,色暗有血块,经行少腹疼痛,经西医多次治疗无效,要求中医治疗。诊查示体温37.6℃,呼吸96次/分,舌质红,苔黄,脉弦数。各项理化检查未发现器质性病变。诊为功能性低热,证属内伤发热(肝郁化热)。药用柴胡9g,当归10g,白芍10g,白术10g,茯苓10g,薄荷6g,甘草6g,牡丹皮10g,栀子10g,水煎服;另嘱调畅情志。服7剂后寐安,情绪平和,体温降至36.5～37.2℃;再服7剂,一切正常,神清气爽,随访1年未复发。

评析:功能性低热多见于青年女性,体温一般不超过38℃,一天的温差在0.5℃左右,并有自主神经功能紊乱症状。本病属中医内伤发热范畴,由情志不舒、饮食失调、劳倦过度、久病伤正等引起。现代女性随着社会心理压力的增加,情志抑郁,肝气不能条达,气郁化火而发热;或因恼怒过度,肝火内盛,以致发热。《丹溪心法·火》云"气有余便是火",且肝经郁滞,少阳不舒,则可见寒热往来之证,故气机失调、气血不足为其根

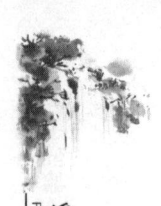

本。以逍遥散为基本方疏肝解郁,辅以补气血,除肝热,养心安神,使全身阴阳气血调和。《医学心语·火字解》曰:"养子火有四法:一曰达……所谓木郁则达之,如逍遥散之类是也。"《刘奉五妇科经验》云:"对于功能的维持以及生老病死过程中,肝脏是调节的枢纽,以期保证机体的气血调和、阴阳平衡。"《读医随笔》谓:"凡脏腑十二经脉之气化皆必藉肝胆之气化以鼓舞之,始能调畅而不病也。"此乃选逍遥散加减治疗功能性低热之根本。

3. 失眠

患者陈某,女,58岁,2003年12月5日就诊。诉无明显诱因下出现失眠半年,起初每夜最多能睡2～3小时,且多梦易醒,逐渐发展至彻夜不眠,伴心烦、口干口苦、头晕头涨、尿黄、大便结。开始时服用安眠药有效,后来逐渐失效,遂求中医治疗。诊查示舌红,舌苔薄黄少津,脉弦数。诊为失眠,证属肝郁化火。治以清肝泻火,药用牡丹皮10g,焦栀子10g,当归10g,白术15g,柴胡10g,生牡蛎20g,生龙骨20g,茯神15g,广郁金10g,甘草5g,水煎服(午睡前、晚间睡前分服);同时嘱停用安眠药,晚餐后禁饮茶及咖啡,按时睡卧,排除杂念。服7剂后,每晚可睡4小时以上,心烦及头晕头涨明显好转,口干减轻,大便通畅;继服7剂,每晚可睡6～8小时,其余症状基本消失。嘱原方再服7剂,以巩固疗效,随访半年未复发。

评析:失眠又称入睡和维持睡眠障碍,表现为入睡困难、睡眠深度不足或频度过短(浅睡性失眠)、早醒、睡眠时间不足或质量差,导致不能消除疲劳,不能恢复体力与精力等。中医称之为不寐、不得眠、目不瞑,尤以肝郁型失眠多见,可用丹栀逍遥散加减治疗。中医认为,心主神明,肝主疏泄,两者关系密切。肝性刚强,喜条达而恶抑郁,暴怒、抑郁等使肝失条达,疏泄失权,气机阻滞不畅,郁而化火,火性上炎,上扰心神,心神不安则不寐;或肝气横逆犯脾,脾失水谷腐熟、转输功能,精微不化,营血亏虚,不能奉养心神;或气血运行不畅,血瘀气滞,致心神失养而不寐。叶天士云:"肝阳不降,夜无寐。"用逍遥散加减,起疏肝解郁、清心除烦的作用,切中病机。

(施铁英整理)

三十九、潘智敏教授辨治情志病的经验

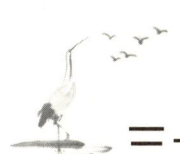

情志病,顾名思义,是指由情志失调引起的一系列症状体征,常由情志不舒、气机郁滞所致。以心情抑郁、情绪不宁、失眠多梦、心悸、烘热汗多、胸部满闷、胁肋胀痛,或易怒喜哭,或咽中如有异物梗死等为主要临床表现。本病多发于女性,尤以更年期女性为多见。

1. 情志病的病因病机

潘教授认为,情志病的病因病机主要是生活紧张、工作竞争激烈、压力大,过度持久的情志刺激超出了机体的承受能力,使人体内外环境的阴阳平衡遭到破坏,引起气血功能失调、经脉失畅、脏腑功能紊乱而发病。潘教授认为,本病的病位在心,涉及肝、脾、肾三脏。心者,君主之官,神明出焉,因此,心与七情的关系极其密切。张景岳曰:"心为脏腑之大主,而总统魂魄,并赅意志,故忧动于心则肺应,思动于心则脾应,怒动于心则肝应,恐动于心则肾应,此所以五志唯心所使也。"又云:"情志之伤,虽五脏各有所属,然求其所由,则无不从心而发。"肝喜条达而主疏泄,为气机升降之枢纽,情志内伤首先犯肝,故肝脏正常的疏泄功能对生理性情志的发生和保护起着重要的作用;反之,情志失调可破坏肝的疏泄功能,导致肝气郁结的发生。肝气郁结,横逆乘土,则出现肝脾失和之证,况肝之疏泄功能能促进胆汁分泌并输入胃肠以助消化,是脾保持正常消化吸收功能的重要条件。忧思伤脾,思则气结,既可导致气郁生痰,又可引起生化无源,气血不足,从而形成心脾两虚或心神失养之证。若气郁化火,火盛伤阴,阴血暗耗,久病及肾,则见心悸少寐,心烦易怒,男子遗精,女子月事不调。《素问·上古天真论》说:"女子七岁,肾气盛,齿更发长……七七任脉虚,太冲脉衰少,天癸竭,地道不通,故形坏而无子也。"七七之年即现代医学中的更年期,此期肾中阴阳俱虚,尤以肾阴为甚,阴阳失调,故出现健忘、失眠、多梦、五心烦热、盗汗、口燥咽干等表现。因此,潘教授认为,情志病虽病位在心,但却由肝气郁结而始,渐及心脾,气机不畅,日久累及于肾。肝郁气滞、气滞痰阻、气滞血瘀、气郁化火伤阴、心阴不足、心神失养是其病理基础;血瘀痰浊是其病理产物,但又可作为致病因素,使病情缠绵反复。

2. 情志病的辨证论治

《医方论·越鞠丸》云:"凡郁病必先气病,气得流通,郁于何有?"潘教授认为,理气解郁安神法是治疗情志病最关键的一环。因本病病位在心,多由肝郁而起,故强调疏肝解郁、活血、养心安神为其基本治法,并贯穿于治疗的始终。潘教授依据本病的病因病机,将其分为三型进行辨证论治。

2.1 肝郁气滞,痰气交阻

主症:自觉咽中有异物感,如有物梗,咳之不出,吞之不下,不疼不痛,不碍饮食和吞咽,随情绪波动时重时轻,常伴精神抑郁、多虑多疑、胸胁胀满,或纳呆、困倦、便溏、消瘦等,妇女可见月经失调。苔白腻,脉弦滑。

治则:疏肝解郁,理气化痰,和胃降逆,予半夏厚朴汤加减。

处方:姜半夏9～15g,厚朴9～15g,紫苏叶6～9g,紫苏梗9～12g,川芎9～12g,柴胡9～12g,佛手9～12g,黄连6g,吴茱萸1g,枳壳6g,郁金12～15g,酸枣仁15～18g,紫贝齿18～30g,生石决明18～30g,生姜3片。

加减:痰郁化火者加黄芩、栀子、竹茹、金银花、胆南星等清热化痰,胸痛明显者加延胡索、郁金、川楝子等理气活血止痛,纳呆、困倦、便溏者加茯苓、白术、黄芪、党参等补气健脾化湿,伴见月经失调者加益母草、当归、丹参等活血调经。

2.2 营阴暗耗,心神失养

主症:精神恍惚,心神不宁,多疑易惊,悲忧善哭,喜怒无常,或时时欠伸,或手舞足蹈、骂詈喊叫,或心烦易怒、口苦溺赤、烘热汗出。舌淡,脉弦;或舌红,苔薄白,脉细。

治则：养阴和营，甘润缓急，镇潜安神，予二齿安神汤合甘麦大枣汤加减。

处方：紫贝齿18～30g，青龙齿18～30g，百合20～30g，生地黄15～24g，知母6～9g，白芍12～15g，酸枣仁15～18g，浮小麦30g，石菖蒲9～12g，炙甘草9～12g，大枣10枚。

加减：血虚生风而见手足蠕动或抽搐者加当归、生地黄、天麻、钩藤、珍珠母等养血息风，躁扰失眠者加柏子仁、茯神、制何首乌等养心安神，汗出甚者加麻黄根、糯稻根等收敛止汗。

2.3 肝阳上亢，气滞血瘀

主症：精神抑郁恍惚，右胁肋胀闷或疼痛不舒，头昏头涨，头重脚轻，伴有肢体抖动或手足抽搐。舌苔薄白，脉细弦；或舌苔薄黄，舌下青筋明显，脉弦涩。

治则：平肝息风，理气宽中，活血化瘀，予平肝汤和桃红四物汤加减。

处方：生石决明（先煎）25～30g，青龙齿（先煎）18～30g，丹参18～30g，生牡蛎（先煎）30g，桃仁9～12g，石菖蒲9～12g，红花6～9g，赤芍12～15g，厚朴12～15g，郁金12～15g，紫苏梗（后下）12～18g，僵蚕12～18g，枳壳15～18g，酸枣仁15～18g，白芍15～18g。

加减：头晕甚者加白菊花、决明子、钩藤、天麻等平肝息风，胁肋部痛甚者加延胡索、川芎、五灵脂等活血止痛，伴有腰膝酸软者加杜仲、川牛膝、枸杞子等强腰补肾。

潘教授认为，本病的治疗应抓住以下环节，按辨证分别加以合适的药物，如：①宽胸解郁，选用郁金、枳壳、八月札、川芎、紫苏梗、柴胡、佛手；②清心宁神，选用黄连、酸枣仁、合欢花、茯苓、紫贝齿、青龙齿、石菖蒲；③调和脾胃，选用半夏、厚朴、陈皮、山楂、神曲、甘草、浮小麦、大枣等。此外，要重视心理疏导，多做患者的思想工作，耐心地进行说服、开导，以消除其疑虑或紧张，并嘱患者尽可能避免外界不良刺激，合理安排工作、学习和生活。

根据久病致瘀的理论，潘教授认为，情志病在出现症状时，机体已经有瘀的表现，故在治疗时可酌情加入活血化瘀药。

（周飞整理）

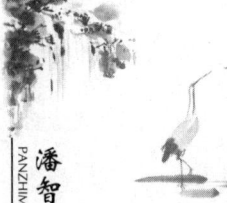

四十、潘智敏教授辨治痰证的经验

现将潘教授治疗痰证的经验整理如下，以供同行参考。

1. 痰证解析

痰浊是机体内水液内停而集聚、津液代谢障碍所形成的病理产物，其质黏稠，停留于脏器之间，或见于组织局部，或流窜于全身而表现为痰瘀积滞之证。《金匮要略》中始有"痰饮"之称，并将其分为痰饮、悬饮、溢饮、支饮四类，提出"用温药和之"。关于病因病机方面，龚信《古今医鉴》中指出："痰乃津液所化，或因风寒湿热之感，或七情饮食所伤，以致气逆液浊，变为痰饮。"从不同角度论述了六淫、七情、饮食所伤为痰邪的致病因素，病理变化的关键部位是肺、脾、肾三脏。《痰火点雪》是论述痰火、痰病之证的专著，其内容十分丰富，是中医论述痰火证的一部非常有价值的文献，书中分痰火证治、痰火辨惑，对痰火诸证、痰火杂证、痰火诸方、痰病戒忌、痰火死证的论述极其详尽，丰富充实了中医痰病学说。《本草纲目》辑录了治痰方药300余首，是书中按病辑方最多者，这些见解及治痰方药无疑对痰证的辨治具有重大意义。

2. 潘教授对痰证病因病机的新认识

2.1 首创五积理论

潘教授从更全面、更宽广的范畴阐释痰证。潘教授在长期的临证中发现，由机体代谢紊乱导致的各种病证如高血压、高脂血症、高血糖、高尿酸血症、脂肪性肝病、结石、心脑血管疾病等，其产生的中医病机十分相似，均可归类于气、血、痰、食、脂导致的各种积滞之证。基于上述的认识及实践经验，潘智敏教授将积证的定义扩展为：在各种致病因素的作用下，气、血、痰（湿）、食、脂等积滞停滞于人体的经络血脉、五脏六腑，着而不去，留结为积，并导致经络血脉、五脏六腑功能失常，由此形成的各种病症均可称为积证,即积证既包括有形之积,也包括无形之积。在五积理论中,痰积即为痰浊随气而流窜于全身,留滞于各个器官所致。潘教授从痰浊形成与发展的全过程出发,全面概括了痰浊与气滞、湿阻、瘀血等的相生、相兼为病的胶着关系。

同时,潘教授从五积理论出发提出了对痰证病因病机的新认识和新见解。传统观点认为,痰证多由外感寒湿、饮食不当、劳欲所伤等因素影响了肺、脾、肾的气化功能,以至于水液不能输布而停聚,凝结浓缩而成痰,如肺失宣降,不能敷布津液,水液凝滞或火热煎熬;脾失健运,水湿停聚,凝聚不散;肾阳不足或肾阴亏虚亦可生痰。潘教授在长期的临证中发现:情志郁结,肝失疏泄,妨碍脾胃运化,而致痰积;久坐懒动气血不畅,可致脾胃气机困顿,不能消克,而致痰浊积聚;摄食过多或转输、利用、排泄异常,膏脂堆积,导致脏腑、经络、血脉功能失常,影响水液输布,水湿停聚,凝结浓缩而成痰浊。

痰浊为病,既可因其质稠难消停积于某些部位而见瘿瘤、核块、乳癖等,也可阻碍气机、血行而致痰蒙清窍或痰结于胸。医家将能直接看到的病理产物称为有形之痰,而将病证复杂、奇特、怪异,不能直接观察到的病理产物称为无形之痰。如现代社会多发的心脑血管疾病,在发病早期都有痰浊因素存在,或阻滞气机或阻碍血行,最终均可成为无形的病理产物,就可视为无形之痰,与成形之痰饮有别。潘教授认为老年人肝肾不足,五脏失其濡养,脾胃功能衰弱,影响水液输布,可导致痰浊内生,日久则化为脂毒,痰浊、脂毒附于血脉,阻塞经脉,可致血脉失去韧性弹性、血液黏滞运行失畅,进而引起一系列病证。其病机与动脉粥样硬化相仿,因此潘教授认为无形之痰浊与动脉粥样硬化密切相关。在临床实验中也可发现,痰瘀体质人群的血脂、血糖、血黏度等客观指标较正常人群偏高。

2.2 衰老的中医病机

对于衰老的病机,潘教授总结为主要由功能低下引起的虚和病理产物堆积所产生的瘀所致。关于老年人多虚之说,中医理论多有论述,认为衰老主要是肾气虚衰所致。正因为老年人体虚衰弱、正气不足以达邪,一些病理产物,如痰浊、瘀血等必蓄积于体内,故老年人的体质多为

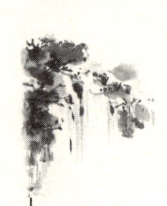

虚中夹实、虚中有瘀。另外,老年人单一脏器的病变并不多见,几乎都有两种以上疾病并存,或相继出现,故老年性疾病具有多瘀、多虚、多脏器病变的特点。老年人发病,痰浊必为先机,脾肾亏虚,水液运化失常而致痰浊。痰浊日久,附于血脉、阻塞经脉,可导致血瘀,因此痰浊在血瘀的形成中起重要作用。

2.3 痰浊的病机特点

2.3.1 气滞可生痰浊,痰浊阻滞气机而致气壅

气机阻滞,水液运化无权,停留而为痰浊;痰浊蓄积日久,脉络闭塞,则气道不畅,必致气机壅滞。正如《素问·玉机真脏论》曰:"脉道不通,气不往来。"

2.3.2 血瘀可致痰浊,痰浊而致血瘀

《诸病源候论·诸痰候》指出:"诸痰者,此由血脉壅塞,饮水积聚而不消散,故成痰也。"清代唐容川在《血证论》中指出"血瘀既久,亦能化为痰水"、"瘀血流注,亦发肿胀者,乃血变成水之证",阐明了痰瘀互生的特点和瘀血、痰水相互胶结为害的病理机制。

2.3.3 湿阻可致痰浊,痰浊而致内湿

湿为痰之先,湿邪凝滞、湿浊凝集、湿浊遇寒或化热皆可凝结成痰;痰积可阻碍气机,气机不畅而致水液运化无权,内湿由此而生。

3. 祛痰求本,综合治疗,组方灵动

潘教授在长期临床实践的基础上总结经验,形成了自己独特的祛痰化浊之法,可归纳为以下五点:

3.1 以"阳虚阴盛、本虚标实"为理论基础

本虚为脾肾阳虚,标实为痰浊留滞,可夹有湿阻、瘀血等病理产物,因此健脾、温肾为治本之法,而利水化湿积、祛痰积、化瘀积等为治标之法。

3.2 以"湿为痰之先,治痰先治湿"为治疗原则

根据五积理论中五积相生相兼为病的病机,湿阻日久必致痰浊,因此痰浊已成者可祛痰化浊;以湿浊表现为主,痰浊将成者以温化为原则,故《金匮要略》提出"病痰饮者,当以温药和之"。温能通阳,湿得阳而化,

可佐以辛凉之药以缓其温性,令阳气周遍;且湿邪早期多夹有表证,辛能发散,可使外邪从汗而解,两辛相加厚其导邪之功,温凉相约增其微汗之力,使湿邪随汗而走,常用药物有大豆卷、苏叶、香薷、薄荷、牛蒡子等。同时可行利下、行膀胱之气,令湿从小便而走,常用药物有生薏苡仁、茯苓皮、泽泻等。

3.3 将化浊理瘀贯穿于治疗始终

痰浊、瘀血常相伴为生,相兼为病,故见湿可化浊,见痰可理瘀。化痰可选用胆南星、石菖蒲、瓜蒌仁、象贝、莱菔子、半夏、虎杖、茵陈、泽泻、山楂、决明子等,痰浊已成可加水蛭、蒲黄、葛根、大黄、桃仁、鸡血藤、莪术、王不留行、红花、桃仁、泽兰等,化浊理瘀,两者兼顾,邪无所留。

3.4 老年之病多瘀多虚,应疏补兼施

老年之病常多虚多瘀,治应补虚理瘀兼施。补虚应审证求因,根据气血阴阳不足和虚损的程度,分别配伍益气、养血、滋阴、温阳等法,从脏腑而辨,应以补脾肾之虚为主。理瘀之法既包括祛痰化浊,也包括活血化瘀,祛痰化浊应以宽胸理气为基础,常用瓜蒌仁、白蔻仁、佩兰、川朴、枳壳等,加以消积导滞之品,如莱菔子、生山楂、鸡内金、神曲等,还可选用车前子、泽兰、茯苓皮等;活血化瘀应采用力量相对平和之药,如丹参、赤芍、当归、川芎、延胡索、郁金、鸡血藤等。

3.5 明辨寒热表里虚实,治则相机而变

痰浊化水饮者,应祛饮以治标;阳微气衰者,宜温阳以治标。邪在表者,当温散发汗;邪在里者,应温利化水。邪实证虚者,应消补兼施;饮热相杂者,当温清并用。

4. 病案举例

患者尚某,女,45岁,因头晕、乏力3月余求中医治疗。

现病史:患者因工作压力较大、应酬多,3个多月前在无明显诱因下出现头晕、乏力、眠差,未引起重视,近1周来上述症状加重。测血压为158/90mmHg,血生化示甘油三酯2.8mmol/L,总胆固醇6.8mmol/L,B超提示肝脂质沉积。无其他疾病史。

诊查:头晕,乏力,体胖,舌胖,舌质暗,苔白厚腻,边有齿痕,脉滑。

西医诊断:代谢综合征(高血压、高脂血症、中心性肥胖)。

中医诊断:积证(以痰积为主)。

辨证分析:患者因工作生活节奏快,心情焦虑压抑,导致肝气郁积,不得疏达,加之进食膏粱厚味,损伤脾胃,导致运化失常,饮食不化,产生食积;或脾胃不能运化湿水,聚为痰浊,形成痰积;或精微物质不能输布,聚为脂质,积于血液和肝脏,形成脂积;舌质暗,苔白厚腻,边有齿痕,脉滑,为痰浊积滞,可见瘀证。

治则:祛痰化浊,消导行滞,行气化瘀,予五积方加减。

处方:莪术12g,郁金12g,虎杖根30g,杏仁9g,桃仁9g,瓜蒌仁30g,枳壳12g,川朴12g,莱菔子30g,王不留行12g,小青皮12g,制半夏12g,山楂30g,土茯苓30g,薏苡仁30g,蔻仁9g,钩藤15g,刺蒺藜12g,天麻12g,14剂。

医嘱:注意休息,忌辛辣油腻。

二诊:患者乏力、头晕均有好转,恐其瘀浊日久有化热之象,原方加黄芩15g、黄连6g、大腹皮15g,再予14剂。

三诊:患者乏力、头晕消失,精神明显好转,血脂正常,舌红,苔薄白,脉弦细,血压为124/82mmHg,病情明显好转,予五积方冲剂巩固治疗。

潘智敏教授临证40余年,对于瘀证的判断和治疗可谓得心应手,始终抓住湿邪、痰浊、瘀血相兼为病及发病链条的关系,立方始终以利水化湿积、祛痰积、化瘀积为主,又兼顾老年人多虚多瘀的体质,治以补虚理瘀兼施,知常达变,因此临床中每获良效。

(罗科学整理)

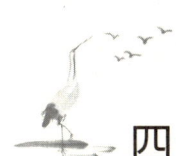

四十一、潘智敏与代建峰(博士后)访谈录

1. 关于五积理论的学术访谈

1.1 代建峰:潘老师提出五积理论,是出于怎样的学术渊源?

潘智敏:要谈积证,首先要回顾关于积证学说的历史。《黄帝内经》及《难经》奠定了积证学说的理论基础,如《灵枢·百病始生·第六十六》首次提出了"积证"之名:"留而不去,传舍于肠胃之外,募原之间,留著于脉,稽留而不去,息而成积。"并提出了积证的病因病机,如寒邪、饮食不节、用力过劳、情志内伤等导致血瘀(凝血蕴里)、气滞(温气不行)、痰湿(津液涩渗),著而不去,而成积证。《灵枢·百病始生·第六十六》还说:"黄帝曰:卒然外中于寒,若内伤于忧怒,则气上逆,气上逆则六输不通,温气不行,凝血蕴里而不散,津液涩渗,著而不去,而积皆成矣。"而后《难经》提出了传统的五积理论,如《难经·五十六难》曰:"肝之积名曰肥气,心之积名曰伏梁,脾之积名曰痞气,肺之积名曰息贲,肾之积名曰贲豚。"根据其描述的五积症状,五积之证多属肿瘤的范畴。并提出"留结为积"的理论,认为积证是气血等停留、结滞而成。汉代至宋代医家主要对积证的治疗方药作了发挥,如《神农本草经》记载了许多治疗积证的中药,至今仍在临床上采用。从其记载的功效看,大多为具有活血化瘀、清热解毒、软坚散结、攻下逐水、以毒攻毒作用的药物,与现代中医治疗肿瘤的方法十分吻合。《伤寒杂病论》首次记载了治疗积证的具体方剂,如鳖甲煎丸、大黄䗪虫丸、桂枝茯苓丸、下瘀血汤等,体现了行气、化瘀、祛痰、利水、攻毒等治疗方法,说明积证有气积、血积、痰积、水积、毒积的不同。唐《千金要方》记载了治疗积证的方剂44首,这些方剂多为丸剂,如五石乌头丸、乌头丸、恒山丸、蜥蜴丸、小狼毒丸、大五明狼毒丸等;广泛使用虫类药物,如蜥蜴丸、太一神明陷冰丸等。宋《太平圣惠方》提出了五积散治

疗风、寒、痰、气、血之内外相感之积证，善用莪术、三棱治疗各种积证。金元四大家对积证学说有较大的发挥，如张子和提倡攻邪存正治疗积证；李东垣强调脾胃损伤是形成积证的重要因素，故治疗提倡补中消积，用槟榔丸、扶脾丸、木香干姜枳术丸等，标本兼治；朱丹溪为治疗积证提供了许多有效的方剂，并发展了气、血、痰、食、郁五积学说，对后世影响很大。朱丹溪将郁积之证分为气郁、湿郁、痰郁、热郁、血郁、食郁六郁，并创制了著名的越鞠丸经后世临床验证，疗效显著。另外，朱丹溪首创保和丸治疗一切食积，堪称治疗食积的祖方，并发展了痰积学说。明清时期，对积证的病因、治疗也有所发展，强调脾肾亏虚是形成积证的重要因素。如张景岳首次提出积证与脾肾气亏虚有密切的关系，谓"凡脾肾不足，及虚弱失调之人，多有积聚之证"，并将治积之法分为攻、消、散、补四种。李中梓《医宗必读》认为积证是正气不足、邪气积聚所成，谓"积之成也，正气不足，而后邪气踞之"，提出积证治疗当分初、中、末三期，并列举了16种治疗积证的常用药物。清《医林改错》则发展了瘀积学说，认为治瘀积，重气血，并创制了许多治疗瘀积的有效方剂，如补阳还五汤、血府逐瘀汤等。

综上所述，在古代，由于历史条件和科技水平的限制，积证大多是指积聚或癥瘕等疾病，往往有可见或可及的肿块，与肿瘤十分相似，其形成原因大多归结为痰、瘀、食、虚等方面。至金元时代，张、刘、李、朱四大家对积证的认识有所发挥，扩大了积证的范畴，提出了"气积"、"血积"、"痰积"、"食积"、"酒积"、"疳积"、"涎积"、"湿积"、"肉积"、"癖积"、"水积"、"郁积"等名称以及治疗各种积证的常用药物，丰富了中医积证学说。至明清时代，强调脾肾亏虚之人多有积证，治疗提倡消积补虚并用，或养正消积，并将积证分初、中、末三期治疗。之后王清任创制了许多治疗瘀积的有效方剂，进一步丰富了积证学说。

1.2 代建峰：导师所提的五积理论与传统积证理论有何异同？

潘智敏：我所提的五积理论可以认为是新五积理论，其既脱胎于传统，又结合现代医学实践。根据本人40余年的临证经验，古代医家受历史条件和科技水平的限制，其所谓的"积证"大多指可见或可及的肿块，如肿瘤等。随着社会的发展，生活水平的提高，人们的饮食结构和生活习惯也发生了改变,不仅肿瘤的发病率明显升高,而且发现由机体代谢紊乱导致的各种病证,如高血压、高脂血症、高血糖、高尿酸血症、脂肪肝以及心脑血管疾病等的发病率也明显升高。在临床实践中发现,上述疾病的中医病机十分相似,均可归类于气、血、痰、食、脂导致的各种积滞之证,临床中通过辨证进行异病同治,收到了较好的疗效。基于上述的认识及实践经验,将积证的定义扩展为:在各种致病因素的作用下,气、血、痰(湿)、食、脂等积滞停滞于人体的经络血脉、五脏六腑,着而不去,留结为积,并导致经络血脉、五脏六腑功能失常,由此形成的各种病症均可称为积证,包括肿瘤、代谢综合征等。

现在所提的脂积致病说,既采纳了现代医学中脂肪沉积导致疾病的病理机制,也是对古代文献中认为"膏脂过剩即可致病"观点的提炼。如《灵枢·五癃津液别》曰:"五谷之津液,和合而为膏,内渗于骨空,补益脑髓,而下流于阴股。"指出膏脂源于水谷,与气血津液一样均为脾胃所化生,是生命活动的基本物质之一。正常膏脂营养周身,当摄食过多或转输、利用、排泄异常,则膏脂堆积,导致脏腑、经络、血脉的生理功能失常,正如《灵枢·卫气失常》曰:"膏者,多气而皮纵缓,故能纵腹垂腴。"脂邪积于血,导致高脂血症;积于肝,导致脂肪性肝病;积于血脉,引起血管硬化或堵塞,导致心脑血管疾病,如冠心病、心肌梗死、脑梗死等;积于皮下,导致肥胖病,故脂邪可影响五脏六腑,导致各种积证。

1.3 代建峰:现代积证的病因病机有哪些?

潘智敏:现代积证大致可分为以下四个方面:

1.3.1 饮食无节

现代人工作繁忙,不能按时进食,饥饱无常,日久损伤脾胃,运化虚弱,聚湿生痰,产生痰积、湿积;或嗜食膏粱厚味,损伤脾胃,运化失常,脾胃不能消食,不能输布精微,导致痰积、食积、脂积;或因应酬繁忙,烟酒迭进,损伤脾胃,导致湿热内结,产生湿积、痰积。

1.3.2 情志郁积

现代人竞争激烈,背负各种压力,经常食不思味,夜不成眠,情志压抑,导致肝失疏泄,气血不畅,气滞血瘀,产生气积、瘀积;或情志郁结,肝失疏泄,妨碍脾胃运化,不能克化,导致食积、痰积、脂积。

1.3.3 久坐少动

现代人脑力劳动多,体力劳动少,平时久坐不动,出入以车代步,日久机体气血不畅,导致气积、瘀积;或久坐少动引起脾胃气机困顿,不能消克,导致食积、痰积、脂积。

1.3.4 湿积致病

江浙一带地处江南,为多湿之地,无论时病或杂病多夹湿邪,导致湿滞、湿积;或平素应酬繁忙,烟酒迭进,损伤脾胃,导致湿积。湿积与瘀积可相互影响,血瘀则聚津为湿,湿积则气血不畅为瘀。

1.4 代建峰:五积的病机演化过程有哪些?

潘智敏:现代积证多由气积、痰积、食积、脂积、血积(五积),着而不去,留结为积。因为现代人生活节奏加快,心情焦虑压抑,导致肝气郁积,不得疏达,久之形成气积;脾主运化,运化水湿,输布水谷精微,现代人进食膏粱厚味,损伤脾胃,导致运化失常,饮食不化,则产生食积;或脾胃不能运化水湿,聚为痰湿,形成痰(湿)积;或精微物质不能输布,聚为脂质,积于血液、脉管肝中,成为脂积;脂质、痰浊聚于血液,与气滞并行,循经而行,导致血脉不畅,形成瘀积。五积之间可相互影响和转化,如气积日久,横逆犯胃,脾胃升降失常,形成食积;或引起水液代谢障碍,痰湿内停,形成痰(湿)积;日久影响水谷精微的输布,形成脂积;继而影响血液运行,形成瘀积。气积、痰积、食积、脂积日久,可影响血脉的运行,形成瘀积。痰积、食积、脂积、瘀积均可影响气机,导致气积。五积之间往往胶着并现,表现出复杂的症候。积滞之证的形成还与肝、脾、肾的功能失常和气血不畅有关。积证早、中期多表现为实证,以气积、食积、脂积、痰积为主;晚期以痰积、瘀积为主,还可见虚实夹杂之证。五积日久,均可郁而化热。五积之邪积于肝,发为脂肪性肝病、肝肿瘤等;积于心,发为冠心病等;积于脑,发为脑血管疾病等;积于血液,发为高脂血症、糖尿病、高尿酸血症、高黏血症等;积于血脉,气血不畅,发为高血压等;积于关节,发为痹证等;积于肠,发为肠梗阻等;积于肾,发为结石等;五积夹毒,发为肿瘤等。

1.5 代建峰:如何用五积理论指导疾病的治疗?

潘智敏:不同的疾病,五积之滞各有侧重,如脂肪肝有典型的五积表现；高血压以气积、脂积、痰积、瘀积为主，尤其是与瘀积、全身气血不畅有关；冠心病以气积、痰积、瘀积为主；高脂血症以脂积、痰积为主；糖尿病以痰积、瘀积为主。但临床上同一患者往往存在多种疾病，如高血压患者常合并糖尿病、高脂血症、高尿酸血症、冠心病等，此类患者大多具有典型的五积表现。老年人以瘀积、痰积、虚积为主，大多有虚、积并存，也有实积之证；中青年以气积、痰积、湿积、食积、脂积、实积为主，儿童则以食积为主。

治疗积证当以消积导滞为主，采用祛瘀化浊、消导行滞、疏理解郁之法，重在调畅气血的运行，以达积消滞畅、气血平和之效。积滞之证的发生是一个慢性、长期的过程，治疗也须慢磨渐消，用时较长。不同积证的消积导滞方法应有所侧重，积滞后期虚实夹杂，治疗当以消补并施。凡因血瘀、痰湿、脂毒、食积、气郁五积所致的各类积证，均可采用祛瘀化浊、消导行滞、疏理解郁的治疗方法。根据临床实践，本人常用于治疗积证的经验是五积方，用五积方可以治疗脂肪性肝病、高血压、糖尿病、高脂血症、高尿酸血症、高黏血症、冠心病、脑血管疾病、肿瘤、结石等多种积滞之证，因其具有移除脂质，调整血压、血糖、血脂，降低尿酸，改善血黏度，疏通心脑血脉，抗肿瘤，化结石等多重功效。五积方由莪术、郁金、莱菔子、半夏、生山楂、川朴、枳壳、泽泻、决明子、蔻仁、虎杖、过路黄等药物组成，其中莪术、郁金为君，破瘀消积，行滞解郁，畅通气血，治疗气积、血积；莱菔子、生山楂、半夏为臣，祛痰导积，理气消食，治疗痰积、食积；虎杖、过路黄、决明子、泽泻等活血开郁，清理肝胆，通利小便而清除郁热，治疗脂积、湿积；佐以川朴、枳壳、蔻仁理气行气，畅通气机，辅助他物，消除诸积。全方合用，可达消积导滞、畅通气血之效。以五积方为基础，适当加减治疗各种积证均可取得较好的临床疗效，如高血压，用五积方合天麻钩藤饮加减；心力衰竭，用五积方合五苓散加减；胸痹，用五积方合瓜蒌薤白半夏汤加减，或加用川芎、降香、毛冬青、鬼箭羽等；中风后遗症，用五积方加补阳还五汤加减；脑动脉硬化，用五积方加石菖蒲、益智仁、远志等；脂肪肝、高脂血症、高血糖、代谢综合征、肥胖病等，均可用五积方加减；肝胆结石，用五积方加金钱草、海金沙、鸡内金等；肝硬化，用五积方加马鞭草、益母草等；肿瘤，以五积方为基础，根据其发生部位

加用清热解毒、抗癌散结、以毒攻毒,兼顾行滞补虚之品,以攻坚疗虚,逐以图之。

2. 关于高血压的学术访谈

2.1　代建峰:高血压是一种慢性病,中医传统理论对其有何论述?

潘智敏:中医学对原发性高血压常见的眩晕、头涨、头痛、耳鸣等症状有诸多记载,如《素问·至真要大论》谓"诸风掉眩,皆属于肝";《灵枢·海论》谓"肾虚则头重高摇,髓海不足则脑转耳鸣",《丹溪心法》提出"无痰不眩、无火不晕"之说;《景岳全书》又阐发了"无虚不能作眩";明代虞抟则论述为"血瘀致眩",这些理论从不同角度将高血压的病因病机归纳为风、火、痰、虚、瘀,分别表现为肝阳上亢、肝火亢盛、痰浊壅阻、肾精不足、气血亏虚、瘀血内阻等。

2.2　代建峰:导师认为高血压的病机有哪些?

潘智敏:近年来随着人们生活水平提高,高血压的发病机制也发生了变化。高血压多在动脉硬化的基础上发展而来,其特点可归纳为痰浊、瘀血、脂毒致病,三者既是衰老的形成原因,又是衰老的病理产物。老年人肝肾不足,五脏失其濡养,脾胃功能衰弱,若过食肥甘厚味,食积不化,发为食积;进一步可致痰浊内生,化为脂毒,阻于血脉,是为痰积、脂积;痰浊、脂毒附于血脉、阻塞经脉,可使血脉失去柔韧性和弹性,血液黏凝运行失畅,表现为瘀血;瘀血内阻,气机不利,发为气积,气逆于上,则表现为眩晕、头涨、头痛、耳鸣等;若气郁化火,可导致肝阳偏亢,肝火上炎,表现为眩晕头痛、耳鸣口苦、面红目赤、烦躁易怒、舌红、苔黄燥、脉弦等。诸症周而复始,循环不止,临床可表现为血压偏高,其中大部分可发展为原发性高血压。

2.3　代建峰:导师在治疗老年病时常考虑虚、瘀两个证因,如何从这两方面解释高血压的病机?

潘智敏:血压升高在一定程度上是机体为了克服心、脑、肾等重要脏器的血流供求不平衡所作出的代偿反应;在老年高血压患者,则反映了虚瘀相兼的共性。老年高血压患者因元气亏虚常兼有多种慢性病,且因津液亏虚、瘀浊内阻等使血液呈高凝状态而出现不同程度的虚、瘀征象。以上因素作用于机体,可导致气血阴阳平衡失调,即使对肝火偏亢者,亦应考虑其是否有肾阴亏虚存在。因乙癸同源,肝阴虚甚必然累及肾阴,导致肝肾两阴皆虚,临床上表现为阳亢风动、阴液亏耗、上盛下虚症候同现,且互为因果。如肝郁化火耗损肝阴,阴不敛阳,致肝阳偏亢,阳胜则化风化火,风火相煽,灼津耗液;若肝风入络,伤及经络,可致血脉瘀阻;或肝肾阴亏,阴损及阳,阴亏于前而阳损于后,导致阴阳两衰,可见多脏器功能减退,即心、脑、肾严重损害。故脉络失和之瘀与脏腑亏损之虚两者皆为高血压发病的共性。

2.4 代建峰:现代医学和中医临床对高血压的认识和治疗有何异同?

潘智敏:现代医学认为高血压与交感神经兴奋、血管紧张素—肾素—醛固酮系统激活、肾脏病变、血管硬化等有相关,治疗高血压的主要目的是最大限度地降低心脑血管疾病的发生率,从而降低其引起的死亡风险。因此,在治疗高血压的同时,应干预患者所有可逆性的危险因素(如吸烟、高胆固醇血症或糖尿病),并适当处理同时存在的各种临床情况。中医对高血压的产生机制用"肝肾阴阳失调"的理论解释,与现代医学的观点有一定的相通之处,认为需"谨察阴阳所在而调之,以平为期",其治疗注重"疏其血气,令其条畅,而致和平"的法则,体现了中医治病求本的思想。通过整体辨证论治以调节机体各系统的平衡,可以使血压和临床症状均得以改善。

2.5 代建峰:导师对高血压的治疗有何用药经验?

潘智敏:对辨证因积证引起的高血压,在遣方用药时可酌加消导积滞、疏肝解郁或祛瘀化浊之品,并拟莪术、莱菔子、半夏、生山楂、虎杖、泽泻、川朴、枳壳、白蔻仁等药物组成的验方。方中莪术为君药,意在破瘀消积,行滞解郁;莱菔子、半夏、生山楂为臣药,以祛痰导积,理气化浊,君臣合用,意在发挥消导痰浊、瘀血、积滞之功。同时佐以虎杖、泽泻等通利小便之剂,意在清除郁热;或佐以川朴、王不留行、枳壳理气行气,以疏导瘀、痰、食、脂、气等积滞。全方共同发挥祛瘀化浊、消导行滞、疏肝解郁之功效。在选择抗高血压药物时,尤其要注重对血液具有调节作用的中药,如应用大剂量葛根、川芎、赤芍、桂枝、益母草、丹参、毛披树根,以

行瘀活血,畅通血流,并以何首乌、枸杞子、生地黄、杜仲、桑寄生之类养肝补肾,顾本补虚。在突出虚、瘀特点的同时,还应注意临床症候的分型,以利主药在适合证情的药剂辅伍环境中发挥更有效的作用。

3. 关于脂肪肝的学术访谈

3.1 代建峰:中医传统理论是如何认识脂肪肝的?

潘智敏:中医认为,脂肪肝的病因多为过食肥甘厚味,或素体肥胖,或饮酒过度,或情志失调,或感受湿热疫毒,或久病体虚,或发生食积、气滞、疫气等。上述因素可引起肝失疏泄,脾失健运,湿邪内生,痰浊内蕴,肾精亏损,痰浊不化,其病理基础与痰积、湿积、瘀积有关,病位在肝,其发病与脾、肾、胆等脏腑功能失调密切相关。脂肪肝大致有湿热蕴结、肝郁气滞、脾虚痰阻、瘀血内结、肝肾不足等证型,而饮食内伤是脂肪肝最为常见的病因。据其病因及临床表现,脂肪肝属中医肝痞、积聚、胁痛、肥气、肝着、痰浊、症瘕等范畴。多数医家认为脂肪肝患者多有本虚标实,初期多实,后期则虚实夹杂。年老久病肾阳虚弱,则气化不及,加重痰湿瘀的聚结,阻滞肝络而发病。若肾精亏耗,水不涵木,肝失疏泄,血脂失于正化,积于血中为痰为瘀,痹阻于肝,则为脂肪肝。李东垣于《脾胃论·脾胃虚实传变论》中云:"元气之充足,皆由脾胃之气无所伤,而后能滋养元气,若胃气之本弱,饮食自倍,则脾胃之气既伤,而元气亦不能充,而诸病之所由生也。"清代尤在泾《金匮要略·心典》亦言:"食积太阴,敦阜之气抑遏肝气,故病在胁下。"两者皆为此意。

3.2 代建峰:现代医学是如何认识脂肪肝的?

潘智敏:现代社会由于工作压力大、竞争激烈,再加上长期在办公室久坐、缺乏运动、社会应酬过多等诸多因素,造成体内脂肪堆积,积滞于肝脏,从而形成脂肪肝。其病因除了遗传因素外,还有肥胖、糖尿病、皮质激素及药物的使用、毒物损伤等等。目前,脂肪性肝病正严重威胁国人的健康,成为仅次于病毒性肝炎的第二大肝病,已被公认为隐蔽性肝硬化的常见原因。脂肪肝是指肝脏脂质代谢失调引起的脂肪堆积,常伴有肝细胞变性。长期的肝细胞变性会导致肝细胞再生障碍和坏死,进而引起脂肪肝、肝纤维化和肝硬化。肝硬化引起肝癌的几率较高,而且肝硬化一旦发展到失代偿期,可引起肝腹水、消化道出血、肝功能衰竭、肝肾综合征、肝昏迷等,甚至危及生命,因此早期治疗脂肪肝是十分必要的。脂肪肝患者由于存在脂质代谢失调,常累及血管而导致粥样斑块形成,亦可导致糖代谢紊乱,许多患者可出现胰岛素抵抗、代谢综合征,表现为高血糖、高脂血症、高尿酸等。临床上发现脂肪肝患者中约有1/3合并糖代谢异常,而合并高血压的人群则高达50%以上。

3.3 代建峰:根据导师的五积理论,脂肪肝的病因病机是什么?

潘智敏:脂肪肝在临床上最终可产生肝损伤,一般可归于中医学的积证范畴。依据我的临床实践理论,由于饮酒过度,或嗜食肥甘厚味,酒食内伤,而滋生痰浊,痰浊阻滞,气机郁滞,血脉瘀阻,致气、血、痰、浊互相搏结,聚滞为积。本病的病理特点与其他肝胆病一样,也以湿、热、滞、瘀为纲,由滞、瘀为积,形成脂肪肝。按照积证理论,脂肪肝的病因病机,总的可归纳为五积。①气积:老年气血亏虚,脏腑功能失常,气机不利,发为气积;②食积:摄食过量,导致水谷不能正常运化,积于中焦,发为食积;③痰积:肥甘厚味、经久宿食、酒醴甜浆不能正常运化,聚而可成痰浊,痰浊内生,与胃内浊气相互抟结,化为痰积;④瘀积:血脉不畅,相通困难,发为瘀积;⑤脂积:脂质在脉络中堆积,发为脂积。

3.4 代建峰:导师对脂肪肝的治疗原则是怎样的?

潘智敏:脂肪肝在治疗上可以应用我国医学整体观念进行辨病辨证,以疏理解郁、消导行滞、祛瘀化积为治则,并施以中药调脂积冲剂。有些脂肪肝患者有不同程度的肝功能损害,进一步发展为脂肪肝,从而加速病情的发展。因此,及早治疗能避免肝功能进一步损害及预防并发症,从而阻截病情的发展。

3.5 代建峰:脂肪肝患者伴有高血压时在治疗上应如何协调?

潘智敏:从我的门诊情况来看,约有一半的脂肪肝患者伴有高血压,而且这个现象在国内有一定的比例。所以,脂肪肝患者在选择降血压药物时,最好选择既能降血压又能降血脂的药物,并要选择长效降压药,以维持平稳的降压,避免血压波动过大造成脑血流灌注不足。我平时常告诫那些脂肪肝伴高血压的患者,最好在轻度高血压的时候就开始治疗,高血压证治中必须遵循"疏其血气,令其调达,而致和平"的理念,以达到心、脑、肾等重要脏器的血液灌注供求平衡,以延长寿命。另外,脂肪肝属于消化系统疾病,高脂血症属于代谢性疾病,高血压又属于心血管疾病,这三者可以相互影响,但人是一个统一的整体,对疾病的分析也要有一个整体观,要从纵向和横向不同角度地进行分析和治疗,既要考虑共性,又要对个体进行量体裁衣,因此用药也要因人而异。

(代建峰整理)

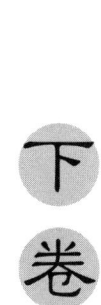

下卷

验案选编

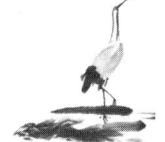
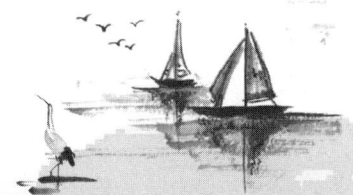

案一：肺积

患者黄某某，男，72岁。初诊时间：2008年9月12日。

主诉：咳嗽气急1周。

现病史：患者因咳嗽气急1周入院。入院后CT检查发现右肺癌伴纵隔淋巴结转移，大量胸腔积液。病情已属晚期，予胸腔积液引流，胸水中找到腺癌细胞。胸水引流完毕后咳嗽气急好转，予顺铂60mg胸腔内化疗，未行静脉化疗。出院后有咳嗽，痰少，失眠，舌红，苔薄白，脉弦。

西医诊断：右肺腺癌伴纵隔淋巴结、胸膜转移，大量胸腔积液。

中医诊断：肺积（热毒瘀饮积）。

中医辨证：热毒积于肺，夹瘀夹饮。

治则：清热解毒，化瘀泻水，镇静安神。

处方：猫人参15g，猫爪草15g，蛇六谷15g，地骷髅30g，葶苈子12g，大枣12g，王不留行12g，郁金12g，薏苡仁30g，茯苓15g，山药9g，远志9g，合欢皮12g，淮小麦30g，紫贝齿15g，龙齿9g，生山楂30g，7剂。

二诊：患者咳嗽、胸闷好转，睡眠较差，在原方基础上加枣仁30g、夜交藤15g，继服7剂。

三诊：患者已无明显胸闷、咳嗽，睡眠好转，复查胸部B超未见明显的胸腔积液。X线胸片提示肺内病灶稳定。继前治疗。

四诊：患者正气已复，睡眠好转，此时需以攻毒祛积为主。

处方：猫人参15g，猫爪草15g，蛇六谷15g，白英30g，黄芩30g，葶苈子12g，王不留行12g，郁金12g，薏苡仁30g，土茯苓30g，浙贝12g，莱菔子30g，枳壳9g，厚朴9g，制半夏12g，赤芍12g，炒山楂30g，远志9g，合欢花12g。

患者以上方加减坚持服用1年余，复查CT示右肺病灶未见增大，未见转移，无胸腔积水，病情稳定。

评析：肺积患者多见热毒夹瘀夹饮，治疗宜清热攻毒化瘀或兼以下饮。潘教授认为本例患者患病期间正气较旺，可耐攻伐，治疗当以攻毒祛积为主，选用猫人参、猫爪草、蛇六谷、白英清热攻毒，黄芩清泻肺热，王不留行、郁金、赤芍活血化瘀，葶苈子、薏苡仁、土茯苓下水去湿，浙贝、

莱菔子、枳壳、厚朴、制半夏下气化痰止咳。积去毒减,疗效显著。潘教授认为肺积患者大多虚实夹杂,正气尚可,当以攻邪为主,以达邪衰正安之效,切忌一味蛮补。

(袁国荣整理)

案二:妊娠后风热咳嗽

患者李某某,女,31岁。

主诉:咳嗽咳痰1周。

现病史:患者妊娠2个月,1周前外感后出现咳嗽,痰少,以夜间为甚,有时喉间可闻及哮鸣音,无发热、胸痛。X线检查未见明显异常。血常规检查示白细胞7000/mm³,中性粒细胞62.3%,嗜酸性粒细胞11.3%,血清IgE(++),予常规抗炎治疗效果不佳。

诊查:两肺未及干湿啰音,心率78次/分,律齐,腹软,未及压痛,舌质红,苔薄白腻,脉细略数。

西医诊断:支气管炎。

中医诊断:咳嗽(风热犯肺)。

中医辨证:风热犯肺,肺失宣降。

治则:疏风清热,宣肺止咳。

处方:射干6g,麻黄3g,蝉衣9g,僵蚕9g,大力子9g,前胡9g,浙贝12g,枇杷叶12g,莱菔子30g,制半夏12g,桔梗9g,杏仁12g,枳壳9g,厚朴9g,徐长卿12g,土茯苓30g,7剂。

二诊:患者咳嗽已明显好转,舌质偏红,苔薄白,脉细,予原方加黄芩15g、金荞麦15g加强清肺,继服7剂,药后咳嗽消失。

评析:现代医学认为,支气管炎可由细菌、病毒、支原体、衣原体等感染引起,许多患者经西医抗炎治疗,咳嗽延久未愈。本例患者血嗜酸性粒细胞11.3%,血清IgE(++),考虑为支原体或衣原体等引起的感染,并有气道过敏性痉挛存在。潘教授认为经四诊合参,中医辨证为咳嗽,风热犯肺,肺失宣降,故咳嗽。患者虽为孕妇,但有病当治之,治疗应予疏风清热,宣肺止咳,药用大力子、蝉衣、僵蚕疏风清热,射干、麻黄、浙贝、枇杷叶、莱菔子、桔梗、杏仁宣肺平喘止咳,制半夏、枳壳、厚朴化痰下气,徐长卿、土茯苓祛风,肺热加黄芩、金荞麦。现代药理证实徐长卿、土茯苓均有抗过敏作用,潘教授遣方用药,中西汇通,善于吸收现代医学知识,这也是其辨证用药的特色之一。

(袁国荣整理)

案三:肺癌瘀毒内积咳嗽

患者章某某,男,51岁。

主诉:咳嗽气急20余天。

现病史:20余天前,患者出现咳嗽,痰黄,痰中带新鲜血丝,右胸隐痛,无发热,入院待查。入院后CT检查示右肺癌伴纵隔淋巴结转移,心包积液,大量胸腔积液;肝功能示SGPT升高。当时患者有气促,口唇青紫,颈静脉怒张,考虑肺癌晚期,心包、胸腔积液影响心肺功能,予胸水引流、护肝、营养等治疗。治疗后患者气急明显好转,肝功能基本恢复,予健择+顺铂静脉化疗,结合中医治疗。

诊查:气促,口唇青紫,右肺呼吸音低,可及少量湿啰音,心率120次/分,腹软,肝肋下可及,双下肢水肿,舌质红,苔厚腻,舌下瘀筋明显,脉数。

西医诊断:右肺癌伴纵隔淋巴结转移,心包积液,大量胸腔积液。

中医诊断:肺积咳嗽(热毒瘀水互结)。

中医辨证:热毒瘀水积于肺,肺失宣降,导致咳嗽气急诸症。

治则:清热攻毒,祛瘀泻水。

处方:白英30g,猫爪草15g,猫人参15g,山海螺30g,天冬15g,芦根30g,葶苈子27g,大枣15g,莱菔子30g,川朴12g,枳壳12g,姜半夏12g,茜草12g,薏苡仁30g,郁金9g,地骷髅15g,猪苓15g,7剂。

二诊:患者咳嗽气急已明显好转,无痰中带血,舌红,苔白腻,脉略数,复查B超示少量心包积液,胸腔积液已明显减少,病情好转,原方去猪苓,葶苈子减量为12g,再予7剂。

三诊:患者诸症已明显减轻,无咯血,复查CT示肺部病灶明显缩小,心包、胸腔积液基本消失。

评析:本例为晚期肺癌患者,采用中西医结合治疗取得了明显的疗

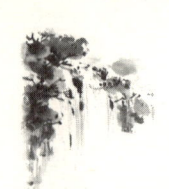

效。化疗是治疗中晚期肺癌的常用方法,但化疗的毒副作用大,且对机体的免疫功能有损害,不能长期使用,故中西医结合治疗肿瘤已为许多医学专家所接受。潘智敏教授认为肿瘤的本质在于虚与毒两个方面,正虚是癌变的基础,而癌毒是发病的决定因素。肿瘤的基本病理是虚、积、毒并存,若仅有正气亏虚,但无瘀、湿、痰、寒、热之邪聚,则不能成积;反之,若有瘀、湿、痰、寒、热之邪积,但日久未聚毒,也不能成癌,即虚、积、毒缺一不可。根据肿瘤的上述病机,潘教授认为其治疗原则为扶正补虚,祛积攻毒,治疗过程中要注重扶正攻毒之宜,需防扶正敛毒或攻毒伤正。正如《景岳全书》云:"治积之要,在知攻补之宜,而攻补之宜,当于孰缓孰急中辨之。凡积聚未久,而元气未损者,治不宜缓,盖缓之则养成其势,反以难制,此其所急在积,速攻可也。若积聚渐久,元气日虚,此而攻之,则积气本远,攻不易及,胃气切近,先受其伤,愈攻愈虚,则不死于积而死于攻矣,此其所重在命,不在乎病,所当察也。"另外,潘教授认为肿瘤切除术后气血亏虚,易再次邪积,或留有余毒,治当扶正补虚,佐以祛积攻毒之品,以防复发或转移。术后康复期虽无毒积,也当扶正补虚,佐以祛积,积去则无以蕴毒成癌。总之,扶正祛积攻毒是治疗肿瘤的基本大法,扶正之法不外乎益气补血,滋阴补阳;祛积之法分为清热、散寒、化痰、祛湿、化瘀;攻毒之法须根据热毒、寒毒、痰毒、湿毒、瘀毒之别,随证攻之。潘教授认为肺癌的病理以热毒瘀积或兼饮为主,故治疗当以清热攻毒、化瘀泻水为主。本例患者正气尚盛,故以攻毒祛积为主,但癌毒之邪来势汹涌,治疗过程中决不可蛮补,应时时不忘祛邪,采用祛邪为先,或扶正祛邪兼施,或屡补屡攻,或屡攻屡补,以牵制癌毒之势。

(袁国荣整理)

案四:肺痿咳嗽

患者张某某,男,72岁。

主诉:进行性肌萎缩症,呼吸困难1月余。

现病史:患者因进行性肌萎缩症出现呼吸困难入院,考虑有肺部感染,给予无创呼吸机辅助呼吸加抗炎治疗。

诊查:消瘦貌,咳嗽,痰黏,胸闷,纳差,大便干结,舌红绛,无苔,脉细弱略涩。

西医诊断：进行性肌萎缩症伴肺部感染。

中医诊断：肺痿咳嗽（气阴亏虚，痰热蕴肺）。

中医辨证：肺热叶焦，津液不能输布以滋润五脏四肢，导致肺气宣降失常，痿弱不用；痰热蕴肺，导致咳嗽。

治则：益气养阴，清热化痰。

处方：南沙参6g，北沙参6g，麦冬12g，天冬12g，生地黄12g，玄参9g，百合12g，银花15g，山海螺30g，芦根30g，百部12g，姜半夏9g，知母6g，象贝9g，枇杷叶9g，杏仁9g，郁金9g，7剂。

二诊：患者咳嗽好转，呼吸困难减轻，大便偏烂，已有少量舌苔，舌质红绛，脉细，证明胃气未复，在原方基础上加健脾之品。

处方：南沙参6g，北沙参6g，麦冬12g，天冬12g，生地黄12g，玄参9g，百合12g，银花15g，山海螺30g，芦根30g，百部12g，姜半夏9g，知母6g，象贝9g，枇杷叶9g，杏仁9g，郁金9g，扁豆衣9g，炒薏苡仁15g，茯苓12g，7剂。

三诊：咳嗽减少，呼吸困难好转，已能较长时间脱机自主呼吸，精神及食欲明显好转，舌质已由红绛转为淡红，舌苔增多，拟益气健脾养阴，即所谓"治痿独取阳明"也。

处方：生芪6g，太子参9g，麦冬9g，五味子6g，熟地黄6g，扁豆衣9g，炒薏苡仁30g，茯苓12g，淮山药9g，枇杷叶9g，姜半夏9g，王不留行9g，当归6g，陈皮6g，7剂。

四诊：病情好转，但正气亏虚明显，四诊合参，肺脾肾俱亏，宜补肺健脾益肾，以善其后。

处方：黄芪9g，当归9g，党参6g，白术6g，茯苓12g，山药9g，扁豆9g，薏苡仁30g，大枣15g，羊乳30g，蛤壳12g，紫石英15g，天冬9g，天花粉9g，熟地黄9g，枇杷叶12g，山茱萸9g，陈皮9g，7剂。

评析：肺痿首见于《素问·痿论》："五脏因肺热叶焦，发为痿躄"；"治痿独取阳明"。肺痿的病机之一是肺热叶焦，不能输布津液，导致五脏失养，痿弱不用，如肺失润养，肺脏痿弱，宣降失常，呼吸困难。潘教授认为本例患者肺痿诊断明确，肺热日久，肺津亏虚，损及脾肾，导致多脏痿弱

不用,故先予益气养阴清肺并重;肺热得清后则转为益气养阴补肺,再兼补脾肾治疗当有序有理,才能取得疗效。潘教授考虑到患者肺脾肾亏虚已久,不能忍受峻补,故采用轻剂缓补之法,实为经验之谈。本例患者虽有咳嗽,但根据"治病求本"的原则,应以治痿为重,治痿而咳止,充分体现了中医辨证施治的精神。从本案可见,潘教授在治疗过程中十分重视补脾之法,正合《素问·痿论》"治痿独取阳明"之意。

(袁国荣整理)

案五:左肺癌伴慢性支气管炎急性发作

患者徐某某,男,63岁。初诊时间:2010年6月7日。

主诉:咳嗽气急1年余,加重2周。

现病史:患者于1年前在无明显原因下出现咳嗽、气急,伴发热,在当地医院经抗炎治疗疗效不明显,来本院就诊。支气管镜检查发现左肺腺癌,不能手术,予静脉GP方案化疗2次,复查CT示左肺病灶缩小。但患者原有慢性支气管炎、哮喘病史,肺功能差,不能再次化疗,予分子靶向药物治疗,病情尚稳定。2周前外感后引动旧疾,咳嗽气急明显,伴有发热(体温39.6℃),咳痰色黄,痰中有血丝,大便通畅。

诊查:气促明显,口唇发绀,消瘦,两肺可及大量哮鸣音及湿啰音,舌红,苔黄腻,脉滑数。

西医诊断:左肺癌,慢性支气管炎伴哮喘急性发作,呼吸衰竭。

中医诊断:喘证(痰热蕴肺)。

中医辨证:患者素有肺疾,感受外邪,内外引动,痰热蕴肺,肺失宣降,故咳嗽气急;舌红,苔黄腻,脉滑数,为痰热之征象。

治则:清热化痰,宣肺平喘。

处方:七叶一枝花12g,金荞麦30g,黄芩30g,鱼腥草30g,桔梗12g,象贝12g,前胡12g,三叶青12g,制半夏12g,射干12g,麻黄6g,莱菔子15g,白英12g,枳壳12g,川朴12g,鸡内金12g,黛蛤散24g,茜草12g,丹参15g,7剂。

医嘱:忌辛辣、油腻食物,注意静养。

二诊:患者咳嗽、气急已明显好转,无明显咯血,胃纳增加,舌红,舌根黄腻,痰热蕴肺好转,肺阴更亏,可加用养阴清补之品,故原方加鲜石斛12g,麦冬12g,再服7剂,以巩固治疗。

评析:潘教授十分重视痰、热动因说,认为新感引发慢性支气管炎急性发作多蕴痰热,临床所见无论黄痰还是白痰,皆可从热论治,治疗当以清热化痰为主,并贯穿于整个治疗过程。潘教授认为只有通过清肺化痰,才能使肺内的痰液排出体外,从而改善通气功能。重用鱼腥草、黄芩、野荞麦根(各30g)清热解毒,清肺化痰,以去成痰之因;祛痰药可用桔梗,用量可大至30g(一般剂量用12~15g),以促进痰液排出。患者合并有哮喘,故予射干、麻黄平喘。

慢性支气管炎患者平素多兼气虚,血脉不畅,加之急性发作,痰热内蕴,导致瘀阻,潘教授认为此时需伍以丹参、郁金、桃仁、赤芍、虎杖之类活血行瘀之品,以改善肺部血液循环,促进气、血的氧分交换,改善肺功能,并使药物通过血液到达作用部位,以发挥更大的作用。但本例患者有咯血之症,不宜使用大剂活血药,故用活血止血之茜草、丹参,止血而不留瘀,活血而不动血。二诊时患者病情明显好转,但渐露肺阴不足之象,故予鲜石斛、麦冬清养善后。

(袁国荣整理)

案六:膀胱癌术后10年,右下肺大叶性肺炎

患者孙某某,男,59岁。初诊时间:2010年6月4日。

主诉:膀胱癌术后10年,发热咳嗽1周。

现病史:患者10年前出现血尿,经检查发现膀胱癌,予膀胱癌根治术,术后予膀胱灌注化疗,病情稳定,未见复发与转移。1周前出现发热,咳嗽,痰少,未行治疗,前来就诊。CT检查发现右下肺大叶性肺炎。血常规示白细胞15600/mm^3,中性粒细胞82%。

诊查:体温39.6℃,发热貌,二肺未及啰音,舌红,苔黄,脉数。

西医诊断:右下肺大叶性肺炎,膀胱癌术后。

中医诊断:咳嗽(痰热型)。

中医辨证:患者因建造房子劳累后正气亏虚,外邪入侵,郁肺蕴热,故出现发热;肺失宣降,故出现咳嗽;舌红,苔黄,脉数,为肺部郁热所致。

治则:清肺化痰。

处方:鱼腥草30g,黄芩30g,野荞麦根30g,桔梗12g,前胡12g,杏仁12g,象贝12g,姜半夏12g,枇杷叶12g,莱菔子30g,枳壳12g,厚朴12g,七叶一枝花12g,连翘12g,石斛12g,芦根30g,7剂。

医嘱:注意休息,增加营养。

二诊:患者发热消退,咳嗽好转,右下肺可及少量湿啰音,舌红,苔薄黄,脉略数,再予原方7剂。

三诊:患者无明显咳嗽、发热,但感乏力、口干,夜间出汗,两肺未及啰音,舌红,苔薄,脉细,说明痰热已清,但肺阴受损,故拟清养,以善其后。

处方:南沙参15g,北沙参15g,麦冬12g,天冬12g,芦根30g,玉竹12g,生地黄15g,象贝12g,山药12g,白扁豆12g,炒谷芽15g,炒麦芽15g,石斛12g,15剂。

四诊:患者无明显咳嗽、发热,复查CT示右肺病灶基本消失,临床治愈。

评析:潘智敏教授提炼出清肺八味汤治疗肺热咳嗽,疗效显著。清肺八味汤由鱼腥草、黄芩、野荞麦根、桔梗、前胡、浙贝、杏仁、半夏组成,其中鱼腥草、黄芩、野荞麦根为君药,清热解毒,清肺化痰,剂量宜大,各为30g;浙贝、杏仁清肺化痰,宣肺止咳,为臣药;佐以桔梗、前胡宣肺下气,半夏下气化痰,并具有和胃降逆的作用。综观全方,以清热化痰为重,祛邪外出,以宣肺肃肺之品恢复肺的生理功能。现代药理证实,清热之品鱼腥草、黄芩、野荞麦根具有广谱抗菌作用,这与现代医学使用抗生素治疗肺炎有异曲同工之妙。邪热蕴肺,易伤肺阴,故予沙参麦冬汤清养收功。

(袁国荣整理)

案七:肺胀

患者胡某某,女,76岁。初诊时间:2009年11月16日。

主诉:反复咳嗽、咳痰30余年,再发并加重7天。

现病史:30多年来,患者每于秋冬季节或气候变凉时易出现咳嗽、咳痰；10余年来咳剧时伴气急、胸闷，无咯血、潮热、盗汗等；7天前因受凉后出现咳嗽气急，痰多白黏，咳剧胸痛，纳呆口干。X线检查示慢性支气管炎、肺气肿伴左下肺感染。心电图示低电压，电轴顺钟向转位，肺型P波。

诊查：唇甲青紫，舌质暗红，苔黄腻，舌下瘀筋明显，脉细弦而数。

西医诊断：慢性支气管炎伴左下肺感染，肺心病。

中医诊断：肺胀（痰热阻肺，兼有瘀积）。

中医辨证：患者素有肺疾，肺气本亏，感受外邪，肺失宣降，积痰蕴热，故出现咳嗽气急；肺病日久，气血不畅，必有瘀积；舌质暗红，苔黄腻，舌下瘀筋明显，脉细弦而数，为痰热阻肺兼有瘀积之征象。

治则：清肺化痰，活血化瘀。

处方：鱼腥草30g，炒黄芩15g，车前草30g，竹沥半夏12g，炙桑白皮12g，桔梗12g，桃仁12g，杏仁9g，炒陈皮12g，鲜芦根20g，5剂。

二诊：患者咳嗽减轻，痰少易咳，气急渐平，舌质红绛，苔已清，脉细数，说明痰热已清，阴亏渐显，故改为益气养阴，佐以清宣行瘀之品。

处方：太子参9g，麦冬15g，北沙参30g，丹参3g，鱼腥草30g，野荞麦根30g，炒当归12g，炒枇杷叶12g，桃仁9g，杏仁9g，清炙冬花9g，14剂。

评析：本例患者为慢性肺疾急性发作，中医诊断为肺胀，辨证属痰热蕴肺，兼有瘀积。急则治其表，故用大剂清热化痰之品以清泄肺热，肃清痰热，恢复肺的宣降功能；佐以活血行瘀之品，改善瘀积；痰热得解，继以益气养阴，活血行瘀，以顾其本。

（袁国荣整理）

案八：肺癌伴上腔静脉受压综合征

患者于某某，男，81岁。初诊时间：2010年7月5日。

主诉：发现肺部肿块进行性增大3年，气急2个月。

现病史：患者3年前经体检发现肺部肿块，考虑肺癌。纤支镜常规病理示右肺上叶小细胞癌，当时无咳嗽咳痰，无胸痛胸闷气急，一直服中药治疗。2个月前出现气急并逐渐加重，查CT示右肺中央型肺癌伴纵隔、右肺门淋巴结转移，右肺中叶阻塞性肺不张，胸腔积液，上腔静脉受

压。入院后予胸水引流、抗炎等治疗,但仍感胸闷气急,考虑为上腔静脉受压综合征,家属不愿行上腔静脉支架植入术,故加用中药治疗。

诊查:气喘不能平卧,面部水肿,舌暗,苔白腻,脉涩。

西医诊断:肺癌,上腔静脉受压综合征。

中医诊断:肺积(毒瘀水互结,肺失宣降)。

中医辨证:癌积于内,阻塞脉道,成瘀化水,故面部水肿;癌肿阻塞,肺失宣降,故胸闷气急;舌暗,苔白腻,脉涩,为癌瘀内结之征象。

治则:化瘀利水,宣肺平喘。

处方:虎杖30g,马鞭草15g,郁金12g,猪苓30g,防己12g,车前子15g,茯苓皮30g,玉米须30g,莱菔子15g,射干6g,炙麻黄6g,桔梗12g,前胡12g,杏仁12g,浙贝12g,桑葚30g,羊乳30g,猫人参15g,地骷髅15g,金银花15g,石斛12g,5剂。

二诊:患者面部水肿、胸闷气急有所好转,纳差腹胀,舌暗红,苔薄白,脉细涩,原方去金银花、石斛,加丹参15g、枳壳9g、川朴9g,理气化瘀,再服7剂,药后症状明显好转。

评析:本案为癌积于内,阻塞脉道,成瘀化水之危象。急则治其标,以化瘀利水之虎杖、马鞭草、郁金为君,加猪苓、防己、车前子、茯苓皮、玉米须利水;癌肿阻塞,肺失宣降,故加用射干麻黄汤,意在宣肺平喘。

(袁国荣整理)

案九:肺癌脑转移致脑水肿

患者许某某,女,63岁。初诊时间:2010年8月15日。

主诉:左上肺癌术后7年余,左侧肢体乏力2天。

现病史:患者7年多前因肺癌行左上肺切除+肺门、纵隔淋巴结清扫,术后病理示中分化腺癌,术后予TP方案化疗4周期。2天前突发左侧肢体乏力、头痛、呕吐,经MRI检查提示肺癌脑转移,脑水肿,予全脑放疗结合中药治疗。

诊查:神志清,左侧肢体乏力,舌暗,苔薄,脉弦细。

西医诊断:肺癌脑转移,脑水肿。

中医诊断:肺积(痰瘀水积,肝风内动)。

中医辨证:癌毒穿孔透膜转移至脑,干扰神明,出现偏瘫头痛;瘀阻化水,出现脑水肿。

治则:化瘀祛痰,利水息风。

处方:虎杖30g,琥珀3g,赤芍9g,莪术9g,王不留行12g,天竺黄12g,泽泻30g,蒺藜12g,僵蚕12g,丝瓜络12g,络石藤12g,水杨梅根30g,藤梨根30g,莱菔子30g,厚朴12g,枳壳12g,7剂。

二诊:患者头痛、呕吐消失,左侧肢体乏力好转,考虑放疗及利水易致阴伤,故原方加用生地黄30g、天冬12g,再服7剂。

三诊:患者左侧肢体肌力好转,以上方加减再服15剂,复查MRI示脑肿瘤缩小,脑水肿基本消退。

评析:本案中医辨证属癌毒穿孔透膜转移至脑,干扰神明,并瘀阻化水。治疗当急则治其标,以化瘀祛痰利水息风为主,配合放疗可取得较好的疗效。放疗及化瘀利水均易致阴伤,故加用养阴之品。临床实践证明,中医药与放疗结合治疗癌症具有减毒增效的作用。

(袁国荣整理)

案十:上感咳嗽

患者薛某某,女,81岁。初诊时间:2010年1月18日。

主诉:咳嗽、咽痛15天。

现病史:患者15天前因感冒出现恶寒发热、咽痛咳嗽,自服泰诺后热退咳减,3天前受凉后咳嗽咳痰加重,咽痛,体温升至38.2℃,又服泰诺片及头孢类抗生素,热未全退,仍有咳嗽咳痰、咽痛,遂来就诊。听诊示两肺呼吸音粗,未及干、湿啰音。X线片示两肺纹理增粗。

诊查:发热,咽痛,咳嗽,痰白黏,不易咳出,大便偏干,舌质红,苔黄腻,脉滑。

西医诊断:上呼吸道感染。

中医诊断:咳嗽(痰热犯肺)。

中医辨证:外感风热之邪,邪袭肺卫,久而不愈,邪热入里,进而煎液为痰,痰热壅肺。

治则:清肺化痰。

处方：鱼腥草30g，野荞麦根30g，浙贝母15g，莱菔子15g，瓜蒌仁15g，决明子15g，黄芩12g，姜半夏12g，枇杷叶12g，薄荷12g，苏梗12g，桔梗9g，杏仁9g，前胡9g，枳壳9g，川厚朴9g，7剂。

药后患者咳嗽咽痛诸症皆除。

评析：本例患者半月内前症未罢，后症又起。咳嗽一症，临床上常见使用多种抗生素而未能完全控制，经中医辨证采用中药治疗却收效显著者。方中以鱼腥草、黄芩、野荞麦根清热解毒，清肺化痰；浙贝母、杏仁清肺化痰，降气止咳；桔梗、前胡一升一降，宣肃肺气，止咳化痰；薄荷、苏梗清热解毒利咽；姜半夏、枇杷叶化痰兼承胃气，避免清凉之药攻伐过度；枳壳、厚朴、莱菔子宽中理气祛痰；瓜蒌仁、决明子润肠通便，兼使邪从下走。全方一则清肺热，一则化痰湿，使表邪透达，气机宣畅，湿去可竭生痰之源，遂痰热清而咳嗽止。潘教授临证治疗上呼吸道感染时，对热象重者，加金银花、连翘、七叶一支花、桑白皮等加强清涤肺热之力；对苔白腻，头身重，属湿困者，加大豆卷、佩兰、豆蔻芳香化湿；对舌红少津者，加鲜芦根、鲜石斛清热化津；伴胸脘胀闷者，加瓜蒌仁、郁金、枳壳、厚朴、莱菔子宽中活血，祛痰下气；对痰哮气喘者，则加麻黄、射干、地龙平喘解痉；伴大便秘结不通者，加生大黄、决明子、瓜蒌仁；而对久咳气逆，痰色始终呈白色者，加苏子、紫菀、款冬花，凉温并用以消痰下气，定喘止咳。

（王英虎整理）

案十一：胸腔积液

患者张某某，男，92岁。初诊时间：2005年6月。

主诉：反复左胁隐痛，喘促不得卧3个月。

现病史：患者近3个月来常感左胁隐痛，喘促不得卧，经影像学及实验室检查诊断为渗出性胸膜炎，病因不明，多次行胸腔穿刺抽液术，病情反复难愈。X线片及B超显示左侧胸腔中等量积液。

诊查：左胁隐痛，咳则加剧，喘而不得卧，短气不得息，胸脘痞闷，咽干不欲饮，舌红绛，苔少而光滑，脉滑数。

西医诊断：胸腔积液。

中医诊断：悬饮（痰饮结胸，肺肾阴伤）。

中医辨证:饮壅于胸肺,肺肾阴伤。

治则:利水逐饮,和中护阴,予五苓散合葶苈大枣泻肺汤加减。

处方:猪苓30g,茯苓皮30g,车前子30g,甜葶苈子30g,虎杖根30g,鲜芦根30g,山海螺30g,莱菔子30g,炒谷芽30g,大腹皮12g,桑白皮12g,天冬12g,杏仁9g,鸡内金9g,苏子6g,12剂。

二诊:患者左胁隐痛消失,喘咳、气促明显缓解,舌绛干少苔,脉弦,胸部正侧位X线片及B超显示左侧胸腔少量积液,胸膜肥厚样改变。中医辨证为正胜邪退,阴津亏虚,改以养阴利水。

处方:龟板15g,鳖甲15g,猪苓15g,茯苓皮15g,甜葶苈子15g,虎杖根15g,天花粉9g,赤芍9g,百合12g,蒸百部12g,牡丹皮6g,9剂。

药后诸症明显减轻,胸腔积瘀消失。

评析:五苓散在《伤寒论》中治疗以口渴、小便不利为主症的蓄水证,在《金匮要略·痰饮咳嗽病》中用治下焦水逆引起脐下悸动、吐涎沫而颠眩之症;葶苈大枣泻肺汤在《金匮要略》中用治支饮。潘教授合二方之力随证加减用治渗出性胸膜炎,以古方治今病,疗效显著。

(唐黎群整理)

案十二:胸痹肢肿

患者戴某某,男,87岁。初诊时间:2010年1月6日。

主诉:反复胸闷心悸10余年,伴咳嗽咯痰,双下肢水肿1周。

现病史:患者反复胸闷心悸10余年,诊断为冠心病,近1周胸闷心悸加重,伴咳嗽咯痰,双下肢水肿,为求中医治疗而就诊。有高血压病史多年。

诊查:双下肢水肿明显,舌淡红,舌下瘀筋,苔薄,脉涩。

西医诊断:冠心病、心功能不全,高血压,肺部感染。

中医诊断:胸痹(气虚血瘀水泛)。

中医辨证:患者老年,气虚血瘀导致胸痹心悸,瘀血久留,化瘀为水,故致水肿。

治则:益气化瘀利水,止咳化痰。

处方:生晒参12g,丹参30g,穿山甲9g,川芎12g,郁金12g,鬼箭羽

12g,猪苓30g,制半夏12g,桔梗12g,前胡12g,七叶一枝花12g,天麻12g,制何首乌12g,石斛12g,鸡内金12g,7剂。

医嘱:卧床休息,低盐饮食。

二诊:患者胸痹、心悸、咳嗽好转,水肿明显消退,原方减七叶一枝花,加麦冬12g,再予7剂巩固治疗。

评析:患者年老,素有心气亏虚,导致血脉瘀阻,出现胸痹心悸;瘀血久留,化瘀为水,导致下肢水肿。潘教授认为胸痹之气虚血瘀水泛,治疗当以益气活血为主,药用生晒参、丹参、穿山甲、川芎、郁金、鬼箭羽,佐以猪苓利水。水肿为血瘀所致,故治疗以化瘀为主;心气虚明显,故加生晒参补气养心益气而助活血;活血利水一久,易伤阴津,故后加麦冬养阴。

(袁国荣整理)

案十三:胸腺瘤伴心包积液

患者杨某某,男,55岁。初诊时间:2010年12月3日。

主诉:胸腺瘤放疗后2年,胸闷气急15天。

现病史:患者2年前因咳嗽发现胸腺瘤,予放射治疗后病情尚稳定。15天前起无明显诱因下逐渐出现胸闷气急,不能平卧,B超检查提示大量心包积液,胸腔积液。予心包积液引流后症状减轻,但心包积液每日仍有50~100ml,为加强治疗而求诊中医。

诊查:稍有胸闷,引流液为红色,舌瘀暗,苔薄白,脉细涩。

西医诊断:胸腺瘤,心包积液。

中医诊断:积证(瘀水互结)。

中医辨证:瘀毒内结,日久化水,积于心包,影响心主血脉,故胸闷气急。

治则:化瘀利水。

处方:莪术12g,王不留行12g,郁金12g,丹参15g,益母草30g,葶苈子27g,桑白皮12g,白毛藤15g,猫爪草15g,泽泻30g,地骷髅30g,防己12g,车前子15g,莱菔子30g,厚朴12g,枳壳12g,陈胆南星9g,猪苓30g,制半夏9g,7剂。

二诊:患者心包积液量明显减少,每日仅引流出20ml左右,且积液已转为淡黄色,胸闷气急明显好转,舌脉如前,故原方中葶苈子减为15g,去泽泻、制半夏,再服7剂。

三诊:患者已无胸闷、气急,心包引流已无明显积液,复查B超示心包未见积液,拔除引流管,再予上方加减服用7剂。

2个月后复查B超未见心包积液,病情控制。

评析:肿瘤引起的积液,经常规治疗常可致病情反复,本案采用中西医结合的方法,即心包引流加中药巩固治疗,取得了较好的疗效。潘教授在化瘀利水的原则下善用葶苈子治疗胸水、心包积液等,多则用到30g,未见明显的毒副作用,实为经验之谈。

(袁国荣整理)

案十四:厥证

患者章某某,男,66岁。初诊时间:2008年10月29日。

主诉:反复晕厥20余年。

现病史:患者自20余年前因过度疲劳晕厥1次,以后每3年左右发作1次,近1年来发作频繁,已晕厥2次,各项检查显示基本正常,唯血压偏低(95/50mmHg)、窦性心动过缓(心率52次/分)。素有便溏晨泻。

诊查:体形偏瘦,脱发明显,牙齿全脱,形寒肢冷,面暗唇紫,舌淡边瘀,苔厚白,脉沉细涩。

西医诊断:晕厥。

中医诊断:厥证(阳虚血瘀)。

中医辨证:肾阳亏虚,不能温煦,气血为之凝滞,神明失养;面暗唇紫,舌淡边瘀,苔厚白,脉沉细涩,为阳虚血瘀之征象。

治则:温阳补肾,活血化瘀。

处方:淡附子6g,淫羊藿12g,巴戟天12g,苁蓉12g,桑寄生12g,肉豆蔻6g,苦参12g,五味子12g,生黄芪15g,太子参12g,川芎9g,7剂。

二诊:患者精神好转,大便成形,晨泻减轻,复查血压115/70mmHg,心率64次/分,病情好转,予原方加葛根15g,再服14剂。

药后诸症明显减轻,之后间断服用上方,随访2年余,晕厥未发。

评析:本案为肾阳亏虚、气血凝滞导致的厥证,其本为阳虚,故治疗以温阳为主，用淡附子、淫羊藿、巴戟天、苁蓉、肉豆蔻、五味子补阳，并佐以黄芪、川芎条畅气血，取得了较好的疗效。潘教授反复强调治病求本的重要性，因为本是疾病症状产生的关键，依本而治，方为上策。

（袁国荣整理）

案十五：高血压

患者吴某某，男，70岁。初诊时间：2010年11月6日。

主诉：反复头晕10年。

现病史：患者于10年前在无明显诱因下出现头晕，当时测血压高达170/90mmHg，伴有急躁易怒、耳鸣，遂开始服用降压药，血压控制一直不甚理想。2天前，患者头晕再发，伴有心悸，腰膝酸软，大便时干时稀，胃纳差。

诊查：舌质红，苔薄黄，舌下静脉瘀象明显，脉弦细。

西医诊断：原发性高血压。

中医诊断：眩晕（肝阳上亢，瘀血内阻）。

中医辨证：肝阳上扰，肝肾不足，瘀血内阻导致眩晕。

治则：清肝息风，祛瘀化浊，补益肝肾。

处方：钩藤30g，刺蒺藜30g，葛根30g，莱菔子30g，僵蚕12g，炒黄芩12g，川芎12g，佩兰12g，厚朴12g，枳壳12g，姜半夏9g，夏枯草9g，降香9g，白菊花9g，丹参15g，杜仲15g，桑寄生15g，决明子15g，瓜蒌仁15g，7剂。

二诊：患者头晕减轻，血压已降至130/80mmHg，纳食见增，大便正常，舌质红，苔薄白，脉细弦，予原方去炒黄芩、夏枯草、佩兰，杜仲、桑寄生加量为30g，再服7剂，随访血压持续稳定。

评析：中医虽无高血压病名，然其主要症状，如眩晕、头痛、头涨、耳鸣、失眠等在中医文献中早有记载。《素问·至真要大论》认为"诸风掉眩，皆属于肝"；《灵枢·卫气》认为"上虚则眩"；朱丹溪提出"无痰不作眩"及"头眩，痰夹气虚并火"；张景岳认为"无虚不作眩"；徐春甫认为"肥人眩运，气虚有痰"；明代虞抟认为"血瘀致眩"，由此可将其病因病机归纳为风、火、痰、虚、瘀。潘教授认为，老年高血压多为虚瘀相兼，在伴有肝阳上亢时,也应考虑是否有肾阴亏虚,临床多见阳亢风动与阴液亏耗、上盛下虚证候同现者,并指出机体脉络失和所致之瘀与脏腑亏损所致之虚皆为高血压病程发展之共因。本例高血压属中医阴虚阳亢证,在治疗肝火上炎、肝阳上亢时不忘其肝肾亏虚、血运不畅、虚中夹实的一面,以清肝养肝、活血益肾之法标本同治。潘教授在注重痰、瘀的同时,也十分注意临床症候的分型,抓住矛盾的主要方面。如对肝火亢盛者,治以泻肝清火,常选用龙胆草、黑栀子、黄芩、夏枯草、石决明、丹参、玄参、白菊花、决明子、牛膝、赤芍、连翘等;对阴虚阳亢者,治以滋阴潜阳,常选用生地黄、何首乌、桑葚子、龙牡、鳖甲、萸肉、枣仁、牡丹皮等;对痰湿壅阻者,治以息风化浊,常选用天麻、钩藤、胆南星、姜半夏、石菖蒲、莱菔子、橘红、竹茹、枳壳、神曲等。

(王英虎整理)

案十六:高血压、高脂血症

患者廖某某,男,56岁。

主诉:头晕2月余,再发伴加重2周。

现病史:患者平时应酬较多,2月余前在无明显诱因下出现头晕、纳差、乏力,近2周来上述症状加重。测血压158/95mmHg,血生化示甘油三酯2.58mmol/L、胆固醇8.08mmol/L,B超示肝脂质沉积。

诊查:头晕,纳差,乏力,舌质暗,瘀斑,苔白腻,脉弦。

西医诊断:高血压,高脂血症。

中医诊断:积证(痰瘀内阻)。

中医辨证:痰瘀内积,血脉不畅,导致眩晕,瘀浊内积,膏脂过剩。

治则:祛瘀化浊,消导行滞,疏理解郁,予五积方加减。

处方:钩藤30g,刺蒺藜15g,天麻12g,莱菔子30g,枳壳12g,川朴12g,莪术12g,郁金12g,虎杖根30g,泽泻12g,王不留行12g,小青皮12g,制半夏12g,山楂30g,土茯苓30g,薏苡仁30g,白蔻仁9g,14剂。

二诊:患者乏力、头晕均有好转,血生化示甘油三酯2.47mmol/L,血压146/76mmHg,舌红,苔薄白,脉弦细,故原方加益母草30g、泽兰15g祛瘀通脉降压,再予14剂。

三诊:患者乏力、头晕消失,诸症好转,血生化示甘油三酯1.71mmol/L、胆固醇6.75mmol/L,血压122/80mmHg,病情明显好转,予调脂积冲剂巩固治疗。

(王进波整理)

案十七:脂肪肝、高血压

患者王某某,女,47岁。

主诉:腹胀2年余。

现病史:患者2年前出现腹胀,伴有疲乏、食欲不振、右胁肋痛,偶有恶心。腹部B超提示脂肪肝,血压174/96mmHg,血生化示甘油三酯3.00mmol/L。

诊查:舌质暗淡,舌下瘀络,苔黄腻,脉弦数。

西医诊断:脂肪肝,高血压。

中医诊断:积证(痰瘀内阻)。

中医辨证:痰瘀内积于肝,导致肝积。

治则:祛瘀化浊,消导行滞,疏理解郁,予五积方加减。

处方:莱菔子30g,枳壳12g,川朴12g,莪术12g,郁金12g,虎杖根30g,钩藤15g,刺蒺藜15g,天麻12g,王不留行12g,小青皮12g,陈皮12g,制半夏12g,山楂30g,白蔻仁9g,7剂。

二诊:患者腹胀好转,血压130/76mmHg,故原方加泽泻12g利水降压,再服14剂。

三诊:患者腹胀消失,诸症好转,血压110/75mmHg,病情明显好转,予调脂积冲剂巩固治疗。

(王进波整理)

案十八:中风后遗症

患者张某某,男,79岁。初诊时间:2008年10月18日。

主诉:左侧肢体麻木反复发作2年余。

现病史:患者2年多前突发左侧肢体麻木,诊断为脑梗死,经治疗后好转,1年前上述症状再次发作,常感左侧肢体麻木,伴头晕、乏力、腰酸,经治疗后效果不佳。有高血压病史2年余,血压146/90mmHg。头颅MRI示两侧大脑白质基底节区及脑干多发性缺血灶伴腔隙性梗死(部分陈旧性),现为中医治疗而求诊。

诊查:唇甲青紫,舌质暗,苔白,舌下瘀筋明显,脉沉细弦。

西医诊断:脑梗死后遗症,高血压。

中医诊断:中风后遗症,眩晕(气虚血瘀,肝阳上亢)。

中医辨证:气虚血瘀,脉络瘀阻,故肢体麻木;兼有肝阳偏亢,故头晕。

治则:益气活血平肝。

处方:黄芪15g,赤芍12g,地龙9g,当归9g,桃仁9g,红花6g,水蛭3g,川芎12g,虎杖根15g,郁金9g,决明子30g,钩藤30g,刺蒺藜12g,杜仲10g,牛膝12g,7剂。

二诊:患者左侧肢体麻木、头晕、乏力均有所减轻,原方减钩藤、刺蒺藜,加楮实子9g、桑寄生15g、菟丝子6g补肾,再予7剂。

三诊:患者诸症明显减轻,病情好转,再以上方加减巩固治疗。

评析:患者为中风后遗症,中医辨证属气虚血瘀,以补阳还五汤加减益气活血;加之年老肾虚,肝阳上越,故加用平肝息风之品。二诊见肝风渐平,故加补肾之药。

(袁国荣整理)

案十九:胃癌术后化疗并发右下肢深静脉血栓形成

患者休某某,女,65岁。

主诉:胃癌术后5年,发现肺转移1周,突发右下肢肿胀1天。

现病史:患者胃癌术后肺转移,考虑病情已属晚期,予静脉化疗(5-Fu+奥沙利铂),化疗后无明显的消化道反应。化疗后1周,患者在买菜时突发右下肢肿胀,无疼痛,急诊B超检查示右下肢股静脉及腘静脉广泛血栓形成,股动脉及腘动脉正常,下腔静脉未见异常。予尿激酶溶栓治疗5天,右下肢水肿稍好转。

诊查:右下肢水肿明显,肤色偏紫,舌淡,苔薄白,舌下瘀筋明显,脉细涩。

西医诊断:胃癌术后肺转移化疗后,右下肢深静脉血栓形成。

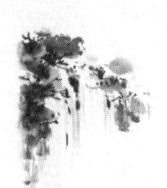

中医诊断:水肿(瘀水内阻)。

中医辨证:患者为胃癌晚期,本为易瘀之体,瘀血内阻,瘀血化水,故下肢局部肿胀瘀紫。

治则:活血化瘀,利水消肿。

处方:鬼箭羽12g,降香12g,桃仁12g,红花9g,当归12g,赤芍12g,虎杖根30g,川芎12g,猪苓30g,土茯苓30g,泽泻30g,徐长卿12g,地龙9g,络石藤12g,川牛膝12g,14剂。

二诊:患者右下肢水肿较前消退,舌淡红,苔薄白,舌下瘀筋,脉细涩,继前意再进,原方加泽兰12g、丝瓜络12g加强化瘀通络,再服14剂。

三诊:患者右下肢水肿已基本消退,右下肢肤色基本正常,病情明显好转,停药。

评析:现代医学认为,恶性肿瘤患者大多存在血液高凝状态,尤其是晚期肿瘤,极易产生静脉血栓,给肿瘤的治疗带来了一定的困难。现代医学对血栓形成多采用溶栓治疗,但其对晚期血栓效果不佳。本例患者为胃癌晚期,本为易瘀之体,瘀血内阻,瘀血化水,故出现下肢瘀紫水肿。潘教授认为其病机为瘀水互结,治疗当活血化瘀,利水消肿通络,药用鬼箭羽、降香、桃仁、红花、当归、赤芍、虎杖根、川芎等活血化瘀,猪苓、土茯苓、泽泻利水消肿,徐长卿、地龙、络石藤、丝瓜络通络舒筋,川牛膝活血利水下行为引经药。全方共达活血利水通络的功效,临床应用疗效显著。

(袁国荣整理)

案二十:胃癌化疗后药疹

患者陈某某,女,49岁。

主诉:胃癌化疗后发现皮疹1天。

现病史:患者因胃癌术后胸椎转移入院,请骨科会诊,不能手术治疗,故予静脉化疗(紫杉醇+5-FU方案),化疗后出现全身皮疹,色红,瘙痒明显,请皮肤科会诊考虑药疹,用激素治疗效果欠佳,故予中药治疗。

诊查:全身皮疹,色红,高于皮肤,舌红,苔薄白,脉细数。

西医诊断:胃癌化疗后药疹。

中医诊断：风疹（血热生风）。

中医辨证：血热生风，外透肌表。

治则：清热凉血，息风透疹。

处方：凌霄花30g，徐长卿15g，土茯苓30g，紫草30g，夏枯草9g，郁金12g，地肤子30g，白鲜皮15g，赤芍9g，牡丹皮9g，忍冬藤30g，浮萍12g，水牛角15g，玄参12g，生地黄12g，虎杖根30g，蝉衣9g，刺蒺藜12g，7剂。

二诊：药后皮疹已完全消退。

评析：现代医学对晚期肿瘤多采用静脉化疗，但许多化疗药物有明显的毒副作用，药后皮疹也较为常见。化疗毒物进入体内可损伤机体，毒积化热，血热生风，透于肌表，故出现全身皮疹。潘教授认为根据上述病机，可予清热凉血、息风透疹治疗，药用凌霄花、紫草、夏枯草、忍冬藤清热，郁金、赤芍、牡丹皮、水牛角、玄参、生地黄、虎杖根凉血，徐长卿、土茯苓、地肤子、白鲜皮、浮萍、蝉衣、刺蒺藜息风止痒。现代药理证实，上述药物具有抗过敏作用。

（袁国荣整理）

案二十一：酒精性肝病

患者赵某某，男，59岁。初诊时间：2008年11月25日。

主诉：发现慢性酒精性肝病5年余。

现病史：患者有饮酒史20余年，5年多前发现慢性酒精性肝病，时有头晕、乏力、口苦、右胁隐痛，多次检查发现肝功能异常。住院检查显示ALT 104U/L，AST 106U/L，血氨97μmol/L（正常0～50μmol/L），乙肝三系阴性；B超示肝脂质沉积，MRI示脑萎缩。住院期间戒酒，但出现酒精戒断综合征，四肢抽搐。

诊查：面色灰暗，舌红，苔黄腻，脉弦。

西医诊断：慢性酒精性肝病，酒精戒断综合征。

中医诊断：胁痛（肝胆湿热，肝风内动）。

中医辨证：患者长期饮酒，导致湿热滞留于肝，肝胆湿热，清阳不升，故头晕、乏力；湿热内蕴，肝失疏泄，不通则痛，故右胁隐痛；湿热内蕴日久，易损肝阴，导致阴不敛阳，肝风内动，出现四肢抽搐；舌红，苔黄腻，脉

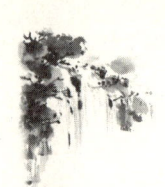

弦,为肝胆湿热之征象。

治则:清热化湿息风。

处方:垂盆草30g,金钱草20g,茵陈15g,焦栀子6g,生地黄6g,姜半夏9g,荷包草15g,川朴12g,枳壳12g,黄连3g,吴茱萸1g,莱菔子15g,葛花9g,玫瑰花9g,决明子15g,刺蒺藜12g,僵蚕9g,7剂。

医嘱:戒酒,饮食清淡,注意休息。

二诊:患者四肢抽搐基本消失,头晕乏力好转,复查肝功能示ALT 44U/L,AST 40U/L,血氨37μmol/L,舌红、苔黄腻较前好转,脉弦,原方减刺蒺藜、僵蚕,加郁金12g,再服7剂,病情好转出院。

评析:患者长期饮酒,导致湿热滞留于肝,肝胆湿热,清阳不升,故头晕、乏力;湿热内蕴,肝失疏泄,不通则痛,故右胁隐痛;湿热内蕴日久,易损肝阴,导致阴不敛阳,肝风内动,出现四肢抽搐。潘教授认为,患者虽有肝阴不足、肝风内动之象,但又有湿热内蕴,故不能即予滋阴息风,应先以疏为主,予清热利湿之剂,佐以息风之品。方中的葛花具有解酒毒的功效,治疗后患者病情明显好转。

(袁国荣整理)

案二十二:非酒精性脂肪肝

患者李某某,男,46岁。初诊时间:2009年10月30日。

主诉:乏力、纳差2年余,加重2月余。

现病史:患者2年多前出现乏力、纳差,近2个月来因症状加剧要求中医治疗。B超检查发现脂肪肝;血生化及肝功能示甘油三酯3.77mmol/L,胆固醇7.93mmol/L,ALT 156U/L,乙肝三系阴性。患者平时营养丰富,活动极少,无饮酒史。

诊查:乏力纳差,大便干结,小便黄,面色偏暗,舌红,舌边瘀斑,舌苔黄厚腻,脉涩。

西医诊断:非酒精性脂肪肝。

中医诊断:肝积(气、食、湿、瘀、脂积,兼有化热)。

中医辨证:患者平时活动极少,嗜食膏粱,导致气血不畅,气、食、痰、瘀、脂五积积于肝,兼而化热;舌红,舌边瘀斑,舌苔黄厚腻,脉涩,为五积兼有化热之征象。

治则：疏肝清热，消积导滞，予五积方加减。

处方：柴胡6g,黄芩15g,制半夏12g,郁金12g,小青皮9g,莱菔子30g,川朴12g,枳壳12g,虎杖30g,过路黄30g,垂盆草30g,荷包草15g,六月雪15g,决明子30g,瓜蒌仁30g,泽泻30g,焦栀子9g,鸡内金12g,茵陈30g,生大黄9g,14剂。

医嘱：忌油腻辛辣，适当增加活动量。

二诊：复查肝功能好转（ALT 75U/L）,胃纳增加，大便已通，舌红苔薄黄腻，脉细，提示热象已减，原方去六月雪、焦栀子、瓜蒌仁、生大黄，加莪术12g、王不留行12g、生山楂30g祛瘀消积导滞，再予14剂。

三诊：复查肝功能基本正常（ALT 42U/L）,血脂也有所下降，病情好转，故予五积方冲剂巩固治疗。

评析：潘教授认为非酒精性脂肪肝的形成与肝脾功能失调及气血不畅有关，气、食、脂、痰（湿）、瘀五邪积于肝，是形成非酒精性脂肪肝的主要病理因素，五积之邪日久可郁而化热。本案为五积郁而化热，故治疗先以疏肝泄热、消导行滞之法，予五积方加减；药后瘀热已减，故去六月雪、焦栀子、瓜蒌仁、大黄等清热之药，加用莪术、王不留行、生山楂等祛瘀消导之品。

（袁国荣整理）

案二十三：胆囊炎

患者薛某某，女，71岁。初诊时间：2008年10月17日。

主诉：右上腹疼痛间歇性发作2年余。

现病史：患者从2年多前起每于进食油腻食物或心情不畅时可发生右上腹胀痛，牵及右胁，大便偏干，小便短赤，经多次就诊诊断为胆囊炎、胆石症，为求中医治疗而就诊。

诊查：皮肤巩膜无黄染，右上腹压痛，无反跳痛，舌暗红，苔薄白腻，脉弦涩。

西医诊断：慢性胆囊炎急性发作，胆石症。

中医诊断：胁痛（气滞血瘀，兼有郁热）。

中医辨证：心情不畅，肝胆气滞，气滞血瘀，气血不畅，郁而化热；舌暗红，苔薄白腻，脉弦涩，为肝胆气滞血瘀兼有郁热之征象。

治则：疏肝活血，利胆清热。

处方：柴胡9g，郁金12g，小青皮9g，王不留行9g，莪术6g，姜黄12g，虎杖根20g，蒲公英20g，白花蛇舌草15g，过路黄20g，川朴12g，枳壳12g，延胡索18g，7剂。

二诊：患者腹胁胀痛减轻，二便通畅，但仍有心情不畅，舌暗，苔薄白，脉弦涩，胆热减轻，故原方去白花蛇舌草，加香附9g、佛手9g疏肝理气，继服7剂。

三诊：患者症状基本缓解，嘱其饮食清淡，条畅心情，停药观察。

评析：患者因心情抑郁，肝失疏泄，气机阻滞，日久成瘀，气血瘀滞，郁而生热，治疗当以疏肝活血为主，佐以利胆清热之品，方用柴胡、郁金、小青皮、川朴、枳壳、香附等疏肝理气，王不留行、莪术、姜黄、虎杖根、延胡索活血化瘀，佐蒲公英、白花蛇舌草、过路黄利胆清热。药后症状基本缓解，但必嘱其饮食清淡，条畅心情，以防复发。

（袁国荣整理）

案二十四：胰腺癌术后

患者张某某，男，78岁。初诊时间：2008年9月11日。

主诉：胰腺癌术后3个月。

现病史：患者于3个月前因胰腺癌行胰腺切除术，术后病理示低分化腺癌。因高龄体虚，遂放弃术后化疗，转用中药治疗。

诊查：上腹部胀痛，口苦口干，小便黄赤，大便干结，舌红有瘀点，苔薄白，舌下络脉迂曲。

西医诊断：胰腺癌术后。

中医诊断：积证（热毒瘀结）。

中医辨证：胰腺癌术后气血不畅，热毒瘀结，不通则痛，故有腹痛；热结于内，耗伤津液，故口苦口干，小便黄赤，大便干结；舌红有瘀点，苔薄白，舌下络脉迂曲，为热毒瘀结之征象。

治则：清热解毒，活血化瘀。

处方：败酱草30g，红藤15g，蒲公英30g，苦参12g，白花蛇舌草15g，藤梨根15g，浙贝15g，生军9g，川芎12g，郁金12g，王不留行9g，莪术9g，桃仁g，川朴12g，枳壳12g，延胡索18g，决明子30g，瓜蒌仁30g，7剂。

二诊：患者腹痛腹胀基本消失，大便通畅，舌红，苔薄白，原方减生军、川朴、决明子，加生地黄12g，再服7剂。

三诊：病情稳定，以上方加减坚持服用，未见肿瘤复发和转移。

评析：潘教授认为积证（肿瘤）易蕴毒结热，患者虽已切除肿瘤，但为防癌毒余留导致复发转移，仍需祛积解毒，兼清结热，故治疗当以解毒散结、化瘀消积为法，方用败酱草、红藤、蒲公英、苦参、白花蛇舌草、藤梨根清热解毒散结，川芎、郁金、王不留行、莪术、桃仁、枳壳、延胡索畅气血，消积滞。只有毒去积消，才能防止肿瘤复发和转移。

（袁国荣整理）

案二十五：麻痹性肠梗阻

患者仇某某，男，68岁。初诊时间：2008年1月4日。

主诉：心悸反复发作3年，腹痛、大便闭结4天。

现病史：患者因"心悸反复发作3年，左侧肢体活动不利1周，气急3天"入院，诊为脑梗死、高血压3级（极高危）、麻痹性肠梗阻。因患者出现痛、吐、胀、闭肠梗阻征象2天，为求中药治疗，特邀潘教授会诊。

诊查：极度痛苦貌，左鼻唇沟略浅，伸舌略左偏，两肺呼吸音稍低，心界向左下扩大，腹部膨隆，疼痛拒按，叩诊呈鼓音，肠鸣音约2分钟1次，舌质红，苔黄厚腻，舌下络脉迂曲、色紫，脉弦。

西医诊断：麻痹性肠梗阻。

中医诊断：肠结（气滞血阻，湿热内蕴）。

中医辨证：气滞血阻，湿热内蕴，导致腑气不通。

治则：祛瘀通腑，理气化浊。

处方：生大黄（后下）30g，厚朴20g，炒枳壳20g，芒硝（冲服）20g，虎杖根30g，桃仁12g，赤芍12g，莱菔子30g，大腹皮12g，姜半夏12g，苦杏仁12g，决明子30g，瓜蒌仁30g，芦荟3g，败酱草30g，3剂。

二诊：1剂后解大便1次，量不多，色黑，臭秽，腹胀腹痛略减，无明显

呕吐；2剂后解大便3次，量多，色黑，臭秽，腹胀腹痛解，并欲进食，腹略膨隆；3剂后解大便3次，量多，色转淡，略臭秽，无明显腹胀腹痛，胃纳较前增，腹平软，无压痛，肠鸣音每分钟3～4次。麻痹性肠梗阻已缓解，转理气健脾化浊兼以祛瘀之法治之，5剂而纳、便如常。

评析：潘教授认为中医本无"麻痹性肠梗阻"之名，依其症状可归属于肠结范畴。瘀浊对肠结的发病起着极为重要的作用，究其原因，大致有以下几点：①手术致瘀。腹部手术为麻痹性肠梗阻最常见的原因，术后脏腑脉络受损，血行不畅，血脉凝滞而致瘀血内阻，肠失血之濡养，失于蠕动，通降失司，以致肠内容物不能正常运行而发为肠结。②年老所致。麻痹性肠梗阻多见于老年人，老年人脏腑功能衰退，运化功能不足，血行不畅而为瘀，津不四布而为浊，正如《医林改错》所谓"元气既虚，必不能达于血管，血管无气，必停留而瘀"。③饮食积滞。《素问·经脉别论》曰"食气入胃，浊气归心，淫精于脉"，时人多嗜食肥甘厚味，易损伤脾胃运化，聚湿生痰，痰浊流注肠腑，经脉不利，失于通降而发为肠结。④环境因素。江浙地处江南，降雨量多，江川河流水溪随处可见，环境潮湿，湿邪为四季的主导邪气，故江浙人的体质多为湿浊偏胜，正如《素问·异法方宜论》谓"地势使然也"，湿结不化，气血不畅，发为肠结。

麻痹性肠梗阻的主要病理改变为肠管扩张、肠壁充血水肿、体液丢失、毒素吸收，如梗阻得不到及时纠正，则可导致静脉回流受阻，毒素吸收更甚，瘀浊更甚，形成恶性循环。治疗以祛瘀通腑、理气化浊为主，方选大承气汤加减，方中以生大黄为君，峻下热结兼以逐瘀；臣以虎杖根活血散瘀、泻热通便，桃仁、赤芍活血祛瘀、预防梗阻导致的组织坏死，厚朴、炒枳壳、大腹皮理气化浊通腑、兴奋胃肠平滑肌以促进胃肠蠕动，芒硝软坚、助大黄峻下热结，莱菔子降气除满、消积化浊，姜半夏降逆止呕、化浊，苦杏仁、决明子、瓜蒌仁清热降气化浊、润肠通便，芦荟苦寒降泄、泻下通便、清肝火、除烦热；佐以败酱草清郁热、减轻肠道水肿。此方剂既可以水煎口服，也可以胃管注入或者保留灌肠。

（许海舰整理）

案二十六：脂肪肝

患者魏某某，男，75岁。初诊时间：2010年9月29日。

主诉：右胁肋部胀痛不适1年余。

现病史：右胁肋部胀痛不适1年余，伴有乏力、纳呆，有阻塞性黄疸史。B超示肝脏均匀性增大，回声明显增粗，考虑脂肪肝。血生化及肝功能示胆固醇6.75mmol/L，ALT 339U/L，AST 129U/L，LDL 3.9mmol/L，总胆红素30mmol/L，直接胆红素15mmol/L，乙肝三系阴性。

诊查：面色晦暗，体形肥胖，大便偏干，舌质红，苔白浊腻，舌下静脉瘀象明显，脉弦。

西医诊断：脂肪肝。

中医诊断：肝积（脾虚湿盛，痰瘀互结）。

中医辨证：脾虚湿积，痰瘀互结于肝。

治则：化浊祛瘀，消导行滞，健脾解郁。

处方：莱菔子30g，泽泻30g，金钱草30g，生山楂30g，决明子30g，瓜蒌仁30g，炒薏苡仁30g，垂盆草30g，川朴12g，枳壳12g，莪术12g，王不留行12g，郁金12g，小青皮12g，茯苓12g，白豆蔻12g，虎杖根15g，绵茵陈15g，广木香9g，14剂。

二诊：患者胀痛得减，效不更方，原方续服3个月，复查血生化及肝功能示胆固醇5.06mmol/L，ALT 41U/L，AST 21U/L，LDL 2.9mmol/L，总胆红素15mmol/L，直接胆红素12mmol/L；B超示脂肪样变性消失。续予调脂积冲剂巩固治疗，定期复查。

评析：本例为脂肪肝，中医辨证属脾虚湿盛，痰瘀兼夹，治以祛瘀化浊，消导行滞，健脾解郁。方中在行气解郁，化食消积的基础上又加入了虎杖根、金钱草、垂盆草、茵陈等清利湿热之品，服药3个月后肝功能趋于正常。潘教授根据临床上痰瘀互阻多见的状况，自拟基本方（五积方）化浊行瘀，消积疏理，初期以消导行滞为主，常选用山楂、谷芽、炒莱菔子、大黄、枳壳、厚朴、香附、川芎等；形成期多采用解郁化浊之法，并认为化浊的关键在于实脾，方用白豆蔻、炒薏苡仁、茯苓、胆南星、佩兰之类；加重期以痰、脂、瘀积为主，则采用活血化瘀之法，不仅可以改善血液循

环,而且有助于解郁化痰,可选用当归、桃仁、赤芍、红花等药物,但需注意脂肪肝后期演变为肝硬化而呈阴虚易出血者当慎用化瘀药。

(王英虎整理)

案二十七:脂肪肝

患者姚某某,男,55岁。初诊时间:2010年6月17日。

主诉:右胁部胀满不适半年。

现病史:右胁部胀满不适半年,喜哈欠,时有头晕,纳便尚可。有高血压病史,服药后血压控制不佳(血压120~140/90~100mmHg)。B超提示非均质脂肪肝,右肾囊肿伴结石,左肾结石,胆囊切除术后。

诊查:舌质红,苔黄厚腻浊,脉弦缓。

西医诊断:脂肪肝,高血压。

中医诊断:肝积,眩晕(痰瘀内积,肝风上干)。

中医辨证:痰瘀内积肝,肝风上干,导致眩晕。

治则:化浊行瘀,息风通络。

处方:莱菔子30g,川厚朴15g,枳壳15g,石菖蒲12g,郁金12g,虎杖根30g,马鞭草15g,泽泻30g,车前子30g,天麻12g,制胆南星12g,川芎20g,葛根30g,黄连6g,钩藤30g,白蒺藜12g,制半夏12g,决明子30g,瓜蒌仁30g,金钱草30g,海金沙30g,益母草30g,14剂。

二诊:患者自诉诸症缓解,测血压118/85mmHg,舌质偏红,黄厚腻苔有所化,脉弦缓,病情好转,然余邪尚存,于原方中去石菖蒲,加石决明30g加强平肝之功,再服14剂。

以后患者每半个月复诊1次,自诉头晕、胸胁胀满等症状基本消失,苔转薄,精神亦转佳。

评析:本例为中年男性,有高血压、胆囊切除史,B超提示肾囊肿伴结石、脂肪肝。潘教授指出,以上病史资料均表明患者肝疏泄失职,气血欠畅,进而导致积滞内停,出现结石、囊肿、脂肪肝等疾病。四诊合参,可知患者多浊多瘀,故重用莱菔子、枳壳、川朴、制半夏、制胆南星、石菖蒲、泽泻、车前子、郁金、川芎、益母草之类化浊行瘀,另予金钱草、海金沙、虎杖根疏利肝胆,以求其本;瘀浊日久有化热之象,用黄连兼顾。潘教授认为,兼有高血压者,应遵从"疏其血气,令其条达,而致和平"的原则,通过全面改善血流供求关系而达到治疗目的,于方中加入天麻、决明子、钩藤、白蒺藜平肝疏肝,协同降压,缓解症状。决明子、石决明有平肝之效,与瓜蒌仁同用又取其润肠通便之功,导湿浊从大便而去。

(朱利霞整理)

案二十八:胃癌切除术后脘痛

患者许某某,女,53岁。初诊时间:2010年4月29日。

主诉:胃癌切除术后1年余,脘痛反复发作。

现病史:胃癌切除术后1年余,时有呕恶,胃脘不适伴疼痛,纳差,二便尚调,言谈之间发现患者情绪紧张。

诊查:舌红,苔白中厚腻,脉弦细。

西医诊断:胃癌切除术后。

中医诊断:胃脘痛(热毒内积,胃气上逆)。

中医辨证:热毒内积,胃气上逆,出现脘痛、呕恶、纳差。

治则:清热解毒,降逆和胃,化浊行瘀。

处方:藤梨根30g,水杨梅根30g,蒲公英30g,黄连6g,吴茱萸1g,制半夏12g,莱菔子30g,川朴12g,枳壳12g,金钱草30g,延胡索30g,白芍15g,莪术10g,王不留行12g,鸡内金10g,郁金9g,14剂。

医嘱:保持心情舒畅。

二诊:患者呕恶、疼痛等症状基本消失,纳增,苔白薄腻,故原方中鸡内金、郁金均增至12g,以加强和胃行瘀;另加入猫爪草15g、蛇六谷15g、海金沙30g,加强解毒散结化湿浊之功,再服14剂。

以后患者每个月复诊1次,未感明显不适,继予上方加减服用,随访至今,病情稳定,情绪亦佳。嘱患者进食温软易消化食物,坚持服药,预防复发。

评析:中医药在提高机体功能、提高食欲、增加体力、改善睡眠、促进手术康复、增加放化疗效果、减轻放化疗副作用方面都有肯定的疗效。该患者手术后恢复尚可,但仍有不适感,产生了一定的精神负担,此时,中医药往往能发挥很好的作用。潘教授认为,肿瘤患者往往夹有痰浊、

瘀血等实邪,故对本案用了大量的藤梨根、水杨梅根、蒲公英等清热解毒药,同时加入制半夏、莱菔子、川朴、枳壳、莪术、王不留行、郁金等行气化浊、活血化瘀药。脾胃为后天之本,水谷生化之源,《黄帝内经》所谓"有胃气则生,无胃气则死",精辟地概括了脾胃对于生命的重要意义。健脾益气扶正是肿瘤的常用治法,本案乃胃癌术后患者,有胃脘不适症状,顾护脾胃,故于方中加入左金丸降逆止呕,鸡内金消积滞健脾胃。二诊后患者自觉症状好转,可见患者体质尚可,可耐攻伐之药,故再于原方基础上加大解毒散结化湿浊之品续进。潘教授指出,虽然中医学认为"正气存内,邪不可干"、"邪之所凑,其气必虚"、"两虚相得,乃客其形",强调正气的重要性,但是该患者正气虚损不重,如重用补益之品恐反助邪,故只于大队化浊行瘀、清热解毒中加鸡内金一味清补,大量使用人参、黄芪、石斛之类实非所宜。中医学认为百病皆生于气,七情太过或不及均能导致体内气血运行失常,脏腑功能失调,如《灵枢》强调"内伤于忧怒……而积聚成矣",对肿瘤患者也是如此,故情志疏导也是治疗方法之一。

(朱利霞整理)

案二十九:肾结石

患者徐某某,女,63岁。初诊时间:2009年1月23日。

主诉:腰痛反复发作1年余。

现病史:患者1年余前因腰痛反复发作发现右肾结石(B超提示右肾结石多枚,伴轻度肾盂积水),经服排石冲剂疗效欠佳,时有腰部胀滞或疼痛,小便涩痛,无明显血尿,无发热,要求中医治疗而就诊。有高血压病史。

诊查:右肾区叩击痛,舌质红,苔白腻,脉弦。

西医诊断:右肾结石。

中医诊断:石淋(下焦湿热)。

中医辨证:湿热流注下焦,蕴积成石,结于肾脏。

治则:清热利水通淋。

处方:金钱草30g,海金沙30g,石韦15g,鸡内金12g,皂角刺9g,白花蛇舌草15g,凤尾草15g,玉米须30g,车前草30g,猪苓30g,蔻仁12g,制半夏12g,川朴12g,枳壳12g,莱菔子30g,川牛膝12g,14剂。

二诊：患者腰痛、小便涩痛已好转,尿中排出较多碎石,小便通畅,舌红,苔腻,脉弦,效不更方,予原方14剂继服。

三诊：患者排尿已正常,复查B超示右肾结石已消失。舌稍红,苔根白腻,提示结石虽排,但湿热之余邪稽留,续予轻剂清除湿热,以防再次成石。

处方：金钱草15g,海金沙15g,石韦12g,鸡内金12g,皂角刺9g,王不留行9g,白花蛇舌草15g,凤尾草15g,玉米须30g,车前草30g,猪苓30g,蔻仁12g,制半夏12g,川朴12g,枳壳12g,莱菔子30g,川牛膝12g,佩兰9g,14剂。

评析：肾结石属中医石淋的范畴,临床上以尿中排出砂石为主症,或排尿突然中断、尿道疼痛,或腰腹疼痛难忍。潘教授认为随着生活水平的提高,现代人进食膏脂厚味,日久蕴积湿热,流注下焦,肾脏气化不利,化为结石。另外,许多患者排石后经常复发,是因为引起结石的因素仍存在,故平时应节制饮食,可间断服用清热利湿的中药,以减少或防止再发。

（袁国荣整理）

案三十：鼻咽癌放疗后遗症

患者沈某某,男,56岁。初诊时间：2010年1月4日。

主诉：鼻咽癌放疗后,面肿色暗1月余。

现病史：患者因经常流鼻血,经检查发现鼻咽癌,予放疗一疗程。放疗后病灶消失,但出现颈部皮肤变硬变暗,面肿,口干,大便干结,为中医治疗而就诊。

诊查：颈部皮肤变硬变暗,面部水肿,舌红绛,苔光,脉细。

西医诊断：鼻咽癌放疗后遗症。

中医诊断：积证（阴虚热结毒聚）。

中医辨证：放疗热毒易致阴损,热结,毒聚;舌红绛,苔光,脉细,均为阴亏之征象。

治则：清热养阴解毒。

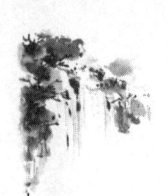

处方:羊乳30g,蒲公英30g,鲜芦根30g,桑叶9g,银花15g,天冬30g,南沙参9g,北沙参9g,天花粉9g,麦冬9g,制玉竹9g,石斛12g,生地黄15g,玄参9g,郁金9g,猫人参15g,女贞子9g,7剂。

医嘱:注意休息,禁辛辣食物。

二诊:患者口干稍有好转,舌红绛,脉细,故原方加石膏30g、知母12g、鳖甲12g、龟板12g加强滋阴清热,再服7剂。

三诊:患者面部水肿明显好转,舌红,已有薄苔,病情好转,予上方加猪苓30g加强消肿治疗。

评析:患者为鼻咽癌放疗后,放疗为热毒,易致阴损、热结、毒聚,故治疗以养阴清热解毒为主。对于热毒的治疗,潘教授喜用石膏、知母清热,鳖甲、龟板滋阴清热,这是潘教授治疗热证的常用配伍,经临床验证,疗效明显。

(袁国荣整理)

案三十一:寒痹夹瘀证

患者邢某某,男,86岁。初诊时间:2008年9月25日。

主诉:双下肢关节疼痛、屈伸不利10余年。

现病史:患者出现双下肢关节疼痛、屈伸不利10余年,病情逐年加重,遇寒症状加剧,近来出现双下肢潮湿,怕冷,不能行走,双足背麻木疼痛,感觉减退,查风湿全套阴性,B超提示双下肢动脉多处斑块形成,局部管腔狭窄,为求中药治疗而就诊。

诊查:双下肢潮湿,皮色暗紫,舌暗,苔白腻,脉细濡。

西医诊断:关节炎,下肢动脉狭窄症。

中医诊断:痹证(寒湿夹瘀)。

中医辨证:寒湿痹着,筋脉失濡,不通则痛,故关节疼痛,屈伸不利;寒为阴邪,其性凝滞,血脉不畅,导致瘀证,皮色暗紫,舌暗,为瘀证之征象。

治则:温阳祛湿,活血通络。

处方:桂枝9g,淡附子3g,独活12g,木瓜9g,丝瓜络15g,络石藤15g,桑寄生12g,薏苡仁30g,猪苓30g,王不留行9g,川芎15g,桃仁6g,延胡索

30g,川朴12g,蕲蛇3g,蜈蚣3g,全蝎3g,葛根30g,虎杖根30g,7剂。

二诊:患者关节疼痛明显好转,效不更方,再予7剂。

三诊:患者病情不断好转,再以上方适当加减连续治疗3个月,诸症大为减轻,并能下床行走。

评析:此案为典型的因病致瘀案,寒湿痹着日久,筋脉失濡,血脉不畅、不通,导致瘀证,治疗当以温阳祛湿为主,佐以活血通络。方以桂枝、附子温阳为君,以独活、木瓜、丝瓜络、络石藤、桑寄生、薏苡仁为臣祛风湿,佐以王不留行、川芎、桃仁、延胡索、葛根、虎杖根活血理瘀,更加蕲蛇、蜈蚣、全蝎等虫类药祛风除湿、化瘀通络,一举两得。

(袁国荣整理)

案三十二:痹证

患者秦某某,男,88岁。初诊时间:2009年6月5日。

主诉:肢体关节疼痛20余年。

现病史:患者自20余年前起出现双手指关节及腕关节疼痛,以晨起为明显,查类风湿因子阳性,诊断为类风湿关节炎,予雷公藤等治疗后好转,后反复发作,出现指关节僵硬、变形、活动不利等症状,近来病情加重。

诊查:指关节及腕关节变形,肿胀,活动不利,舌淡红,苔薄,舌下瘀筋明显,脉细。

西医诊断:类风湿关节炎。

中医诊断:痹证(风湿夹瘀)。

中医辨证:患者痹证日久,风湿痹阻,血脉不畅,久而致瘀,瘀结化水,故出现关节疼痛、肿胀;舌淡红,苔薄,舌下瘀筋明显,脉细,为风湿夹瘀之征象。

治则:祛风除湿,活血通络。

处方:蕲蛇12g,丝瓜络12g,络石藤12g,秦艽9g,五灵脂9g,蒲黄粉9g,乳香6g,没药6g,伸筋草9g,虎杖根30g,土茯苓30g,制半夏12g,猪苓30g,晚蚕沙9g,桑枝15g,刘寄奴9g,7剂。

二诊:患者关节疼痛、肿胀明显好转,但感胃部不舒,舌淡红,脉虚,

考虑痹证日久,气血亏虚,加之祛风香燥之品损伤脾胃,故原方去猪苓,加党参9g、炒白术9g、当归15g益气养血,再服7剂。

三诊:患者关节肿胀明显好转,疼痛缓解,再予上方10剂巩固治疗。

评析:类风湿关节炎病程长,发展慢,易致关节变形,西医治疗所用的免疫抑制剂等药物有较大的毒副作用,中医治疗有一定的优势。本例患者痹证日久,风湿痹阻,血脉不畅,久而致瘀,瘀结化湿;而且痹证日久,气血亏虚。初诊时患者关节疼痛肿胀明显,故先予祛风除湿,活血通络;二诊后症状好转,再加补养气血之药,病情得到控制。

(袁国荣整理)

案三十三:代谢综合征

患者沈某某,男,43岁。初诊时间:2009年10月12日。

主诉:乏力、头晕1年余。

现病史:患者1年多前开始出现乏力、头晕、纳差、大便溏烂,经检查发现高血压合并脂肪肝、高脂血症、高尿酸血症,肝功能异常,诊断为代谢综合征,予降压、降脂、降尿酸、护肝等治疗,疗效不稳定,为求中医治疗而就诊。

诊查:舌红,苔厚浊腻,脉弦涩。

西医诊断:代谢综合征。

中医诊断:积证(气、血、湿、脂、食五积)。

中医辨证:心情焦虑压抑,导致肝气郁积,不得疏达,加之进食膏粱厚味,损伤脾胃,导致运化失常,饮食不化,产生食积;或脾胃不能运化湿水,聚为痰湿,形成痰(湿)积;或精微物质不能输布,聚为脂质,积于血液或肝中成为脂积;脂质、痰浊聚于血液,与气滞并行,循经而行,导致血脉不畅,形成瘀积;舌红,苔厚浊腻,脉弦涩,为积滞之征象。

治则:祛瘀化浊,消导行滞。

处方:莪术12g,郁金12g,虎杖根30g,垂盆草30g,茵陈15g,地骷髅30g,枳壳12g,川朴12g,莱菔子30g,王不留行12g,小青皮12g,制半夏12g,山楂30g,土茯苓30g,薏苡仁30g,7剂。

医嘱:注意休息,忌辛辣油腻食物。

二诊：患者乏力、头晕、纳差、大便溏烂均有好转，效不更方，再予原方7剂。

三诊：患者症状好转，复查肝功能正常，血脂、血尿酸下降，舌红，苔薄白，脉弦细，但血压仍偏高(146/76mmHg)，故原方加钩藤15g、刺蒺藜12g平肝息风，巩固治疗。

评析：现代人生活节奏加快，心情焦虑压抑，肝气郁积，不得疏达，加之进食膏粱厚味，损伤脾胃，运化失常，导致积滞之证明显增多。其临床表现似为虚象，如乏力、头晕、纳差、大便溏烂，但四诊合参，实为积滞之实证，治疗当以祛瘀化浊、消导行滞为主。该患者经潘智敏教授的五积方加减治疗，获得明显疗效。经临床验证，五积方具有调节血脂、血压、血糖、尿酸等多重作用，值得临床进一步推广使用。

(袁国荣整理)

案三十四：消渴证

患者冯某某，女，78岁。初诊时间：2008年9月19日。

主诉：口干、多饮、消瘦3年，盗汗3天。

现病史：患者于3年前在无明显诱因下出现口干、多饮，体重下降10kg左右，在外院诊为2型糖尿病，予达美康、二甲双胍等降血糖。治疗后症状略有缓解，但仍时有口干、多饮，3天前又出现盗汗、口干、多饮、心烦、倦怠乏力。血生化示糖化血红蛋白7.0%，空腹血糖7.32mmol/L。

诊查：口唇色暗，舌淡红，少苔，舌下络脉青紫，脉弦细。

西医诊断：2型糖尿病。

中医诊断：消渴证(气阴二虚夹瘀型)。

中医辨证：燥热日久，必耗气伤阴，出现气阴两虚，故口干多饮，盗汗心烦，倦怠乏力；消渴一久，必致瘀滞。

治则：益气养阴，活血化瘀。

处方：党参12g，麦冬15g，五味子9g，生地黄15g，淮山药15g，黄连6g，天花粉15g，玄参12g，枸杞子12g，川芎9g，黄芪12g，葛根30g，赤芍12g，郁金12g，玉米须30g，7剂。

二诊：患者诸症减轻，唯盗汗仍有，故原方加瘪桃干15g、浮小麦30g

敛汗,再予7剂。

三诊:患者盗汗停止,血糖基本恢复正常。

评析:潘教授治疗消渴证多用益气养阴、清热活血之法。燥热日久,必耗气伤阴,出现气阴两虚之证;气虚则血瘀,阴虚则血滞,热燥则血干,故消渴证多夹瘀滞,在养阴清热的同时不忘加用理瘀之品,如赤芍、郁金、丹参、川芎等。

(袁国荣整理)

案三十五:高黏血症

患者姜某某,男,56岁。初诊时间:2008年9月5日。

主诉:乏力、注意力下降2周余。

现病史:患者近2周来感乏力、易汗、注意力下降、口干欲饮,但大小便正常,无胸闷、心悸。查血常规、血生化、甲状腺功能正常,心电图、CT等未发现异常,但血黏度偏高。发病前曾多次因蒸桑拿出汗过多,血压正常。

诊查:面色稍暗,唇色偏紫,舌淡红,苔少,舌下瘀筋,脉细涩。

西医诊断:高黏血症。

中医诊断:积证(气阴两虚夹瘀)。

中医辨证:蒸桑拿过度出汗,耗气伤津,导致气阴两虚;气虚血滞,阴亏血瘀,导致气血不畅;舌淡红,苔少,舌下瘀筋,脉细涩,为气阴两虚,兼有瘀积之征象。

治则:益气养阴,活血化瘀。

处方:生黄芪15g,太子参12g,生地黄12g,沙参12g,玉竹12g,五味子12g,郁金12g,红花6g,赤芍9g,当归12g,川芎9g,知母9g,鲜芦根30g,枳壳9g,鸡内金6g,7剂。

二诊:患者精神明显好转,乏力减轻,舌红,苔薄,脉细,热去瘀消,故原方去知母、鲜芦根,加石斛12g,再予7剂。

三诊:患者症状消失,病愈。

评析:患者因蒸桑拿过度出汗,耗气伤津,导致气阴两虚;气虚血滞,阴亏血瘀,导致气血不畅、瘀积。此为气阴亏虚导致瘀积,故治疗以益气养阴为主,佐以理瘀之品,药证相合,效佳病愈。

(袁国荣整理)

案三十六：湿困卫表

患者杭某某,男,66岁。初诊时间:2008年2月20日。

主诉:畏寒、发热3个月。

现病史:患者3个月前受凉后出现畏寒发热,时有自汗,经多方治疗未获良效来诊。目前感困倦乏力,头重如裹,畏寒发热,常有自汗,口干不喜饮,纳差,舌体麻木,二便如常。

诊查:舌质暗红,苔白厚腻,舌下瘀筋,脉涩。

西医诊断:发热待查。

中医诊断:感冒(湿困卫表)。

中医辨证:感受风邪,兼夹湿邪,营卫不和,故畏寒发热；湿困肌表,经脉不舒,故困倦乏力,头重如裹;舌质暗红,苔白厚腻,舌下瘀筋,脉涩,为湿困日久、血脉不畅之征象。

治则:解表化湿,活血通络。

处方:大豆卷12g,香薷10g,苏叶9g,杏仁9g,蔻仁12g,薏苡仁30g,茯苓12g,川厚朴12g,枳壳12g,佩兰12g,芙蓉叶9g,莱菔子30g,制半夏12g,王不留行9g,5剂。

二诊:药后畏寒发热、自汗、头身困重、舌麻均有好转,口不甚干,胃纳渐增,仍感乏力,舌暗红,苔腻,脉涩,说明表湿渐去,血脉不畅仍存,故原方中大豆卷减为6g,去香薷、苏叶,加郁金9g、红花6g、桃仁6g以畅血脉,继服5剂。

三诊:患者诸症消失,唯舌体尚有轻微麻木感,舌红稍暗,苔薄白,舌下络脉淡紫,脉涩,嘱其服用活血通络之脉血康善后。

评析:患者表湿困卫,营卫不和,故畏寒发热；湿困日久,导致血脉瘀阻。潘教授认为宣化表湿,用大豆卷、香薷、苏叶三药,再配以三仁,可获显效。潘教授认为湿邪致病,日久必瘀,故湿邪是引起瘀证的重要因素之一。本案在化湿为主的同时加用理瘀之品,收到了较好的疗效,实为经验之谈。

(袁国荣整理)

案三十七：更年期综合征

患者徐某某，女，54岁。初诊时间：2008年3月14日。

主诉：反复出现心烦、烘热、汗出10余年。

现病史：患者10余年前停经后出现烦躁易怒，汗多，头面烘热，面色潮红，失眠心悸，经多方治疗效果不显，近来因上述症状加重而就诊，各项检查均未发现异常。

诊查：舌红，少苔，脉细弦。

西医诊断：更年期综合征。

中医诊断：绝经前后诸症（阴虚内热）。

中医辨证：岁处更年，阴阳失衡，阴虚内热，热扰心神，故烦躁易怒，失眠心悸；虚热上越，故头面烘热，面色潮红；舌红，少苔，脉细弦，为阴虚内热之征象。

治则：养阴清热，重镇安神，予清骨散合二齿安神汤加减。

处方：地骨皮30g，知母6g，青蒿6g，柴胡6g，鳖甲12g，炒白薇9g，青龙齿（先煎）15g，紫贝齿（先煎）15g，浮小麦30g，百合10g，熟地黄6g，丹参12g，广郁金12g，赤芍6g，牡丹皮6g，炒枳壳12g，4剂。

二诊：患者心烦、烘热、汗出、心悸症状明显改善，但睡眠仍较差，故原方去百合、熟地黄、青蒿、柴胡，加川黄连3g、炒枣仁15g、夜交藤15g、灯心草9g养心安神清火，再服6剂。

三诊：患者诸症明显减轻，再以上方巩固治疗。

评析：妇人七七之年，肾阴不足，天癸渐竭，虚阳上越，出现诸症。每遇此证，潘教授常用二齿镇抚上越之虚阳，用清骨清退虚热，收到明显的疗效。阴虚日久致瘀，故加丹参、广郁金、赤芍、牡丹皮等理血之品，也为经验用药。

（袁国荣整理）

案三十八：郁证

患者张某某，女，74岁。初诊时间：2008年3月7日。

主诉：反复头晕半年余，加重伴心情抑郁10天。

现病史:半年前患者在无明显诱因下出现头晕,伴恶心呕吐,体位改变时加剧,无头痛晕厥。头颅血管B超提示椎基底动脉供血不足。10天前患者出现抑郁情绪,对疾病的治疗失去信心,自服安眠药一瓶后神志不清,昏睡2天后至当地医院,经营养神经、抗血小板聚集及改善微循环等对症治疗后病情有所改善,但仍感头晕,恶心呕吐,心情抑郁,记忆力差,口干,失眠,二便尚调。

诊查:舌淡红,苔黄腻,脉弦滑。

西医诊断:椎基底动脉供血不足,高血压2级(高危组),2型糖尿病。

中医诊断:眩晕(痰湿内阻,风痰上扰),郁证(痰气郁结)。

中医辨证:痰气郁结,风痰上扰。

治则:理气化痰,平肝息风,予半夏白术天麻汤、半夏厚朴汤、三仁汤加减。

处方:炒莱菔子30g,沉香曲10g,决明子30g,川厚朴12g,郁金9g,瓜蒌仁30g,炒枳壳12g,姜半夏10g,姜竹茹9g,天麻10g,生大黄(后下)6g,苍术6g,白豆蔻9g,杏仁12g,4剂。

二诊:患者头晕减轻,恶心呕吐止,情绪较前改善,然尚感口干,纳差,小便黄、频急,舌苔黄腻,脉弦滑,说明中焦湿邪渐化,下焦湿蕴未尽,蕴而化热,故原方去沉香曲、郁金,加白花蛇舌草15g,蒲公英30g,薏苡仁30g、桃仁9g,继服10剂。

三诊:患者头晕、心情抑郁、记忆力、纳食、睡眠等均较前有明显改善,但汗出较多,舌红,少苔,脉细数,病程日久,气阴渐虚,治以益气敛津,养阴润通,方用生脉散加减,药后诸症明显好转。

处方:太子参6g,麦冬9g,五味子6g,玄参6g,决明子15g,厚朴6g,郁金9g,炒枳壳9g,天麻10g,杏仁9g,桃仁9g,玉米须15g,桑葚子15g,7剂。

评析:患者系老年女性,临床症状复杂,以眩晕、郁证为主要表现,但究其病机皆因痰气郁结所致,因此以理气化痰散结、平肝息风为法,以半夏白术天麻汤、半夏厚朴汤、三仁汤三方加减治疗,体现了中医异病同治的治疗原则;同时在疾病发展变化的过程中出现湿郁化热及气阴两虚的表现,并以相应方药论治,皆疗效显著,充分体现了中医辨证论治的诊疗特点。

(周飞整理)

案三十九：焦虑综合征

患者吴某某，女，38岁。初诊时间：2008年2月12日。

主诉：畏寒、汗出、焦虑9年余。

现病史：9年前患者经期出现畏寒、鼻塞、头痛、咽喉疼痛，无发热及咳嗽咳痰，在当地医院诊断为上呼吸道感染，经治疗后症状好转，之后反复出现畏寒肢冷，得温可缓，伴焦虑、心悸，动辄出汗，面色白，纳可，夜眠差，小便清长，大便调。

诊查：舌淡嫩，脉沉迟无力。

西医诊断：焦虑综合征。

中医诊断：心悸（阳气不足，心神失养）。

中医辨证：阳气不足，心神失养。

治则：益气固表，温阳敛汗，重镇安神。

处方：生黄芪15g，生白术6g，炒当归12g，乌毛豆30g，瘪桃干15g，王不留行12g，浮小麦30g，龙齿30g，紫贝齿15g，生白芍30g，南五味子9g，肉桂3g，郁金9g，糯稻根30g，川芎12g，淡附子（先煎）9g，片姜黄9g，5剂。

二诊：患者恶寒、汗出较前改善，尚有心悸，伴有手足心热，乃阳损及阴，心火偏亢，原方去生黄芪、生白术、炒当归，加何首乌9g，地骨皮12g、川黄连6g以养血滋阴，清热除烦，再服7剂。

三诊：患者虚烦、手足心热等症状较前明显减轻，但仍有肢冷，腰膝酸软，考虑心肾阳虚明显，拟方如下：

处方：当归9g，黄芪12g，乌毛豆30g，瘪桃干15g，浮小麦30g，麻黄根15g，生白芍30g，南五味子9g，糯稻根30g，淡附片9g，肉桂6g，熟地黄9g，淫羊藿30g，仙茅15g，菟丝子15g，巴戟天15g，煅牡蛎30g，7剂。

四诊：患者诉诸症均明显减轻，但偶有口干，病久阴阳俱虚，上方去附子、肉桂，加养阴药物太子参9g、麦冬9g、知母6g、女贞子6g，再服7剂，诸症均瘥。

评析：患者为中年女性，因素体阳气亏虚，机体失于温煦，故见畏寒、肢冷,得温可缓,面色白;阳气亏虚,失于固摄,故现动辄汗出;患者焦虑,心悸,夜眠差,是心阳亏虚,心神失养所致;小便清长,是肾阳虚的表现,故遣方用药以益气温阳,固表敛汗,重镇安神为主。肾为五脏阴阳之本,久病必损及肾阴肾阳,且阴阳互根,故后期阳损及阴,表现为阴阳俱虚,故在温阳的基础上加用滋阴药物,使温阳而不致耗阴,养阴而不致碍阳。正如张景岳曰:"善补阴者,必于阳中求阴,使阴得阳升而源泉不竭;善补阳者,必于阴中求阳,使阳得阴助而生化无穷。"

(周飞整理)

后　记

　　潘智敏教授系当代全国著名中医临床学家杨继荪教授之嫡传弟子，浙江省中医院中医八大流派之一——杨氏内科传人，从医40余年，学验俱丰；被聘为全国名老中医药专家学术经验继承指导老师，全国名老中医药专家潘智敏传承工作室导师，全国首批中国中医科学院中医药传承博士后导师，浙江中医药大学博士生导师，上海中医药大学师承博士生导师。笔者有幸自2008年起被国家中医药管理局指定为潘智敏教授的学术继承人，从师学习8年，深受教诲，得益匪浅。为传承并发扬老师宝贵的学术经验，笔者会同潘智敏传承工作室全体成员及其同门学生，将潘师几十年来临床实践的精华逐篇整理，辑录成册。在撰写书稿过程中，深感自己的水平有限，不能完全准确地反映老师的学术经验之全貌及精髓，幸得潘师悉心指导与鼓励，并亲自修改书稿，才得以完成。在此深表敬意和谢忱。

　　本书的撰写，得到了潘智敏工作室全体成员及其同门学生的大力支持，积极供稿予以协助，他们是：唐黎群、马珂、宋文蔚、杨珺、沈凌波、华军益、罗科学、代建峰、赵同伟、吴树强、王进波、王群江、叶倩、叶金芳、龙丹、戴丹、马丽、施玥、姬要可、施铁英、周飞、王英虎、许海舰、朱利霞等，在此一并致谢。同时，笔者一边需要从事繁重的医疗工作，一边又要跟师学习、撰写书稿，放弃了较多的休息时间，但始终得到家人的理解与支持，内心深处对妻子和爱女十分感谢。因整理书稿时间仓促，加上笔者水平有限，书中错讹之处在所难免，恳请同道不吝批评指正。

潘智敏传承工作室负责人、潘智敏学术继承人：袁国荣